MARCELA GERL

Reformer Pilates für zu Hause

So bringst du die beliebtesten Übungen vom Reformer auf die Matte

riva

Inhalt

Fortgeschrittene

Zusatz-Workouts

Vorwort

Training macht Spaß, und es gibt nichts, was du dir und deinem Körper Besseres tun könntest. Allerdings ist aller Anfang schwer, dir sollte daher klar sein, dass du dich erst einmal zu mehr Bewegung überwinden musst. Das ist für jeden gleich, da gibt es keine Ausnahmen. Aber den ersten Schritt hast du schon gemacht, du hast dir bereits dieses Trainingsbuch gekauft. Jetzt heißt es dranbleiben!

Pilates ist es wert, dass du dich und dein Training nicht vorschnell aufgibst. Wenn es erst einmal zu deiner täglichen Routine geworden ist, möchtest du dein Pilates-Training sicherlich nicht mehr missen. Es wird dir etwas fehlen, wenn du mal einen Tag auslassen musst oder eine Ruhepause einlegst. Daher lade ich dich ein, mit diesem Buch deine ganz persönliche Pilates-Reise zu beginnen, um dir und deinem Körper etwas Gutes zu tun.

Zunächst einmal möchte ich aber mich kurz vorstellen: Ich bin Marcela, Pilates-Trainerin und Influencerin. Ich möchte es Menschen mit meinem Training, meinen Videos und nun auch mit diesem Buch ermöglichen, sich in ihrem Körper wohlzufühlen. Egal, welche Voraussetzungen jemand hat, so kann sie oder er mithilfe von Pilates ein ganz neues Körpergefühl erreichen. Und genau das zeige ich dir, damit du schon bald mit viel Freude und so weit es möglich ist beschwerdefrei in Bewegung kommst und mit mehr Leichtigkeit durchs Leben gehst.

Auf den folgenden Seiten zeige ich dir, was wirklich wichtig ist, um den Kern des Pilates-Trainings zu verstehen. Und dann zur Praxis!

Warum dieses Buch?

Pilates ist in! Nicht nur Matten-Pilates, sondern vor allem Reformer Pilates ist seit ein paar Jahren zu einem großen Thema geworden. Gerade in den sozialen Medien hat sich ein regelrechter Trend entwickelt, und aus dem Fitnessbereich ist Pilates-Training kaum mehr wegzudenken. Das ist auch zahlreichen Profisportlern und Prominenten zu verdanken, die sich dieser Trainingsmethode verschrieben haben. Mittlerweile kursieren Unmengen an Videos, Beiträgen und Artikeln online und machen deutlich: Die speziellen Trainingsinhalte von Pilates sprechen offenbar die Bedürfnisse enorm vieler moderner Menschen an. Die Pilates-Methode ist trotz ihres Alters und ihrer Einfachheit aktueller denn je.

In vielen Metropolen auf der ganzen Welt entstehen moderne Studios. Die Geräte in diesen Studios, seien es Reformer, Cadillacs oder Chairs, lassen auf den ersten Blick den Anschein entstehen, dass effektives Training ausschließlich mit diesen Geräten möglich ist. Und genau diese Hilfsmittel sind für die allermeisten von uns unerschwinglich. Es ist verständlich, dass bei all den Einblicken in die tollen Studios und trotz aller Begeisterung und Euphorie für das Training Fragen aufkommen: Ist es wirklich so, dass ein erfolgreiches Pilates-Training nur mit einem Reformer möglich ist? Brauchen wir all diese teuren Geräte unbedingt? Handelt es sich beim Reformer-Training um eine völlig andere Methode oder ist es nur eine Erweiterung des klassischen Pilates? Ist Reformer-Training grundsätzlich das bessere und professionellere Training? Und bedeutet das, dass das Matten-Training nach einer gewissen Zeit seine Berechtigung verliert oder sich nur als Einstieg eignet, um sich irgendwann in Richtung des Königswegs, also Reformer Pilates, weiterzuentwickeln?

In diesem Buch möchte ich genau diese Fragen beantworten. Ich möchte mich für das »einfache« Matten-Training einsetzen und ein wenig auch die Angst nehmen, dass ohne einen Reformer »richtiges« Pilates nicht möglich wäre. Für viele Reformer-Übungen gibt es meiner Erfahrung nach eine entsprechende Ausführung auf einer Matte oder im Stand ohne Hilfsmittel oder mit einem einfachen Hilfsmittel. Die Freude an Pilates entscheidet sich nicht an einem Gerät, sie liegt in der konzentrierten und bewussten Ausführung der Bewegung. Ein Reformer erweitert die Vielfältigkeit der Übungen und das Repertoire, ist aber keine unabdingbare Voraussetzung, um an den Bewegungen und Übungen Freude zu empfinden und in ihnen aufzugehen. Du wirst erfahren, wo Unterschiede und Gemeinsamkeiten zwischen Matte und Reformer liegen, vor allem aber entdeckst du, dass du auch ohne ein Gerät ein effektives und gewinnbringendes Training absolvieren kannst.

Hier findest du also die Antwort auf die Frage, die mir so oft gestellt wird: »Kann ich zu Hause ohne ein Reformer-Gerät genauso effektiv trainieren oder kann ich bis zum nächsten Reformer-Training zu Hause selbstständig etwas machen?« Ja, das kannst du, denn alles, was du für ein effektives Training mit diesem Buch brauchst, ist:

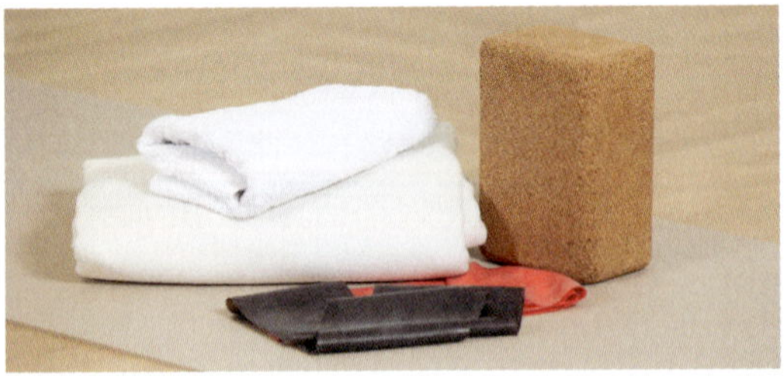

- eine Matte
- bequeme Kleidung
- ein elastisches Band
- ein Handtuch oder eine Decke

Das Buch möchte sich als ein Leitfaden verstehen, wie du auch unterwegs, zu Hause, im Garten, im Hotel oder im Park trainieren kannst. So stellt sich am Ende eine Routine ein, die dich nicht nur sagen lässt: »Sport für heute erledigt«, sondern die dein Leben Tag für Tag bereichert und zu einer Lebenseinstellung wird. Denn eines hat mich meine Erfahrung als Pilates-Trainerin gelehrt: Beim Pilates-Training stellen sich Freude an der Bewegung und damit natürlich auch Erfolg nur unter einer Voraussetzung ein: wenn es mit Disziplin, Leidenschaft und Regelmäßigkeit betrieben wird.

Was dich in diesem Trainingsbuch erwartet

In diesem Buch findest du eine Auswahl beliebter und effektiver Übungen aus dem Reformer-Repertoire – mit der »winzigen Besonderheit«, dass die Übungen übertragen und angepasst auf das Training auf der Matte oder im Stand sind.

Dich erwartet ein strukturierter Trainingsplan über mehrere Wochen, ergänzt durch zusätzliche Workouts, die du flexibel in deinen Alltag integrieren kannst, je nachdem auf welchem Trainingslevel du dich gerade befindest.

Eines möchte ich gleich zu Beginn zugeben: Ich persönlich liebe das Training am Reformer und nutze ihn regelmäßig für meine eigene Praxis. Ich möchte keine Minute missen, die ich an dem Trainingsgerät verbracht habe. Allerdings liegt mir das Matten-Training nicht weniger am Herzen. Mit der Zeit ist mir klar geworden, dass man viele der typischen Reformer-Bewegungen in gewissem Sinne auch ohne ein Gerät ausführen kann.

Für beide Trainingsalternativen solltest du dich vorab mit der Theorie, den Hintergründen und natürlich den Prinzipien der Pilates-Methode beschäftigen, denn diese sind immer gleich und ein entscheidender Punkt für den Trainingserfolg – egal ob du Übungen mit Geräten im Studio oder zu Hause durchführst.

Theorie

Kapitel

1

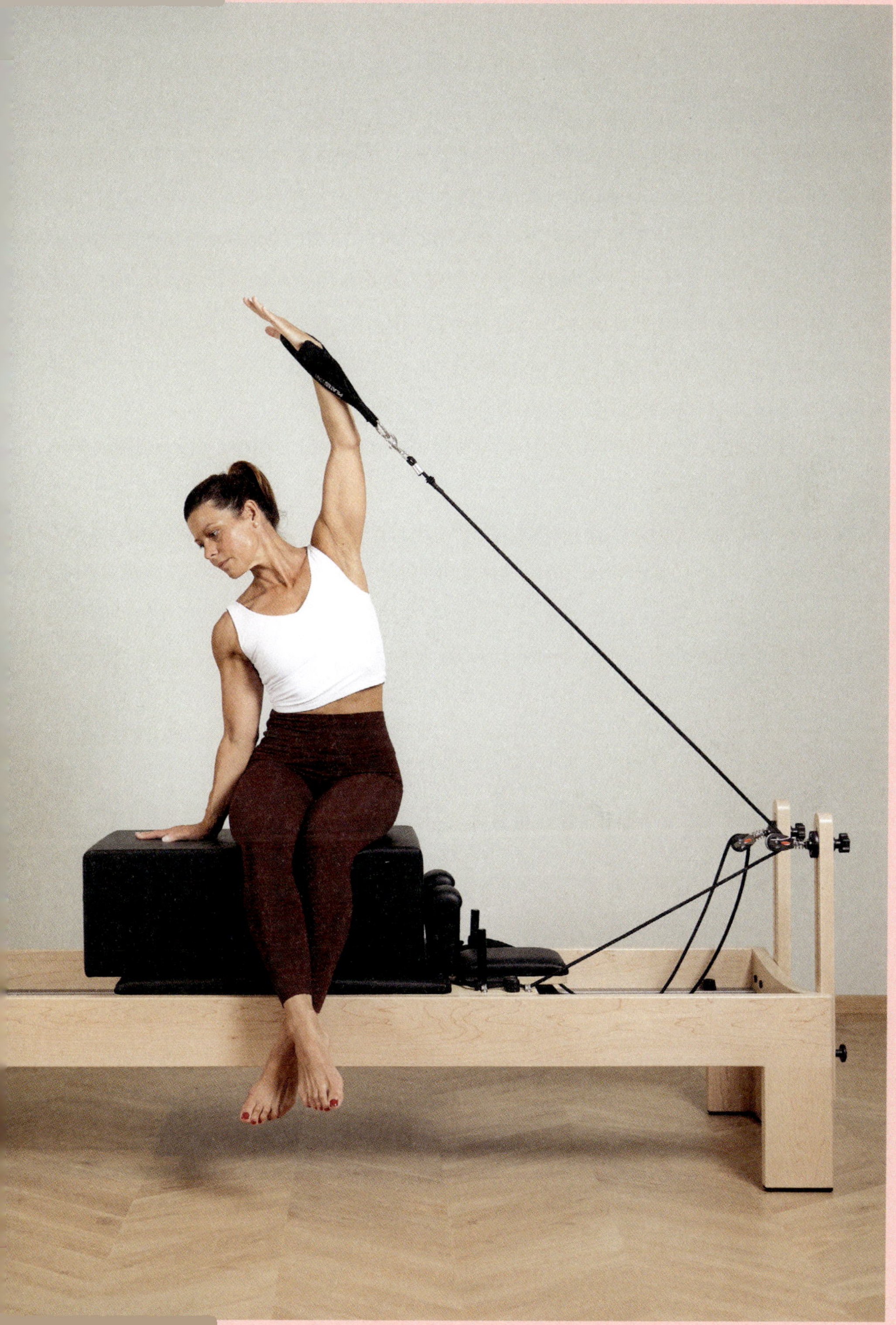

Zunächst möchte ich dir erklären, was die Pilates-Lehre überhaupt ist. Für mich ist Pilates eine effektive Trainingspraxis, die Körper und Geist zusammenführt, unabhängig davon, in welchem Trainingszustand man sich gerade befindet. Dank voller Konzentration begleitet von einer bewussten Atemweise stärken und dehnen die ausgeführten Bewegungen alle Muskeln am ganzen Körper und mobilisieren die Wirbelsäule und Gelenke, wobei die Körpermitte der Mittelpunkt der Kraft ist. Das Training holt dich genau dort ab, wo du dich gerade befindest. Es schafft einen Ausgleich für die Bewegungen, die du vielleicht im Alltag zu oft oder zu wenig machst, hilft dir dabei, Bewegungen so weit es möglich ist ohne Beschwerden auszuführen und verbessert deine Körperhaltung.

Wenn wir uns die Entstehungsgeschichte des Pilates-Trainings und die Biografie von Joseph Hubertus Pilates genauer ansehen, wird schnell klar, warum der Pilates-Gründer seine Trainingslehre konzipierte und warum ihm gerade die Pilates-Prinzipien, die du gleich besser kennenlernst, wichtig waren.

Wer war der Mann, der diese Trainingsmethode erfunden hat?

Erfunden wurde die Pilates-Methode von Joseph Hubertus Pilates, geboren 1883 in Mönchengladbach. Wer hätte sich vorstellen können, dass ausgerechnet er, der als Kind oft krank war und sowohl an Rachitis als auch an Asthma litt, eine Trainingsmethode entwickeln würde, die eine derartige Erfolgsgeschichte schreiben würde? Doch genau das bewirkten seine gesundheitlichen Herausforderungen, J. H. Pilates fing an, sich mit Gesundheit und möglichen Wegen zu ihrer Verbesserung auseinanderzusetzen, etwa durch gezieltes Training und

Atemübungen. Er begann schon als Jugendlicher mit dem Studium der Anatomie des menschlichen Körpers sowie dem Selbststudium verschiedenster Disziplinen. Dazu gehörten Turnen, Boxen, Ringen, Yoga und verschiedene Atemtechniken. Zudem verbrachte er viel Zeit mit der Beobachtung von Tieren und deren Bewegungen und mit etwas, das nicht zu unterschätzen ist: Zeit an der frischen Luft.

All dieses Wissen, seine Erfahrungen und Beobachtungen bilden die Grundlage für seine Trainingsidee, die er mit dem Begriff *Contrology* benannte – er verstand darunter die bewusste Kontrolle über Gedanken, Seele und Körper durch strukturiertes Training.

Im Jahre 1912 zog Pilates nach England, wo er als Selbstverteidigungstrainer und Boxer arbeitete. Während des Ersten Weltkriegs wurde er interniert und auf der Isle of Man in England festgehalten. Während dieser Zeit begann er, seine Mitgefangenen mit einem selbst entwickelten Programm zu trainieren – oft mit selbst gebauten Geräten aus Krankenhausbetten. Dies gilt als der Anfangspunkt des Reformer-Trainings. Nach Kriegsende kehrte Pilates nach Deutschland zurück und arbeitete mit Tanz- und Bewegungslehrern zusammen. 1926 wanderte er nach Amerika aus. Auf der Überfahrt lernte »Joe« seine Lebenspartnerin kennen, mit der er später das erste Studio in New York eröffnete. Ihr Studio wurde schnell bei Tänzern und Künstlern bekannt und beliebt. Sportlern, die körperliche Höchstleistungen vollbringen, wie etwa Tänzern dient Pilates auch heute noch zur Prävention vor Verletzungen und zur Rehabilitation.

J. H. Pilates veröffentlichte leider nur zwei eigene Werke, *Your Health* und *Return to Life Through Contrology*. In Letzterem beschrieb er 34 klassische Mattenübungen mit Fotos von sich selbst. Daher waren es vor allem seine direkten Schülerinnen und Schüler, die seine Methode weitergaben und ihr Popularität verschafften.

Pilates – ein besonderes Training

Pilates ist keineswegs nur eine Reihe willkürlich aufeinander aufgebauter Übungen zum Muskelaufbau. Das Training geht viel tiefer als gewöhnliches Workout. Pilates' Ansatz war ganzheitlich, all seine Lebenserfahrungen sind in seine Lehre eingegangen. Seine Technik soll mentale Stärke und körperliche Kraft verbinden und ist zudem nicht ohne einen gewissen Lebensbezug denkbar. J. H. Pilates ging davon aus, dass sein Training auf das tägliche Leben vorbereiten könne. Als Grundlage für alle Übungen, ob auf der Matte, ohne oder mit kleinen Geräten, mit großen Geräten wie Reformer, Cadillac, Wunda Chair, Ladder Barrel gelten immer die folgenden Prinzipien. Sie machen eigentlich die Pilates-Methode aus.

Die Pilates-Prinzipien

J. H. Pilates hat sich ein ganzes Leben lang mit der Physis und der Psyche des Menschen und den Möglichkeiten, diese zu stärken, beschäftigt. Seine Schülerinnen und Schüler haben aus diesem Ansatz grundlegende Prinzipien formuliert. Die Zahl der Prinzipien variiert in den weiteren Generationen je nach Pilates-Schule, aber wenn du die sechs wichtigsten kennst – Atmung, Konzentration, Zentrierung, Kontrolle, Präzision und Bewegungsfluss, hast du einen guten Eindruck vom Wesen des Pilates-Trainings.

Atmung

Die Atmung gehört zu den wichtigsten Prozessen jedes einzelnen Lebewesens. Solange wir problemlos atmen können, beschäftigen wir uns nicht damit und atmen von alleine ein und aus. Bei der Einatmung gelangt Sauerstoff über die Lunge in das Blut, was für die Energiegewinnung notwendig ist. Beim Ausatmen geben wir das Unbrauchbare wieder an die Umwelt ab, wie Kohlenstoffdioxid.

Bei Pilates geht die Atmung jedoch weit über diesen natürlichen physiologischen Prozess hinaus. Hier ist eine korrekte Atmung unverzichtbar, sie ermöglicht, dass du die Übungen kontrolliert und kraftvoll ausführen kannst. Du solltest bei den Übungen stets tief durch die Nase ein und durch den leicht geöffneten Mund ausatmen.

Konzentration

Im Pilates bedeutet Konzentration, dass du deine Gedanken mit voller Aufmerksamkeit auf die genaue Ausführung der Abfolge der gewünschten Bewegungen lenkst. Ein konzentrierter Geist hilft dir, deine Atmung und die Bewegung bewusst zu verbinden, sodass sie zusammen effektiv und harmonisch arbeiten können. Umso stärker du dich darauf einlässt, umso besser nimmst du wahr, was in deinem Körper während der Übung passiert. Du spürst, welche Muskelgruppen aktiviert werden müssen, damit du das Ziel des Trainings erreichst.

Ich trainiere aus diesem Grund bewusst ohne Musik. Anfangs war es für mich eine große Umstellung, weil ich dachte, dass ich Musik beim Sport brauche, um vom Alltag abschalten zu können. Mit der Zeit habe ich aber gemerkt, dass mich die Musik ablenkt. Heute weiß ich: Gerade die volle Konzentration auf die Bewegung und auf meinen Körper bringt mir die gewünschte Erholung.

Zentrierung

Im Pilates nutzen wir die Körpermitte als Ausgangspunkt jeder Bewegung – *Powerhouse* genannt. Das Powerhouse besteht aus mehreren Muskelgruppen, die durch die bewusste Atmung aktiviert werden müssen. Du wirst immer wieder von mir hören, dass du deine Beckenbodenmuskulatur und deine tiefe Bauchmuskulatur aktivieren sollst. Denn nur bei einer stabilen Mitte können die Bewegungen aufeinander aufbauen. Die Körpermitte, also dein Zentrum, wird aus diesem Grund beim Üben nie aus den Augen verloren.

Kontrolle

Das Ziel der Pilates-Lehre ist, dass jede Bewegung kontrolliert und bewusst ausgeführt wird. Und die Aktivierung der Tiefenmuskulatur des Powerhouses ermöglicht eine kontrollierte und auch viel effektivere Ausführung der Bewegung. Die volle Konzentration und höchstmögliche Kontrolle gilt nicht nur dem Körper, sondern auch den Gedanken. Es ist ein unbeschreiblich schönes Gefühl, wenn du merkst, wie sich Bewegungen anfühlen, wenn du sie kontrolliert ausführst.

Präzision

Damit jede Übung ihren Zweck erfüllt, kommt es auf eine genaue Ausführung an. Es geht nicht darum, viele Wiederholungen zu machen, sondern sie so sauber wie möglich auszuführen. Auch die kleinsten Details haben Einfluss auf das Ergebnis. Wer die Grundlagen der Körperanatomie kennt, kann die Übungen besser verstehen. Indem du dir vorstellst, welche Muskelgruppen an der Bewegung beteiligt sind, unterstützt du eine saubere und genauere Ausführung der jeweiligen Übung.

Bewegungsfluss

Der Aufbau der einzelnen Übungen im Pilates-Unterricht ist nicht zufällig. Sie sollen aufeinander aufgebaut werden und dadurch zu einem harmonischen Flow führen. Dafür, dass Kraft, Kontrolle und Präzision optimal miteinander verbunden werden, ist ein sanfter Übergang sehr wichtig. Durch den Bewegungsfluss werden die Übungen effektiver, und Körper und Geist sind besser miteinander verbunden.

Das Powerhouse

Im Zusammenhang mit Pilates fällt immer wieder der Begriff *Powerhouse*. Doch was ist das eigentlich? Und warum ist es für die Pilates-Übungen so fundamental wichtig?

Das Powerhouse ist unsere Körpermitte, die nicht nur den Unterkörper und Oberkörper verbindet, sondern auch unsere inneren Organe schützt, unsere Wirbelsäule stabilisiert und uns zu einer besseren Körperhaltung verhilft. Zu diesem Körperzentrum gehört die Bauch-, Rücken und Beckenbodenmuskulatur. Nur wenn diese Muskelpartien richtig zusammenarbeiten, kann das Powerhouse seine Schutz- und Stabilisationsfunktion erfüllen.

Vielleicht denkst du gerade: »Was ist schon dabei? Einfach Bauchübungen machen, unzählige Sit-ups, wie es so viele andere im Fitnessstudio praktizieren, und dann werden meine Muskeln schon wachsen.« Leider ist es nicht so einfach, obwohl manche Übungen aus dem Pilates-Repertoire den klassischen Bauchtrainingsübungen, wie wir sie aus der Fitnesswelt kennen, ähnlich sind. Denn bei den Muskelpartien, die wir im Pilates stärken wollen, handelt es sich nicht um die oberflächlichen, sichtbaren Muskeln, die wir im Spiegel sehen können. Entscheidend sind vielmehr die tiefliegenden, unsichtbaren Muskelschichten, die nahe an der Wirbelsäule, um die Organe und im Beckenbereich verlaufen. Genau auf diese feine Muskulatur zielt das Pilates-Training ab.

Die Aktivierung dieser tiefen Muskeln ist deswegen so wichtig, weil sie in direkter Verbindung zur Pilates-Atmung steht. Auf die Atmung gehen wir noch näher ein (siehe Seite 26–27), um sie vor dem Training gut zu verinnerlichen. Wie schon bei der Erklärung der Prinzipien erwähnt wurde, atmen wir im Pilates durch die Nase ein, wobei sich der Brustkorb seitlich und nach hinten ausdehnt. Beim Ausatmen durch den Mund zieht sich der Brustkorb wieder zusammen, unterstützt durch die tiefen und schrägen Bauchmuskeln. Gleichzeitig wird auch der Beckenboden aktiviert und sanft nach innen und oben in Richtung Bauchnabel gezogen. Durch die Spannung der Muskulatur und die konzentrierte Atmung wird das Powerhouse aktiviert. Das wirst du deutlich spüren und mit jeder Wiederholung bemerken, wie sehr es dich beim Training unterstützt. Anfangs kann es sein, dass dir der Fokus auf deine Körpermitte noch schwerfällt. Nach und nach wird es jedoch immer besser gelingen, die Kraft gezielt aus deinem Powerhouse zu ziehen.

Reformer Pilates versus Matten-Pilates

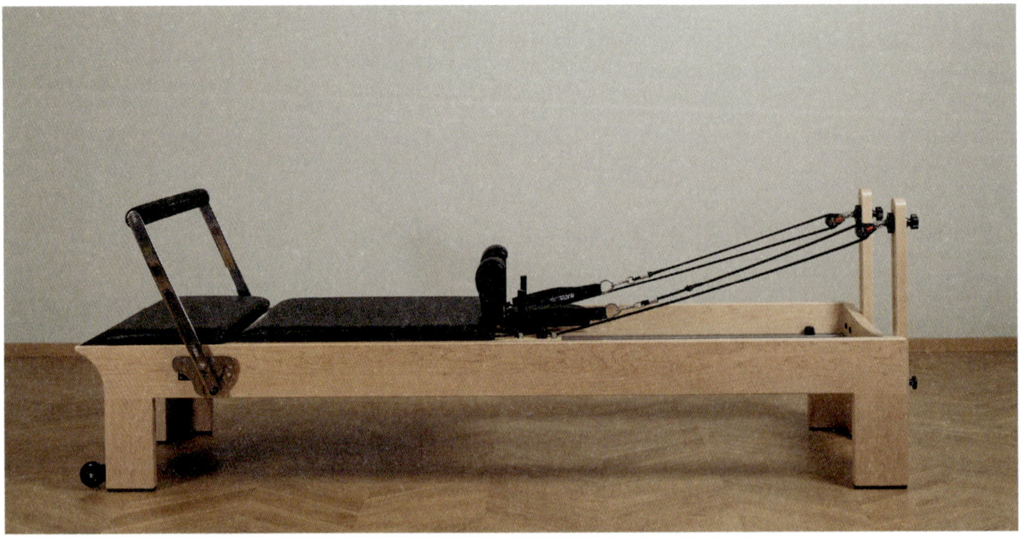

Der Reformer

Ich möchte hier nicht den Anschein erwecken, dass ein Reformer völlig durch eine Matte ersetzt werden könnte. Das habe ich ja bereits mit meinem Bekenntnis zum Reformer angedeutet. Obwohl der Reformer ein einfaches Sportgerät ist, kann man ihn sehr vielfältig einsetzen. Unter den bereits erwähnten Großgeräten ist er das wohl bekannteste Pilates-Gerät. Im Grunde besteht der Reformer nur aus einem einfachen Rahmen mit einer Plattform, auf die man sich legen, knien, setzen oder stellen kann, und der sich auf zwei Schienen bewegt. Verbunden ist er mit verschieden starken Federn, die je nach Übung und Körperkraft eingesetzt werden und individuell zu verstellen sind. Die Plattform wird entweder mithilfe von Seilzügen mit Schlaufen für Beine oder Arme, die je nach Körpergröße verstellbar sind, gezogen oder mithilfe einer Fußstange, die individuell nach Übungstyp verstellt werden kann, in Bewegung gesetzt.

Das Gestell erinnert insgesamt an ein Bett, deswegen liegt die Vermutung nahe, dass J. H. Pilates sein erstes Gerät während der Zeit im Lager in England entwickelt hat. Das Sportgerät ist flexibel einsetzbar und mit ein wenig Fantasie kann man unendlich viele Übungen auf ihm erfinden.

Ein großer Vorteil des Trainings am Reformer im Vergleich zum Matten-Pilates ist die Möglichkeit, den Muskelaufbau besonders gelenkschonend aufzubauen. Durch den flexibel einstellbaren Federwiderstand können die Übungen individuell an den aktuellen Leistungsstand angepasst werden. Das macht den Reformer ideal für den Einsatz in der Rehabilitation nach Verletzungen. Zudem erlaubt das Gerät ein gezieltes und ausgeglichenes Training bei muskulären Dysbalancen oder einseitigen Belastungen, nach Operationen oder verschiedenen Krankheitsbildern. Der Reformer bietet zum einen Stabilität, zum anderen kann die Trainingsherausforderung je nach Bedarf und Trainingsziel reguliert und auf ganz bestimmte Muskelgruppen ausgerichtet werden.

Es gibt zahlreiche gute Gründe, warum ich ein Training mit dem Reformer empfehlen würde. Aber wie schon gesagt, es handelt sich um ein robustes, unhandliches Sportgerät, und nicht jeder von uns hat die Möglichkeit, in ein Studio zu gehen. Genauso wenig können wir das Gerät überall mithinnehmen. Ein Reformer hat mein Training in vielerlei Hinsicht erweitert, aber auf keinen Fall hat er bei mir die Matte ersetzt. Ich finde die Kombination der beiden Formen eigentlich perfekt und kann sie nur empfehlen. Denn für mich bleibt auch mit einem Reformer das »einfache« Training auf der Matte unersetzlich. Das ist auch meine Botschaft an meine Klientinnen und an dich, liebe Leserin.

Deshalb versuche ich dich im Folgenden auf den Geschmack des Mattenpilates zu bringen. Es macht genauso viel Spaß und viele der Reformer-Bewegungen können genauso gut auch auf der Matte trainiert werden. Zusätzlich arbeitest du lediglich mit dem Widerstand deines eigenen Körpergewichts, was manche Übungen durchaus anspruchsvoller macht. Matten-Training hört sich zunächst etwas langweilig an, aber lasse dich nicht täuschen, denn es ist enorm effektiv und abwechslungsreich. Und vergiss nicht, dass die Matte eine gute Möglichkeit ist, in Ruhe die elementaren Prinzipien bei einfachen Bewegungen zu verinnerlichen, bevor du dich an anspruchsvollere Übungen wagst.

Hinweis

Natürlich kann dieses Buch nicht das Training unter professioneller Anleitung ersetzen. Insbesondere wenn du Beschwerden hast, sollten diese vorher immer ärztlich abgeklärt werden. Das gilt auch für Schwangerschaften. Pilates ist für schwangere Frauen möglich, aber während einer Schwangerschaft brauchst du eine Trainerin vor Ort, die dir genau sagen kann, welche Bewegungen für dich ratsam sind und welche du eher meiden solltest. Es ist zudem wichtig, dass du nicht mit akuten Schmerzen trainierst und gut auf deinen Körper hörst. Besonders in solchen Fällen sind die Korrekturen während des Trainings durch eine erfahrene Trainerin unverzichtbar und können auf Dauer durch kein Buch oder Video ersetzt werden.

Für einen Einstieg in Pilates, zum Reinschnuppern, zum Auffrischen oder auch begleitend zu einem persönlichen Training kann dich dieses Buch wunderbar unterstützen, dich motivieren und inspirieren. Es ist trotzdem immer ein Gewinn, wenn du eine Beratung und einen Gesprächspartner hinzuziehst, um dich mit jemandem über dein Training auszutauschen. Mit dem Buch plus einer persönlichen Unterstützung hast du somit die ideale Basis für deine Pilates-Reise.

pilates
is my
therapy

Übungen

Kapitel 2

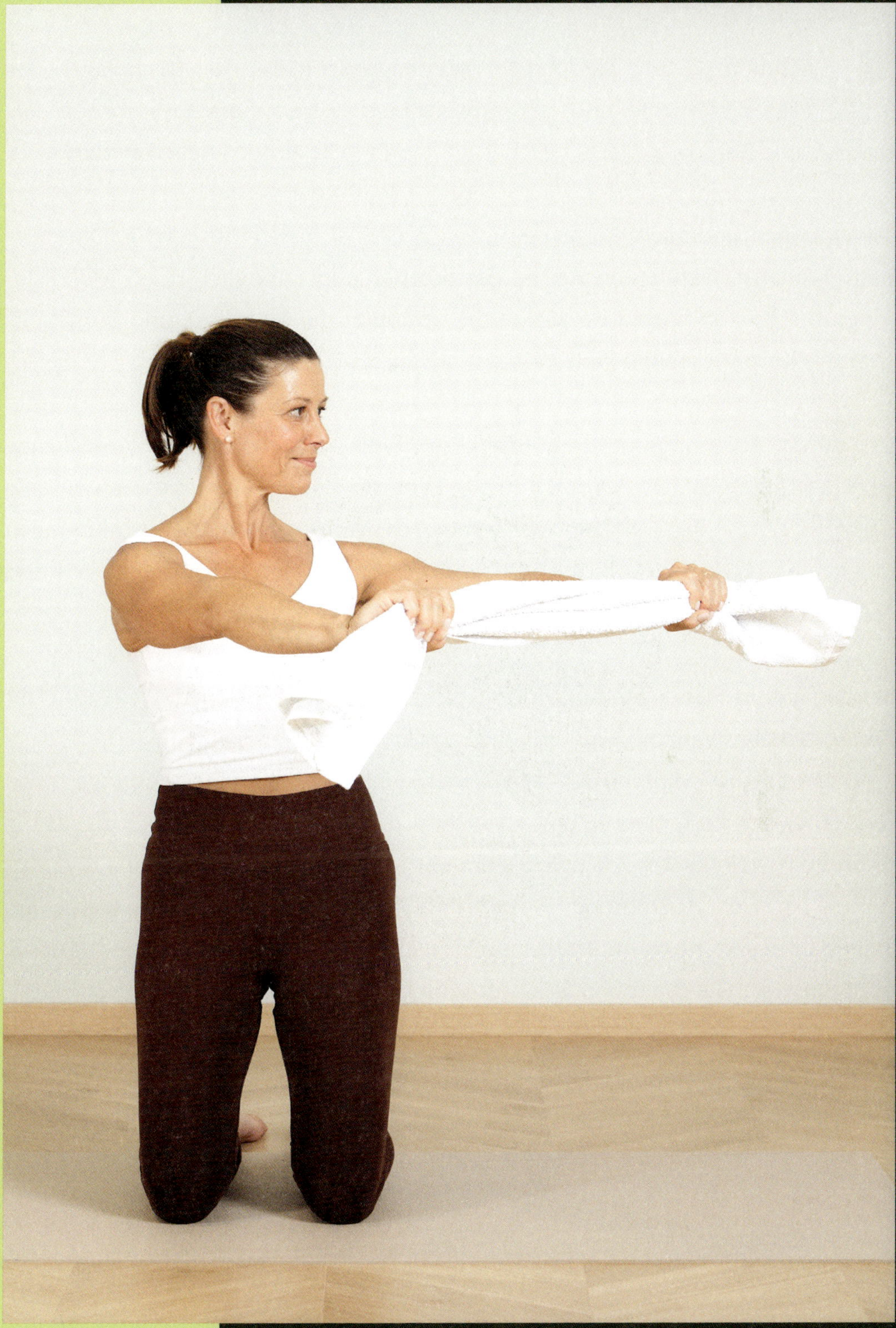

Nachdem wir uns ausführlich mit der Geschichte, den Grundlagen der Pilates-Methode und den Unterschieden und Gemeinsamkeiten des Matten- und Reformer Pilates beschäftigt haben, geht es nun endlich an die Praxis.

Die Übungen sind nach Körperbereichen geordnet: Bauchmuskulatur, Oberkörpermuskulatur, Gesäß und Beine, Ganzkörper und zusätzlich noch Mobilisierungsübungen. So findest du gezielt die Übungen, die du suchst, und kannst bestimmte Körperregionen ganz bewusst ansprechen.

Lies dir die Anleitungen bitte aufmerksam durch, damit du bei der Ausführung gezielt arbeiten kannst. Bevor du zu den Workouts übergehst, ist es sinnvoll, alle Übungen ganz in Ruhe einzeln auszuprobieren. Nimm dir Zeit, die Einzelübungen möglichst präzise auszuführen. So bekommst du ein Gefühl für den Ablauf und entwickelst erste Routinen.

Bei den meisten Übungen begegnen dir zwei Varianten. Beginne bitte immer mit der einfacheren Variante, wenn du dich am Anfang deiner Pilates-Reise befindest. J. H. Pilates selbst empfahl, dass alle Einsteigerinnen mit den Grundübungen starten sollten. Ich kann dies nur unterstreichen, da jede Bewegung – auch die kleinste und unscheinbarste – dich vor allem mit beständiger Wiederholung und Perfektion in der Ausführung weiterbringt. Übertreibe es nicht, weder im Trainingspensum noch im Krafteinsatz. Pilates-Training ist ressourcenschonend, es steigert sich langsam und ist dafür umso nachhaltiger. Erhöhe die Schwierigkeit bitte erst dann, wenn du die Grundübung mit Kontrolle und Stabilität ausführen kannst. Sonst geht die Qualität der Bewegung verloren – und damit auch ihre Wirkung, und im schlimmsten Fall kannst du dich sogar verletzen.

Du wirst merken: Mit jeder Wiederholung verändert sich deine Ausführung und wird präziser – erinnerst du dich? Das ist eines der zentralen Pilates-Prinzipen. Du speicherst die Bewegungsabläufe ab und kannst dich immer besser auf die Details, die Atmung oder die Aktivierung deiner Körpermitte konzentrieren.

Ich habe für dich die besten Übungen ausgewählt, die du ohne großes Equipment einfach zwischendurch oder wenn gewollt auch ausdauernder machen kannst. Es handelt sich natürlich nur um eine kleine Auswahl, mein persönliches Best-of. Das Übungsreservoir im Pilates ist unerschöpflich. Auch mir, die ich schon Jahre praktiziere, kommen immer wieder neue Übungen und Varianten unter, die mich begeistern. Mit zusätzlichen Hilfsmitteln wie einem großen Fit Ball oder einer Pilates-Rolle ließe sich das Übungsspektrum noch deutlich erweitern. Aber mit dieser Übungsauswahl bist du bestens ausgestattet, um dein Pilates-Training optimal auszuführen.

Hinweis

Du wirst bei den folgenden Übungen anfangs immer ein Foto sehen, bei dem gezeigt wird, wie die Übung am Reformer durchgeführt wird. Auf der nächsten Seite siehst du dann, wie du die jeweilige Übung auf der Matte ausführen kannst. So hast du einen direkten optischen Vergleich, der deutlich macht, dass die Reformer-Übungen wirklich wunderbar zu Hause ohne das Gerät umgesetzt werden können.

Übungen für den gesamten Körper

Vorbereitungsübungen (ab Seite 26)

Diese Übungen sind nicht nur zum Einstieg gedacht, sie bilden die Grundlage, die dich durch dein gesamtes Training begleiten wird. Es geht dabei um die zentralen Elemente der Pilates-Methode: die bewusste Atmung, die neutrale Position und die Sicherheitsposition.

Bauchmuskulatur (ab Seite 30)

Egal, welchen Schwerpunkt du beim Training setzt: Im Pilates ist die Bauchmuskulatur immer aktiviert. Deshalb sage ich im Unterricht oft: »Vergiss nicht, dass deine Körpermitte aktiviert ist und deine Bauchmuskeln dabei auch arbeiten.« Für alle, die sich ganz gezielt auf diesen Bereich fokussieren wollen, habe ich einige Übungen zusammengestellt.

Oberkörpermuskulatur (ab Seite 55)

Der Oberkörper kann in verschiedenen Ausgangspositionen trainiert werden und jede einzelne von ihnen ist wichtig. Besonders die Bauchlage ist nicht zu vernachlässigen, auch wenn sie für viele ungewohnt oder sogar unangenehm ist. Sie bildet das Gegenstück zur Rückenlage, streckt die Wirbelsäule, dehnt die Körpervorderseite und stärkt gezielt Rücken, Gesäß und Oberschenkelrückseite. So trägt sie zu einer besseren Körperhaltung bei und hilft, Problemen vorzubeugen. Entscheidend ist dabei, das Powerhouse zu aktivieren, um den unteren Rücken zu schützen. Wie du das Powerhouse korrekt ansteuerst, erfährst du im Abschnitt »Vorbereitungsübungen«. Mit dieser stabilen Haltung kann das Training optimal beginnen.

Gesäß und Beine (ab Seite 78)

Die Gesäß- und Beinmuskulatur spielen eine ebenfalls eine wichtige Rolle für die Körperstabilität. Da das Becken eng mit diesen Muskelgruppen verbunden ist, trägt gezieltes Training maßgeblich zur Stabilisierung des Beckens bei. Auch eine kräftige Beckenbodenmuskulatur stärkt die Körpermitte. Gut trainierte Bein- und Gesäßmuskeln schützen und entlasten zudem Hüft-, Knie- und Sprunggelenke. Achte bei allen Übungen stets auf ein aktives Powerhouse – so förderst du deine Tiefenmuskulatur und unterstützt eine gesunde, stabile Körperhaltung.

Ganzkörper (ab Seite 111)

Ganzkörperübungen im Pilates beziehen sowohl Ober- als auch Unterkörper intensiv mit ein und trainieren die Muskulatur des gesamten Körpers. Sie bereiten damit auf alltägliche Bewegungen vor, bei denen verschiedene Muskelgruppen zusammenarbeiten. Um beweglich und stabil zu bleiben, ist es also essenziell, alle wichtigen Muskelgruppen wie Schultern, Rumpf, Arme, Beine und Gesäß regelmäßig gemeinsam zu kräftigen.

Mobilisation und Dehnung (ab Seite 120)

In diesem Abschnitt steht die Beweglichkeit im Mittelpunkt. Neben der Kräftigung sind Mobilisation und Dehnung essenzielle Bestandteile des Pilates-Trainings, um die Gelenkbeweglichkeit zu erhalten und Verspannungen zu lösen. Sie finden nicht nur am Anfang, sondern auch zwischen oder am Ende der Einheiten ihren Platz. Manchmal braucht der Körper mehr Mobilisation und Dehnung als Kraft – und das ist völlig in Ordnung. Wichtig ist, auf die eigenen Bedürfnisse zu hören. Durch die Pilates-Prinzipien und ein aktives Powerhouse bleibt die Körpermitte auch bei sanften Übungen gestärkt.

Abschlussübung (ab Seite 153)

Ein kurzes Ankommen am Ende der Trainingseinheit bietet die perfekte Gelegenheit, sich zurückzunehmen, bewusst zur Ruhe zu kommen und den gesamten Körper noch einmal zu dehnen. Einfach auf der Matte ausstrecken, den Körper spüren und die Entspannung genießen!

Atmung

Intention der Übung: Vor deiner Trainingseinheit kommst du bewusst bei dir an. Deine normale Atmung geht in die Pilates-Atmung über und gleichzeitig baust du dein Powerhouse auf.

1. Lege dich in Rückenlage auf deine Matte und stelle deine Beine angewinkelt auf. Lege deine Handflächen seitlich auf den Brustkorb, damit du die Ausdehnung während der Einatmung besser spüren kannst. Atme tief durch die Nase ein, bis du die Dehnung in deinen Handflächen spürst, und weite deinen Brustkorb dabei nicht nach vorne, sondern seitlich nach hinten aus. Spüre, wie dein Brustkorb sich in die Seiten ausdehnt.
2. Atme durch den leicht geöffneten Mund vollständig aus, deine Hände nähern sich einander wieder. Die tiefen und schrägen Bauchmuskeln sind an der Schließung des Brustkorbs mit beteiligt.

Wiederhole den Atemfluss mindestens 10-mal und aktiviere bei jeder Ausatmung bewusst deine tiefe Muskulatur.

Spüre, wie sich bei jeder Ausatmung nacheinander die Beckenboden-, Bauch- und Rückenmuskulatur aktiviert. Ziehe deinen Bauchnabel in Richtung Wirbelsäule und deine aktivierte Beckenbodenmuskulatur nach oben. Gerade wenn du noch wenig geübt bist, kann es schnell passieren, dass du während des Trainings vergisst, auf die Atmung zu achten, was absolut normal ist. Im Unterricht gibt es eine Trainerin oder einen Trainer, die/der dich regelmäßig daran erinnert. Das ist in einem Buch leider nicht möglich, deshalb wirst du bei jeder Übung immer wieder gezielt an die richtige Atmung erinnert. So verinnerlichst du hoffentlich Schritt für Schritt das Zusammenspiel von Atmung, Bewegung und Körperkontrolle.

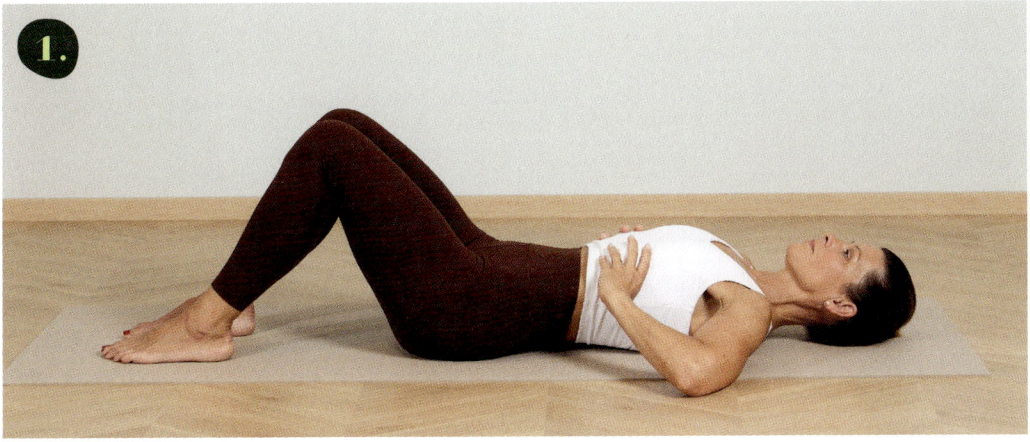

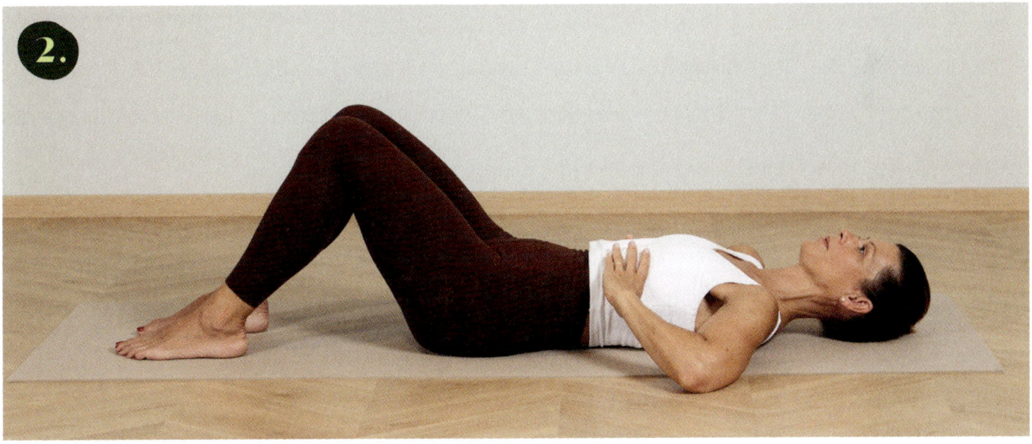

Tipp

Wenn dein Kopf in der Rückenlage überstreckt ist, lege dir eine Decke oder ein Handtuch unter. Das fühlt sich gleich viel besser an.

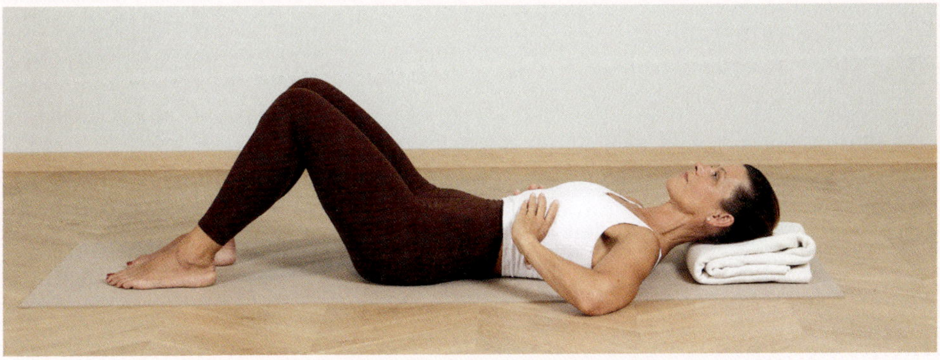

Wechsel von der neutralen in die Sicherheitsposition

Diese beiden Positionen sind deshalb so wichtig, weil deine neutrale Wirbelsäulenposition der natürlichen Krümmung entspricht. Wenn die Bauch- und Rückenmuskulatur nicht stark genug sind, besteht die Gefahr, den unteren Rücken zu verletzen. Die Sicherheitsposition schützt also deinen unteren Rücken.

Intention der Übung: Dieser Wechsel von der neutralen in die Sicherheitsposition unterstützt – gemeinsam mit der Pilates-Atmung – die bewusste Ansteuerung der tiefliegenden Bauch- und Rückenmuskulatur sowie des Beckenbodens für Kontrolle und Stabilität der Körpermitte.

1. Lege dich mit dem Rücken auf deine Matte. Stelle deine Beine angewinkelt auf. Bringe deine Arme angewinkelt hinter den Kopf. Atme tief durch die Nase ein, dein unterer Rücken bleibt in der neutralen Position. Im idealen Fall hast du jetzt zwischen deinem unteren Rücken und dem Boden eine kleine Lücke.
2. Atme aus und berühre mit deinem unteren Rücken leicht deine Matte. Merkst du, wie sich die Position verändert hat?

Wiederhole die Bewegung 8- bis 10-mal.

Tipp

Die Aktivierung deiner Bauch- und Rückenmuskeln steuert die Bewegung. Dein Becken übernimmt nicht die Führung bei der Bewegung.

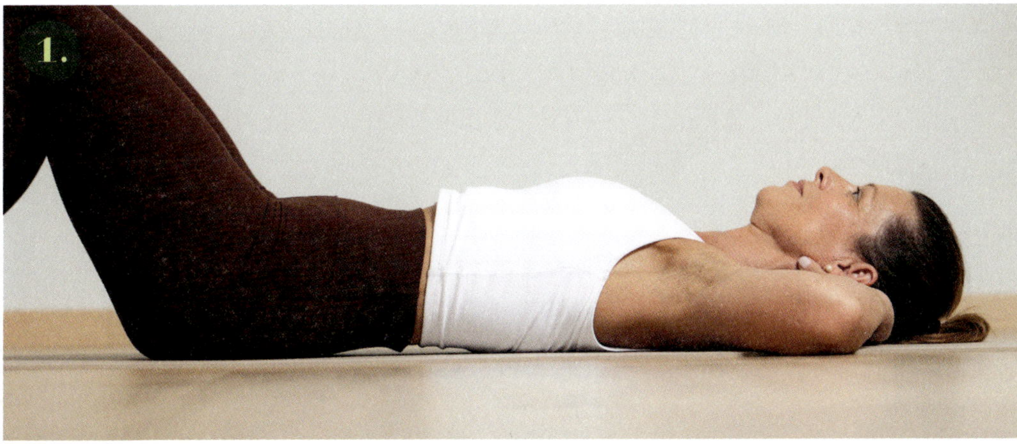

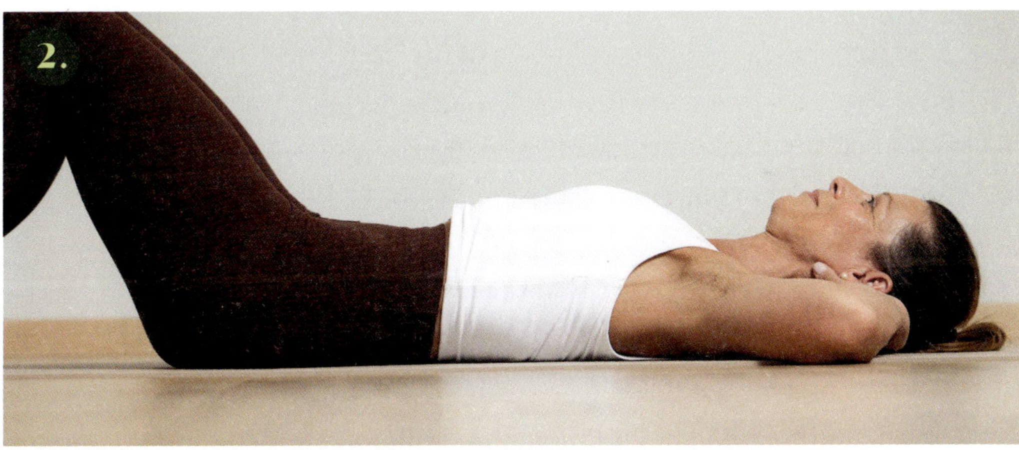

Hinweis

Zu Beginn jeder Übung in diesem Buch werde ich dich daran erinnern, deine Körpermitte zu aktivieren – genau das, was du ja bereits gelernt hast.

Hundert

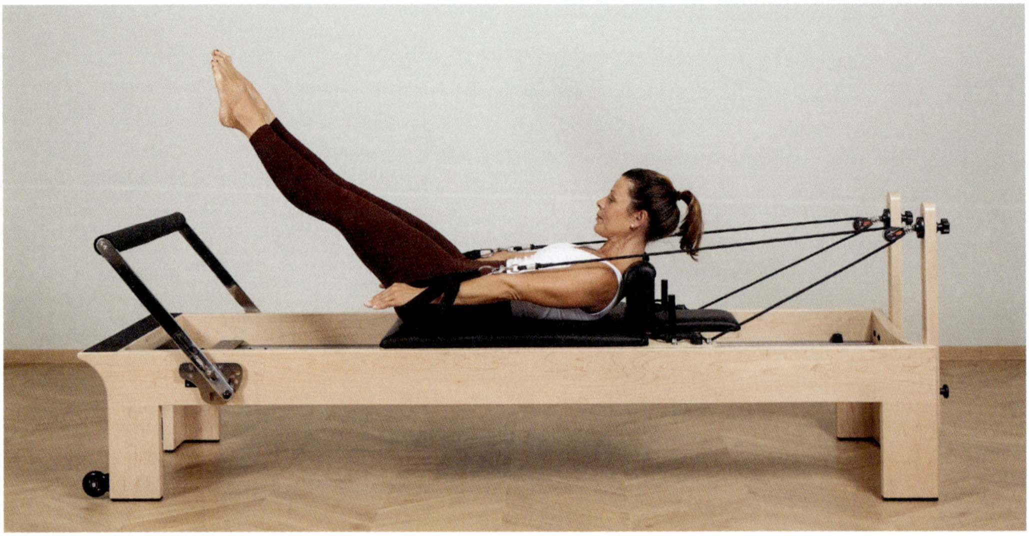

Wir starten mit der klassischen Pilates-Übung »Hundert«, die oftmals zu Beginn von Pilates-Workouts eingesetzt wird, und das nicht ohne Grund. Sie aktiviert nicht nur die Körpermitte, sondern erfordert auch eine bewusste Atmung und bereitet dich körperlich und mental optimal auf das Training vor.

Intention der Übung: Du mobilisierest dein Herz-Kreislauf-System und kräftigst deine Körpermitte.

1. Lege dich mit dem Rücken auf die Matte. Stelle deine Beine angewinkelt auf, deine Arme liegen ausgestreckt neben deinem Oberkörper. Atme ein und bereite dich auf die Bewegung vor. Beim Ausatmen aktiviere bewusst deine Körpermitte und hebe Kopf, Nacken und Schultern vom Boden ab. Bringe deine Beine in die Table-Top-Position. Deine durchgestreckten Arme schweben einige Zentimeter über dem Boden.

2. Atme 5-mal kurz ein und beginne gleichzeitig mit einer schnellen und pulsierenden Bewegung der Arme. Atme anschließend 5 Atemzüge wieder aus und bleibe in der Bewegung.

Wiederhole diesen Atemrhythmus 10-mal, bis du auf 100 Atemzüge kommst.

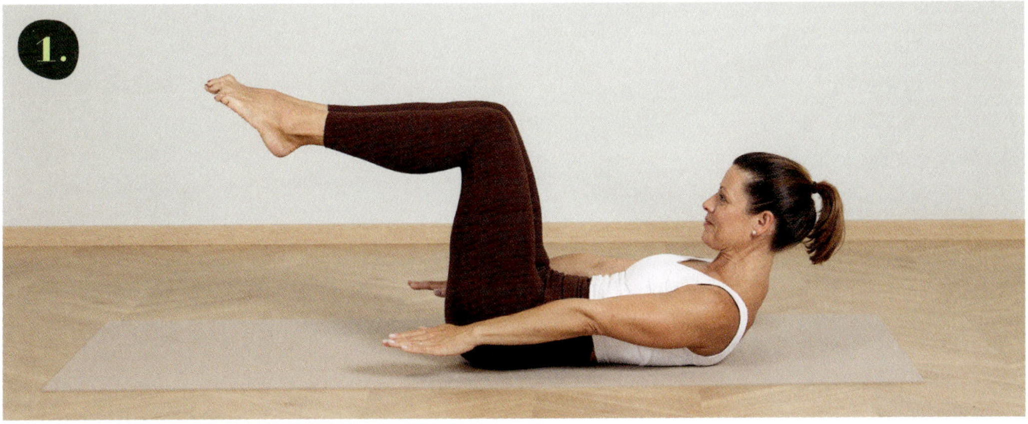

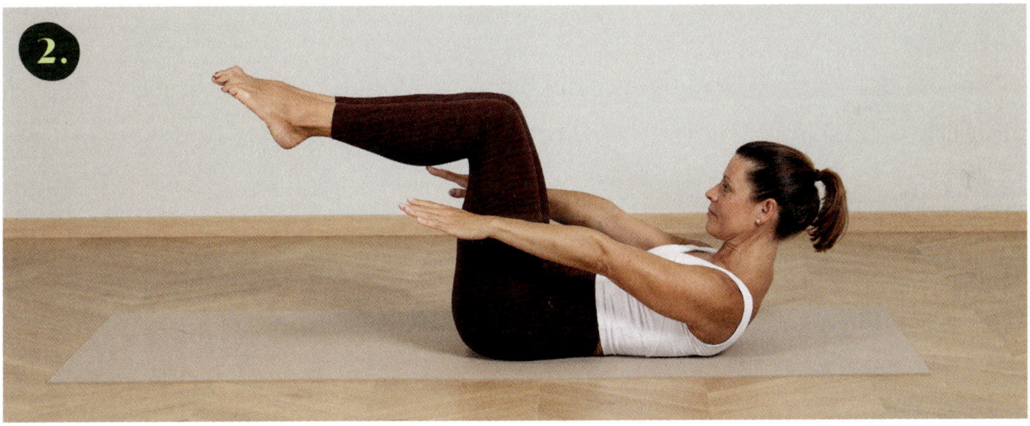

Variante für Fortgeschrittene

Strecke deine Beine schräg nach vorne aus und führe die Übung in dieser Position aus.

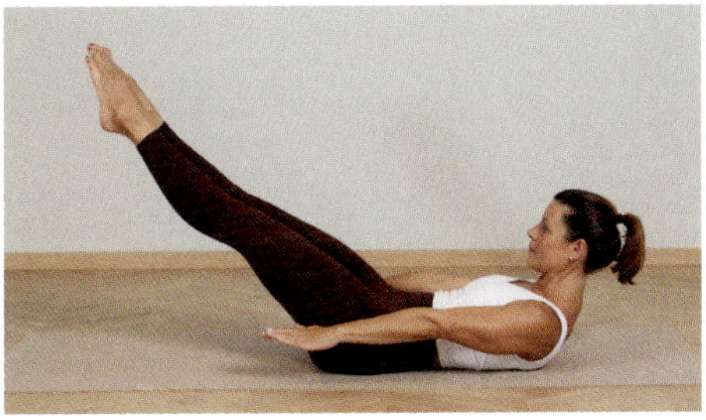

Einbeinige Streckung

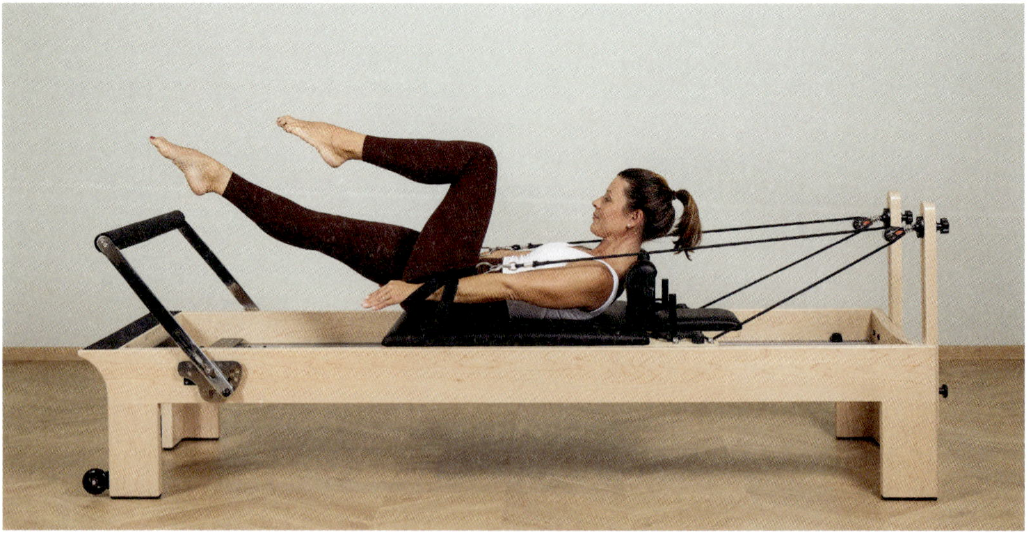

Intention der Übung: Du kräftigst die Bauchmuskulatur und verbesserst die Koordination der Atmung und die Bewegung.

1. Deine Ausgangsposition ist die Rückenlage. Die Hände umschließen die Oberschenkel und ziehen sie zur Brust.
2. Halte nun dein rechtes Knie zwischen deinen Handflächen, während du das linke Bein nach vorne ausstreckst. Die Arme umgreifen sanft das Knie. Atme aus und ziehe das rechte Bein kraftvoll zur Brust, während du das linke Bein lang nach vorne ausstreckst.
3. Atme ein und wechsle die Beine: Strecke das rechte Bein nach vorne aus und ziehe gleichzeitig das linke Knie zur Brust.

Wiederhole die Übung 6-mal pro Seite.

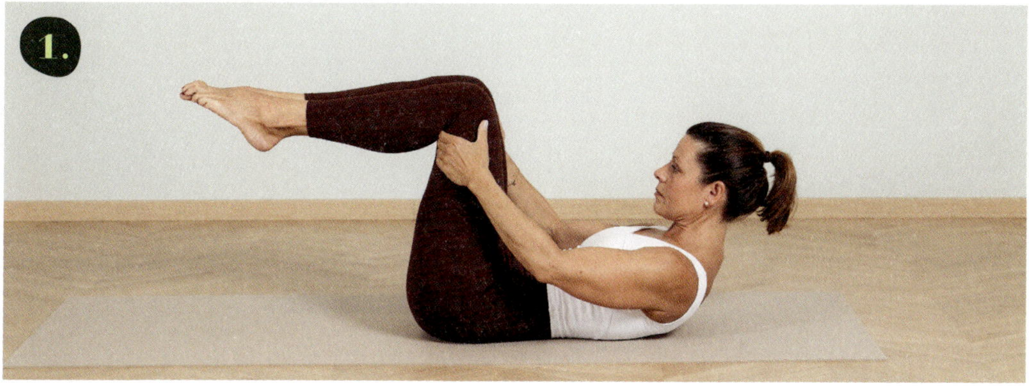

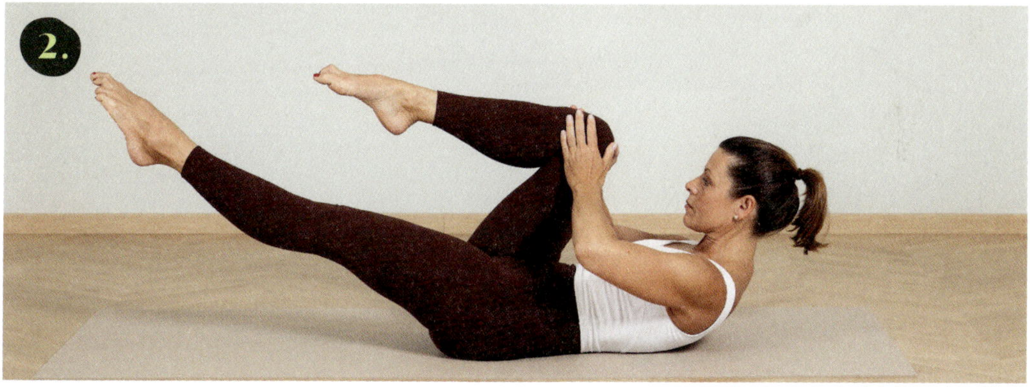

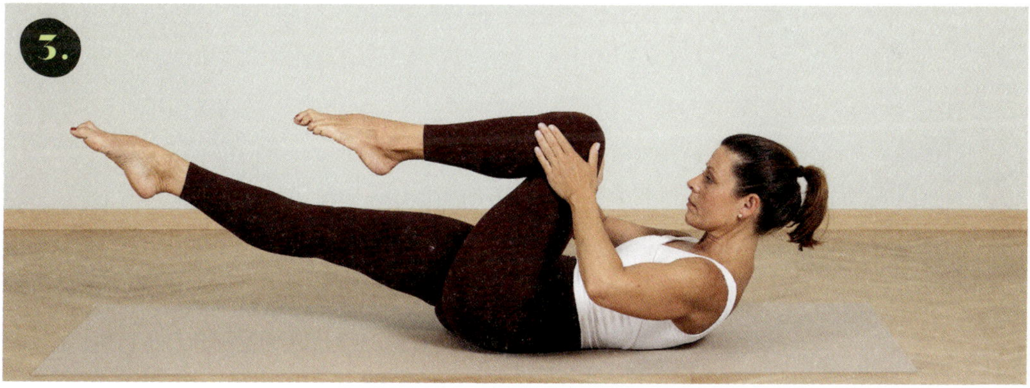

Tipp

Achte darauf, dass der Nacken entspannt bleibt – bei Bedarf kannst du den Kopf ablegen oder mit einer Hand am Hinterkopf unterstützen.

Doppelte Beinstreckung

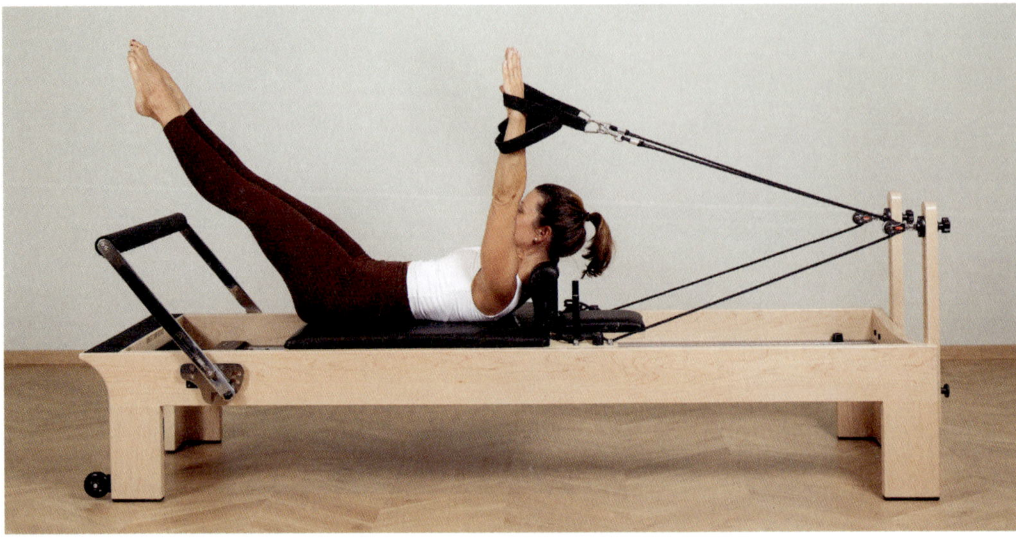

Intention der Übung: Mit dieser Übung stärkst du deine Bauchmuskulatur.

1. Die Ausgangsposition ist die Rückenlage. Hebe deinen Kopf und die Schultern vom Boden ab, deine Beine sind in der Table-Top-Position. Ziehe die Knie mit den Händen in Richtung Brust. Aktiviere deine Körpermitte und bereite dich auf die Bewegung vor.
2. Atme ein und strecke gleichzeitig Arme und Beine kontrolliert aus: die Arme nach hinten über den Kopf, die Beine nach vorne Richtung Boden.
3. Mit der nächsten Ausatmung kehrst du in die Ausgangsposition zurück: Deine Arme kommen über die Seiten mit einer Kreisbewegung zurück zu den Knien und ziehen sie zur Brust.

Wiederhole die Übung 8- bis 10-mal.

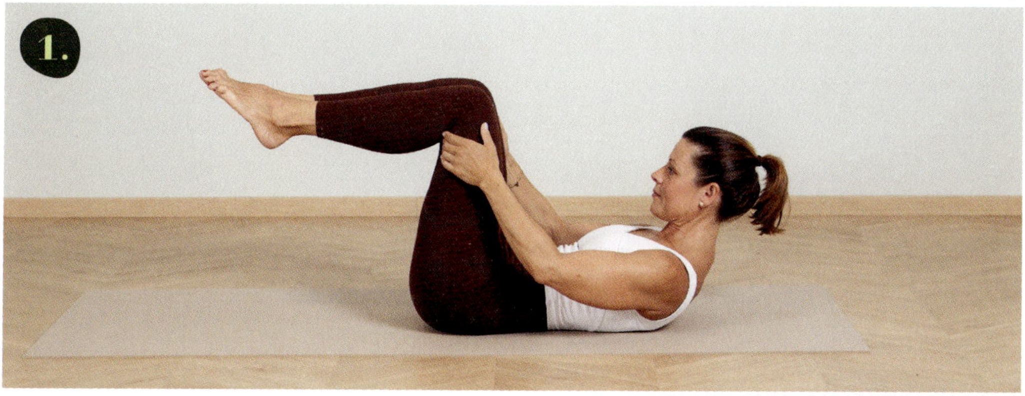

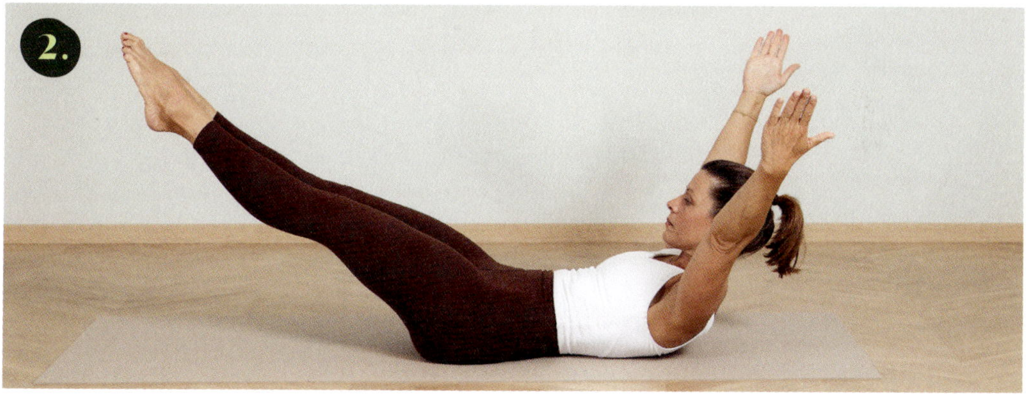

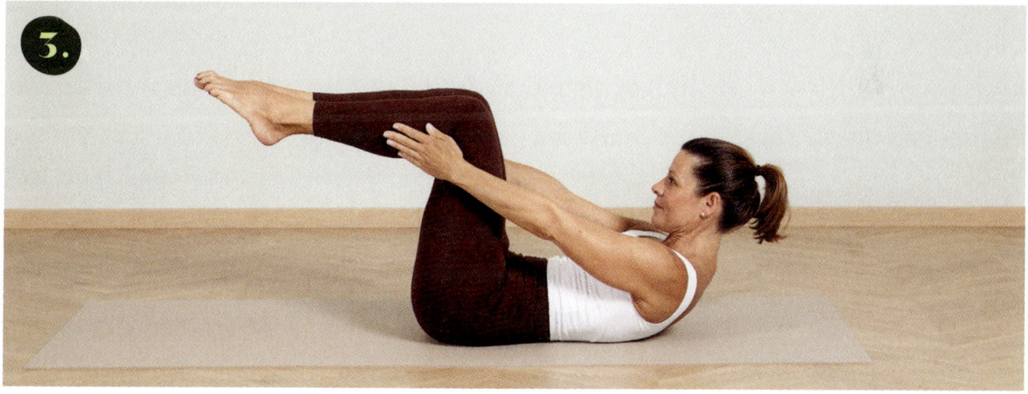

Variante für Einsteigerinnen

Es ist nicht ganz einfach, die Spannung in der Körpermitte zu halten, wenn du die Beine ausstreckst. Eine Erleichterung ist es, wenn du sie stattdessen einfach etwas höher in Richtung Decke hebst.

Rumpfrotation mit Beinwechsel

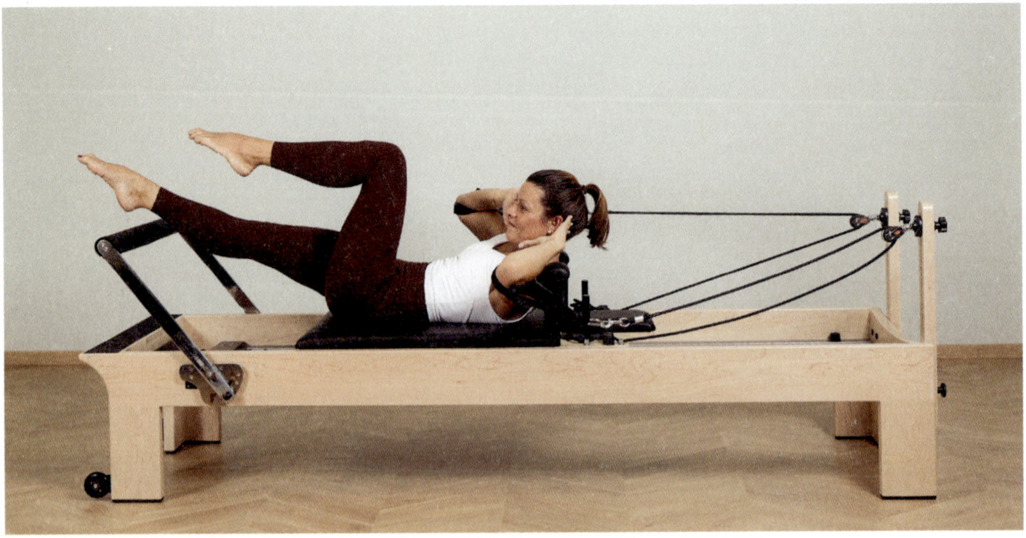

Intention der Übung: Auch hier trainierst du deine Bauchmuskulatur, diesmal in erster Linie die schrägen Bauchmuskeln.

1. Deine Ausgangsposition ist die Rückenlage. Stelle deine Beine auf und bringe die Hände locker hinter den Kopf. Wenn du merkst, dass du damit auch deine Schulter hochziehst, lege nur deine Fingerspitzen hinter die Ohren. Hebe nacheinander deine Beine hoch. Atme ein und bereite dich gedanklich schon auf die folgende Übung vor.
2. Mit der nächsten Ausatmung aktiviere bewusst deine Körpermitte, strecke ein Bein schräg nach vorne aus und drehe den Oberkörper in Richtung des gebeugten Beins.

3. Beim nächsten Atemzug wechselst du die Seite: Strecke nun das andere Bein und rotiere zur anderen Seite. Die Bewegung erfolgt im Wechsel in einem kontrollierten Tempo.

Wiederhole die Übung 6-mal pro Seite.

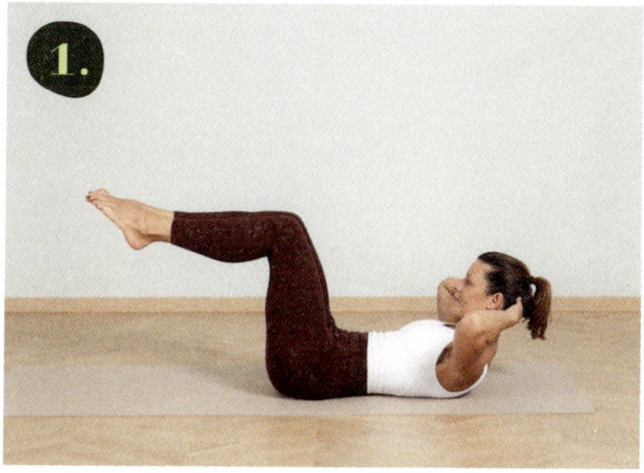

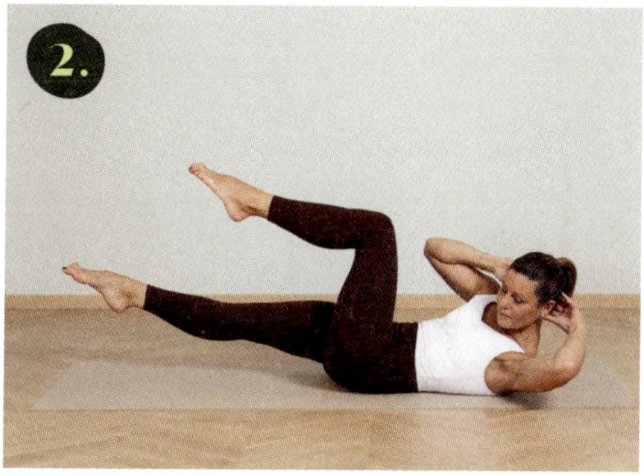

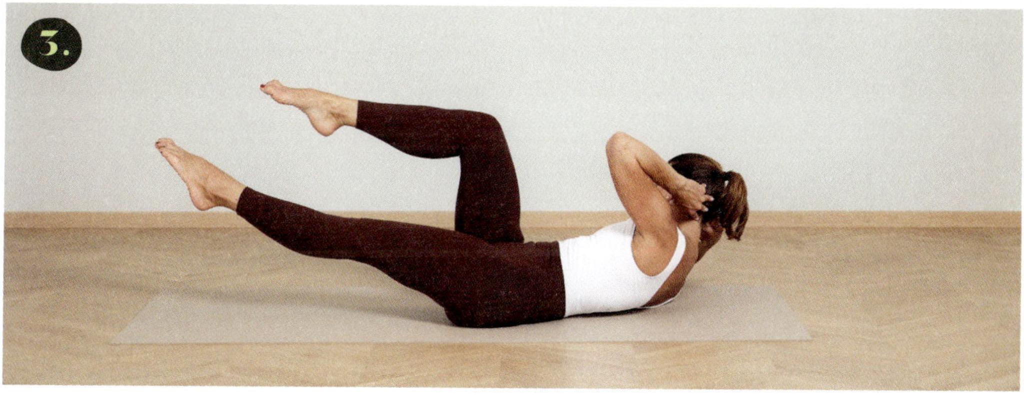

Variante für Einsteigerinnen

Gerne kannst du deine Beine am Boden aufgestellt lassen und nur deinen Oberkörper ausrotieren. Dabei passiert es leicht, dass die Ellenbogen zusammengeklappt werden. Versuche, sie weit geöffnet zu lassen.

Kurze Wirbelsäulenrolle mit angewinkelten Beinen

Eine meiner Lieblingsübungen

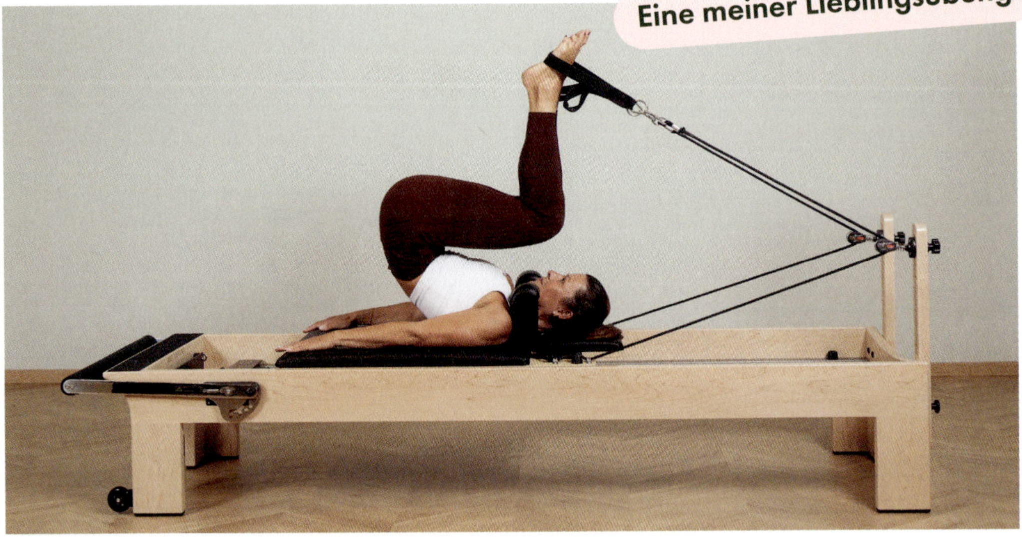

Intention der Übung: Mit dieser Übung kräftigst du deine Bauchmuskulatur und mobilisierst deine Wirbelsäule.

Tipp

Achte darauf, dass die Bewegung aus deiner tiefen Bauchmuskulatur kommt und vermeide es, mit Schwung zu arbeiten.

1. Lege dich in Rückenlage auf deine Matte. Stelle deine Beine angewinkelt auf und lege die Arme ausgestreckt seitlich neben dem Körper ab. Atme aus, aktiviere deine Körpermitte, bringe deine Beine nacheinander in die Table-Top-Position und verschränke die Unterschenkel so, dass die Knie nach außen zeigen. Bereite dich auf die Bewegung vor, indem du deine Körpermitte aktivierst.
2. Atme aus und hebe das Becken etwas vom Boden ab, sodass du den unteren Rücken in die Matte drückst. Ziehe dabei die Oberschenkel in Richtung Brust. Atme ein und senke das Becken langsam zurück auf die Matte ab.

Wiederhole die Übung 8- bis 10-mal.

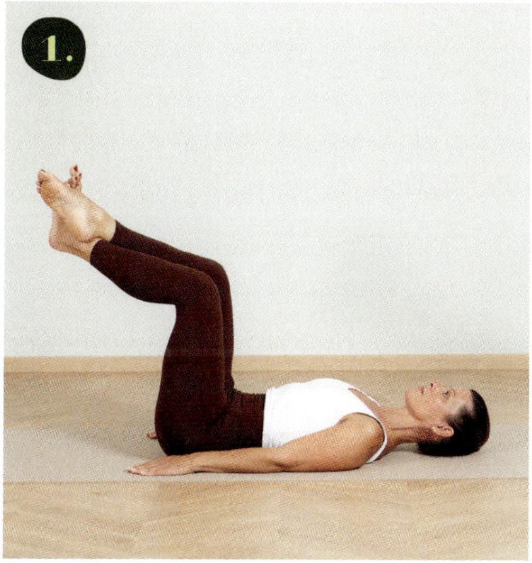

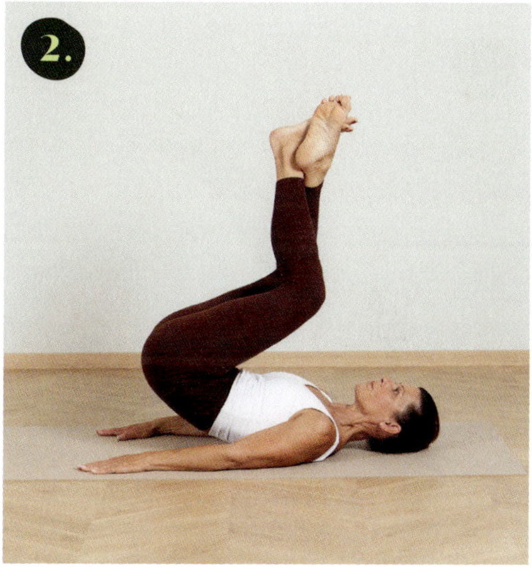

Variante 1 – Kurze Wirbelsäulenrolle mit gestreckten Beinen

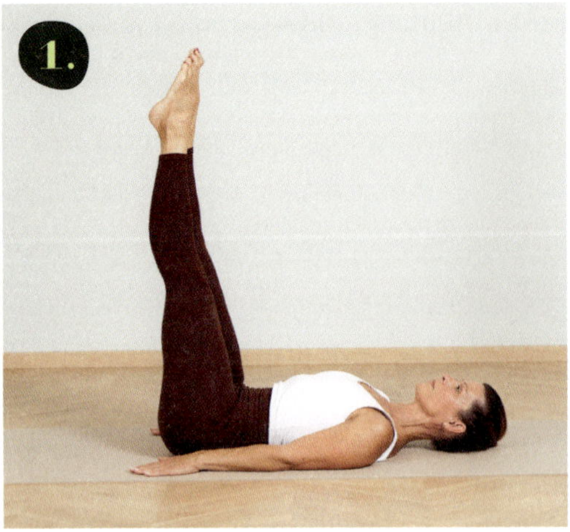

1. Lege dich in Rückenlage auf deine Matte und strecke die Beine in Richtung Decke aus.

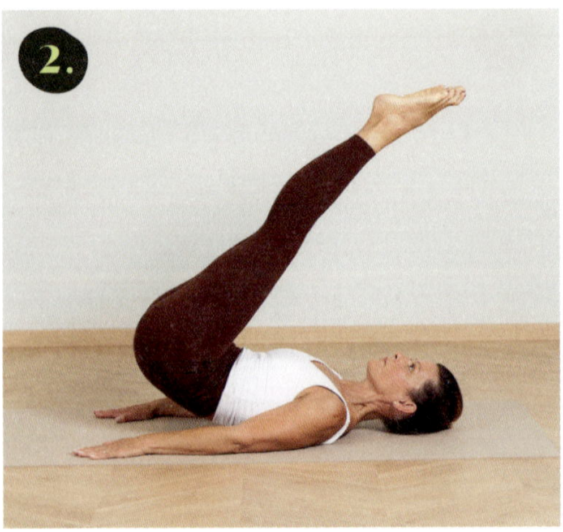

2. Mit der Ausatmung hebe das Becken etwas vom Boden ab. Atme ein und senke das Becken langsam zurück auf deine Matte ab.

Variante 2 – Kurze Wirbelsäulenrolle mit parallelen Beinen

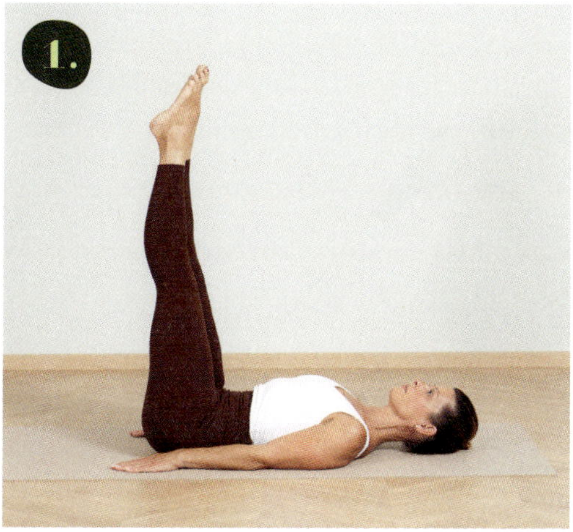

1. Du beginnst in der Rückenlage, deine Beine zeigen nach oben zur Decke.

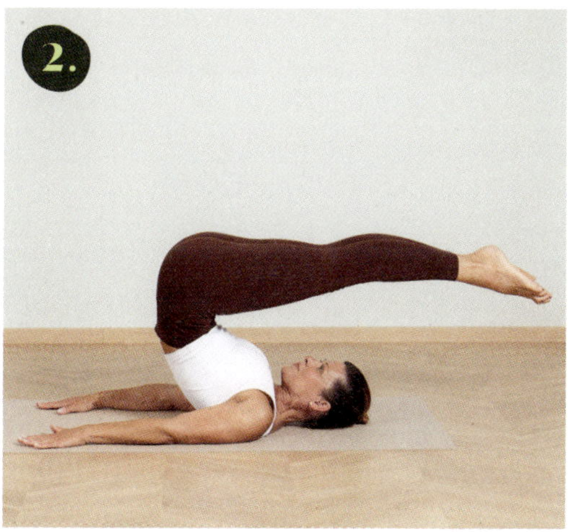

2. Mit der Ausatmung hebe dein Becken an, rolle deine Wirbelsäule nach oben, bis deine Beine über dem Kopf parallel zum Boden schweben. Atme ein, halte die Position.

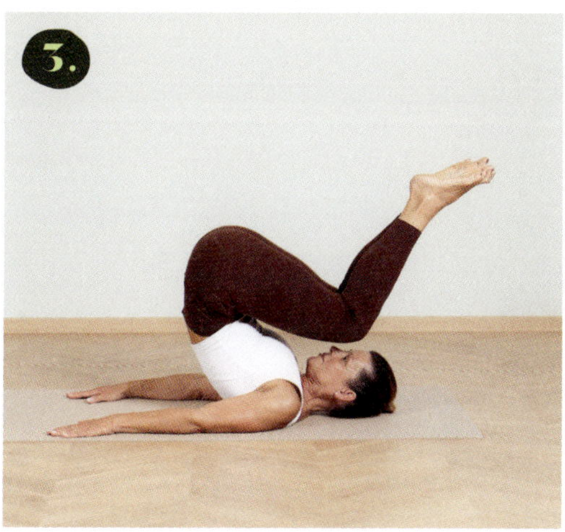

3. Mit dem nächsten Ausatmen winkle deine Beine über dem Kopf ab. Rolle deine Wirbelsäule kontrolliert zurück auf die Matte ab.

Lange Wirbelsäulenrolle

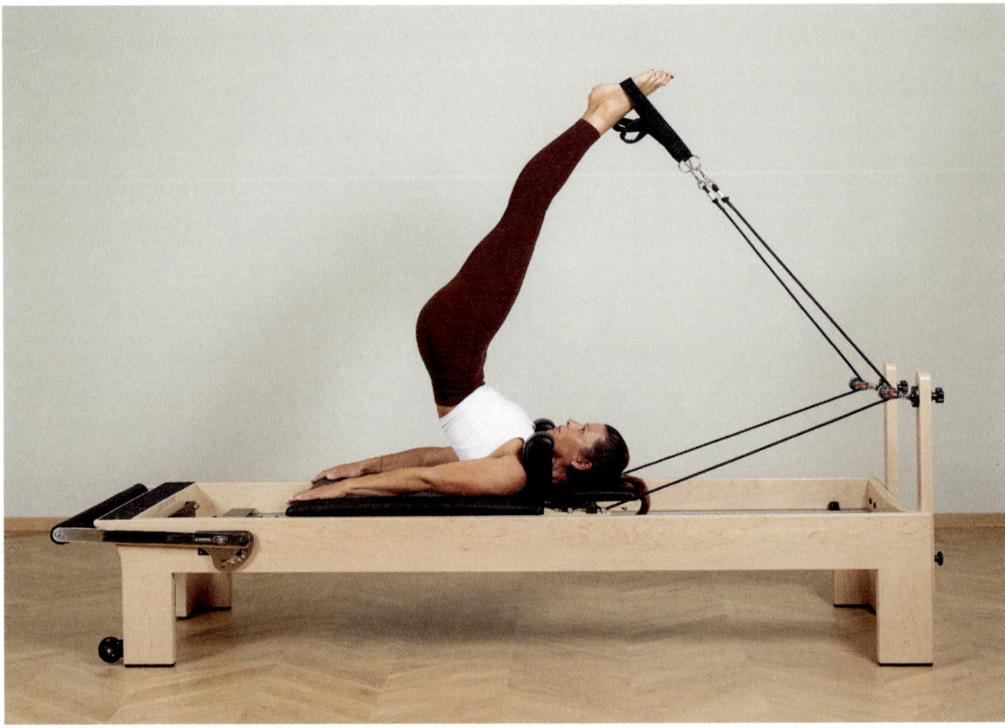

Hier werden die Varianten der vorherigen Übung zu einer anspruchsvollen Übung kombiniert, die nur für Profis geeignet ist.

Intention der Übung: Du stärkst mit dieser Übung deine Bauchmuskulatur.

1. Du befindest dich in der Rückenlage und deine ausgestreckten Beine zeigen nach oben zur Decke.
2. Hebe mit der Ausatmung die Beine aktiv über den Kopf, bis sie parallel zum Boden schweben.
3. Atme ein und beginne dann, dein Becken kontrolliert anzuheben. Strecke die Beine nach oben zur Decke, als würdest du deinen Körper aufklappen. Wichtig ist, dass du eine stabile Rumpfspannung beibehältst und das Gewicht auf die Schultern, nicht auf den Nacken oder Kopf verlagerst. Bringe mit der nächsten Ausatmung die Beine wieder über den Kopf und rolle langsam und kontrolliert zurück auf die Matte.

Wiederhole die Übung 6- bis 8-mal.

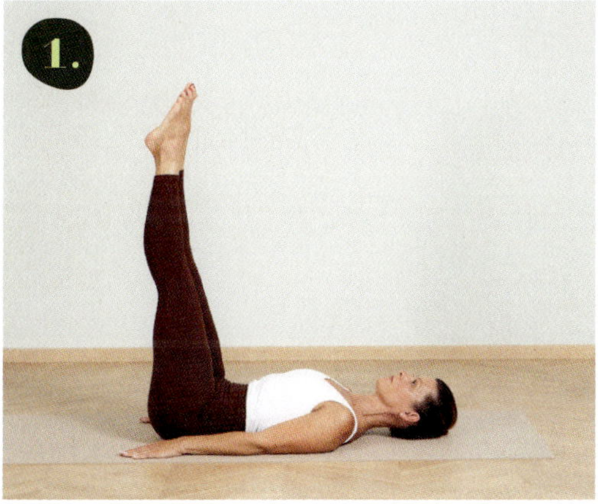

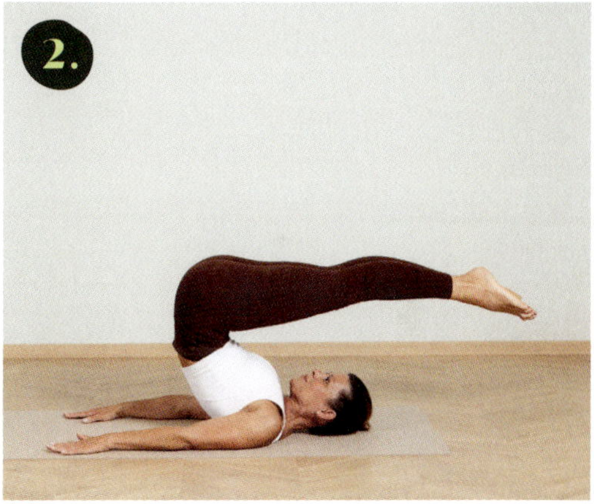

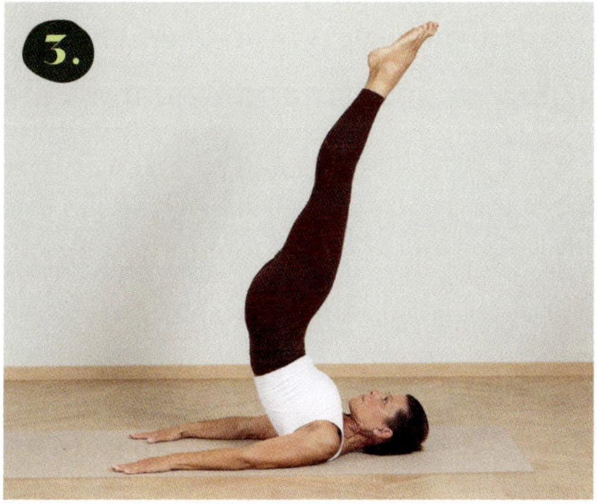

Abrollen und Aufrollen

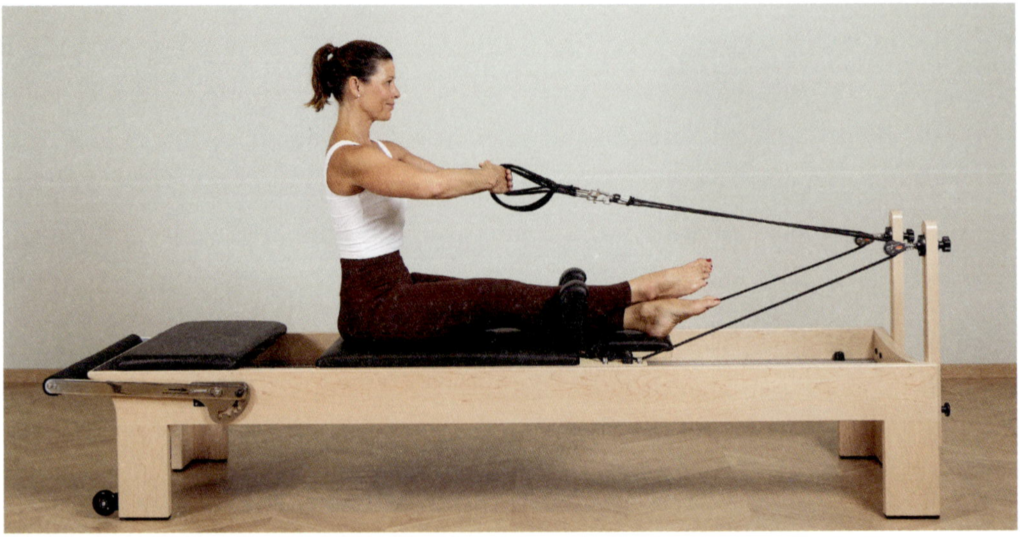

Intention der Übung: Du kräftigst damit deine Bauchmuskulatur und mobilisierst deine Wirbelsäule.

1. Beginne im aufrechten Sitz. Deine Beine sind ausgestreckt und deine Arme streckst du nach vorne auf Schulterhöhe aus. Die Handflächen zeigen zueinander. Atme tief ein, um dich auf die Bewegung vorzubereiten.
2. Atme aus, aktiviere die Körpermitte und rolle die Wirbelsäule langsam nach hinten ab – beginnend mit dem Becken, gefolgt von unterem, mittlerem und oberem Rücken, bis du auf der Matte liegst.
3. Deine Arme kommen über den Kopf nach hinten. Halte die Position für einen Atemzug.
4. Mit der Ausatmung rolle dich wieder langsam und kontrolliert nach oben. Beginne mit dem Kopf und richte dich dann allmählich wieder auf.

Wiederhole die Übung 8- bis 10-mal.

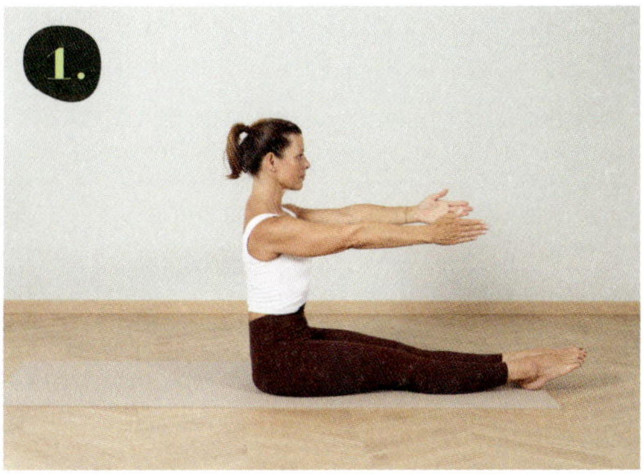

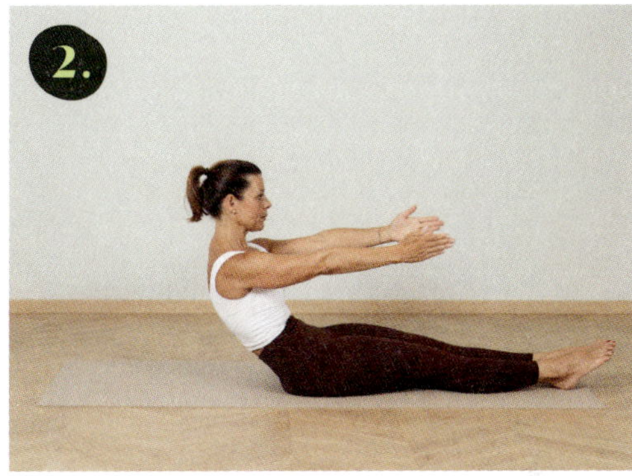

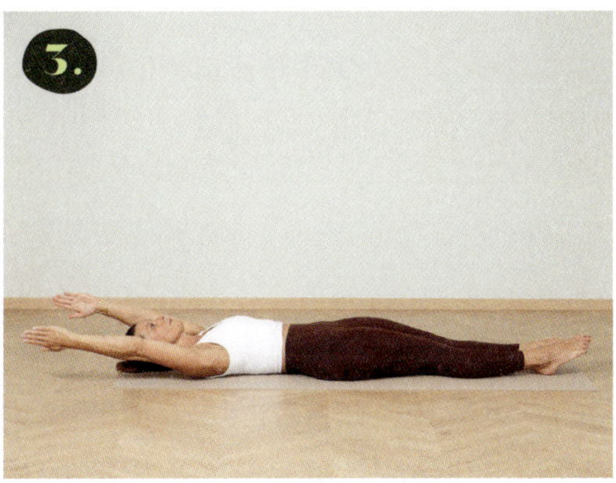

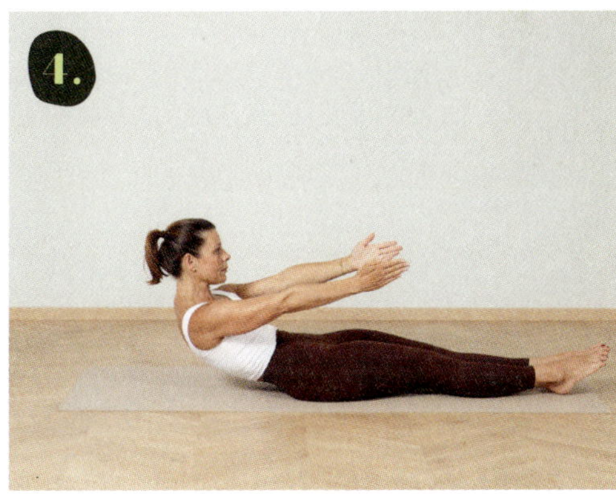

Variante für Einsteigerinnen

Stelle deine Beine auf, anstatt sie auszustrecken. Wenn du dich trotz angewinkelter Beine nicht ohne Schwung aufrollen kannst, gehe nur so weit nach oben, wie es deine Bauchmuskulatur erlaubt, und lege dich anschließend langsam zurück auf die Matte.

Rundrückenposition

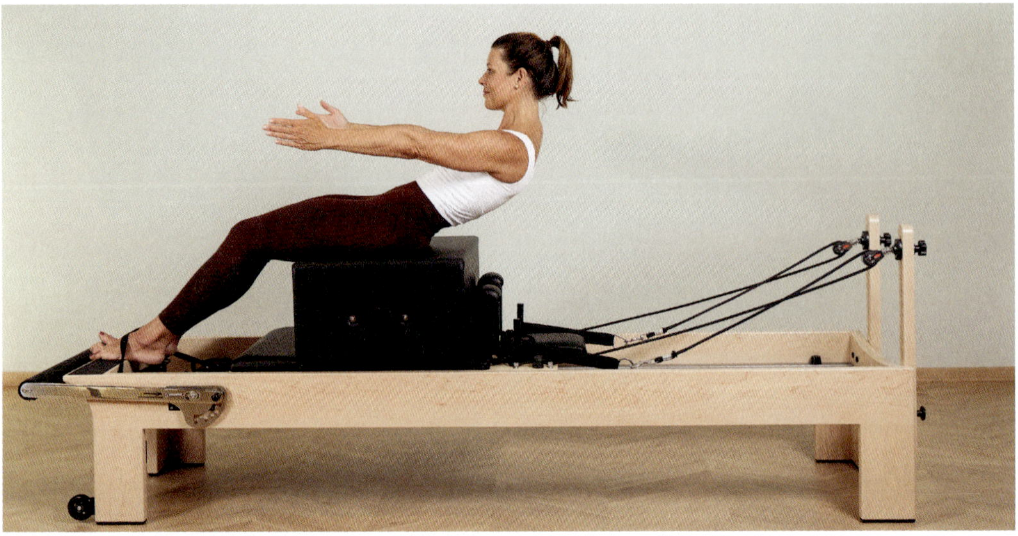

Diese Übung ähnelt der vorherigen Übung, aber es gibt einen entscheidenden Unterschied: Hier rollst du nicht vollständig auf den Boden ab, sondern hältst in der Position, in der dein Rücken gerundet ist und die Bauchmuskeln arbeiten.

Intention der Übung: Du kräftigst damit deine gerade Bauchmuskulatur.

1. Setze dich aufrecht hin, stelle die Beine angewinkelt auf und strecke die Arme auf Schulterhöhe nach vorne parallel zum Boden. Atme ein und bereite dich auf die bevorstehende Bewegung vor.
2. Atme aus, aktiviere die Körpermitte und kippe das Becken nach hinten. Rolle dabei das Schambein sanft nach oben, ziehe die Bauchdecke nach innen und runde die Wirbelsäule ab. Kehre in die Ausgangsposition zurück.

Wiederhole die Bewegung 8- bis 10-mal.

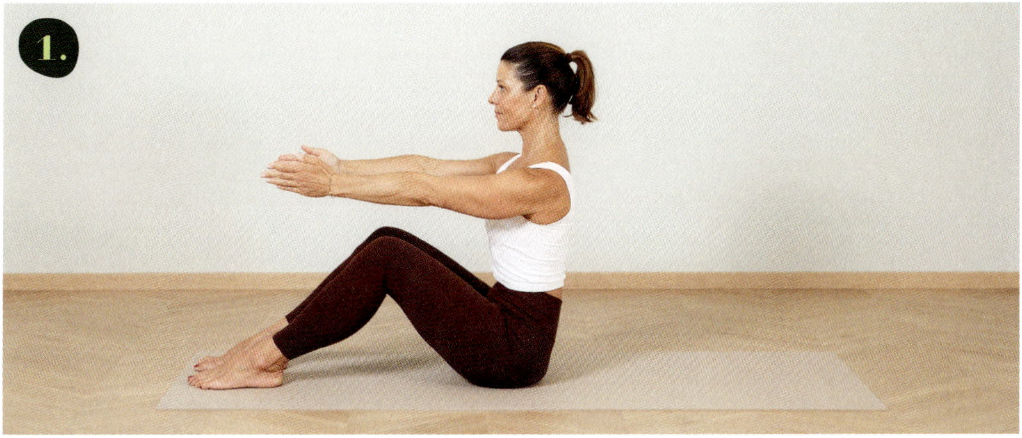

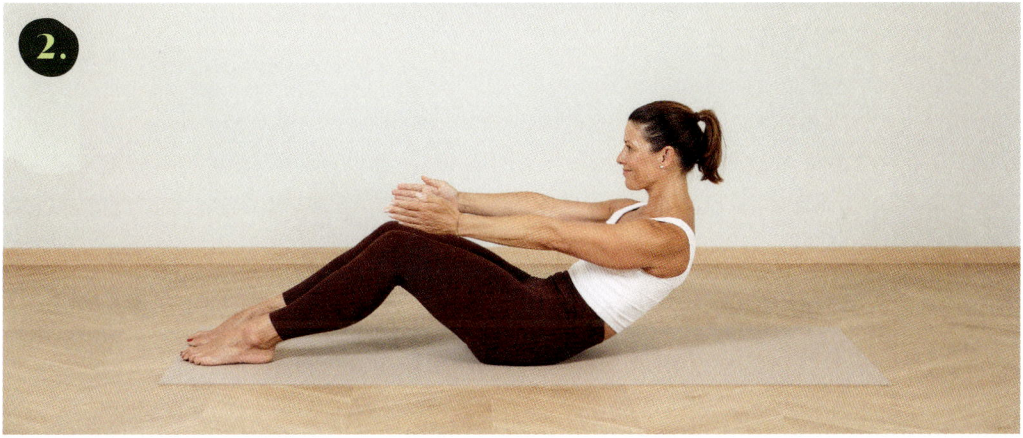

Tipp

Beim Abrollen nähert sich dein Schambein deinem Bauchnabel.

Variante für Fortgeschrittene

Bleibe in der zurückgelehnten Position, öffne deine ausgestreckten Arme und schließe sie wieder. Wiederhole diese Bewegung 3-mal, bevor du dich kontrolliert aufrichtest.

Sitzdrehung mit Rundrücken und Armführung

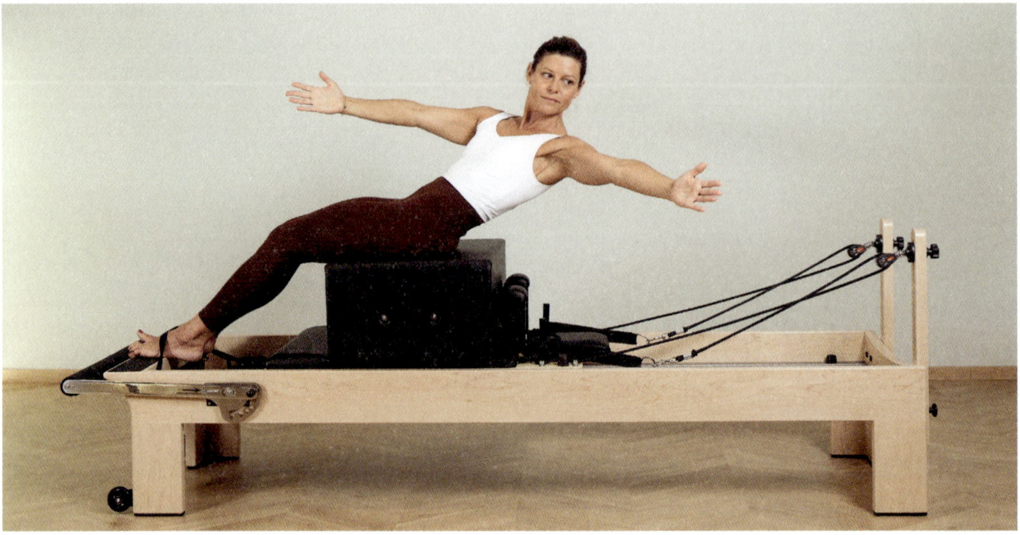

Intention der Übung: Du verbesserst die Rumpfstabilität und stärkst die schräge Bauchmuskulatur.

1. Setze dich aufrecht hin, stelle die Beine angewinkelt auf und strecke die Arme auf Schulterhöhe nach vorne, parallel zum Boden. Atme ein, aktiviere bewusst deine Körpermitte und bereite dich auf die Bewegung vor.
2. Mit der nächsten Ausatmung aktiviere bewusst deine Körpermitte, ziehe dein Schambein nach oben und kippe das Becken nach hinten. Beginne deine Wirbelsäule abzurollen, drehe gleichzeitig den Oberkörper zur Seite und führe deinen Arm nach hinten. Folge mit dem Blick dem nach hinten ausgestreckten Arm. Atme ein und komme zurück in die aufrechte Sitzposition.

Wiederhole die Übung abwechselnd 6-mal pro Seite.

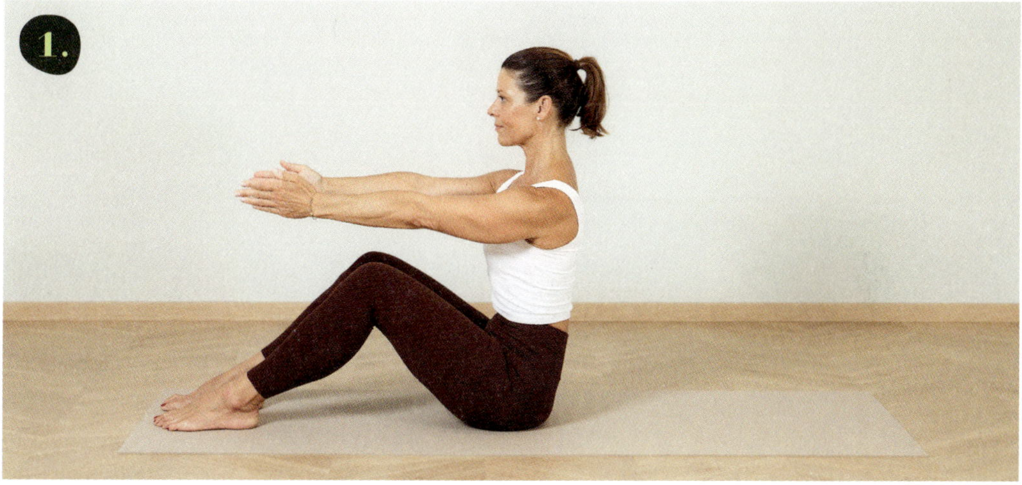
1.

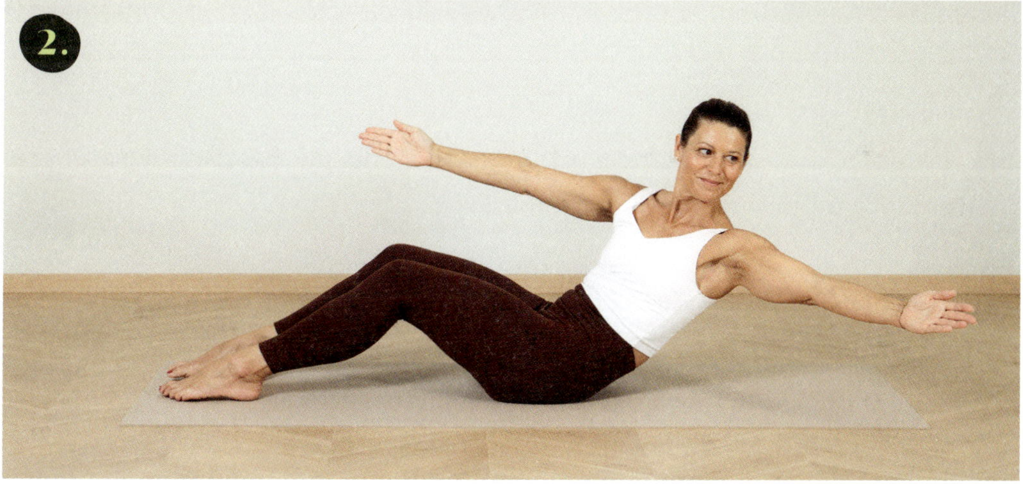
2.

Drehung aus der aufgerichteten Sitzposition

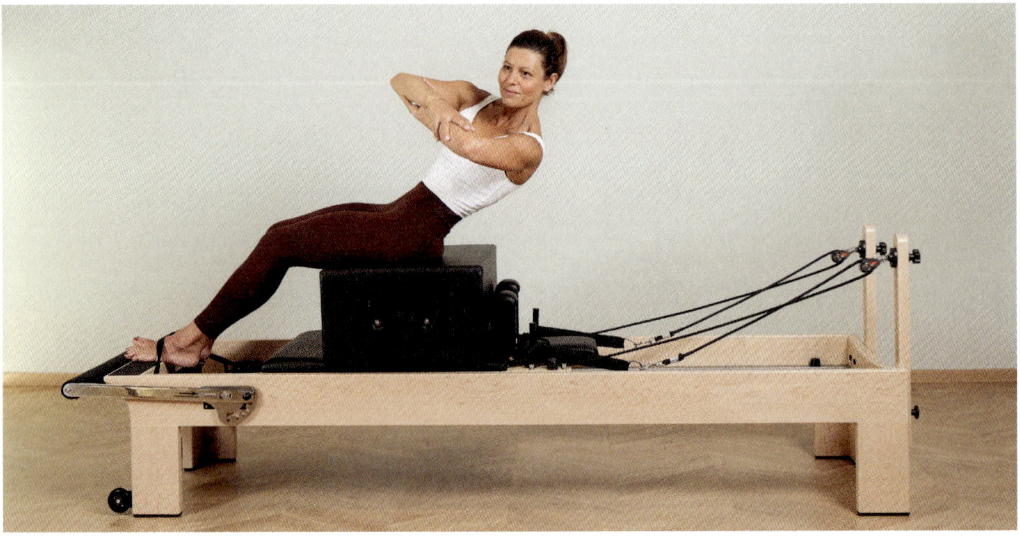

Intention der Übung: Mit dieser Übung stärkst du die Bauchmuskulatur mit Schwerpunkt auf den schrägen Bauchmuskeln.

1. Du befindest dich in der Sitzposition. Stelle deine Beine auf und verschränke die Arme vor der Brust. Atme aus, aktiviere deine Körpermitte und bereite dich auf die bevorstehende Übung vor.
2. Atme ein und rotiere deinen Oberkörper zur Seite.
3. Neige dich in der Rotation nach hinten, ohne den unteren Rücken rund werden zu lassen.
4. Mit der nächsten Ausatmung richte dich in der Rotation wieder auf und rotiere zurück zur Mitte. Wiederhole nun die Bewegung zur anderen Seite.

Wiederhole die Übung 6- bis 8-mal pro Seite im Wechsel.

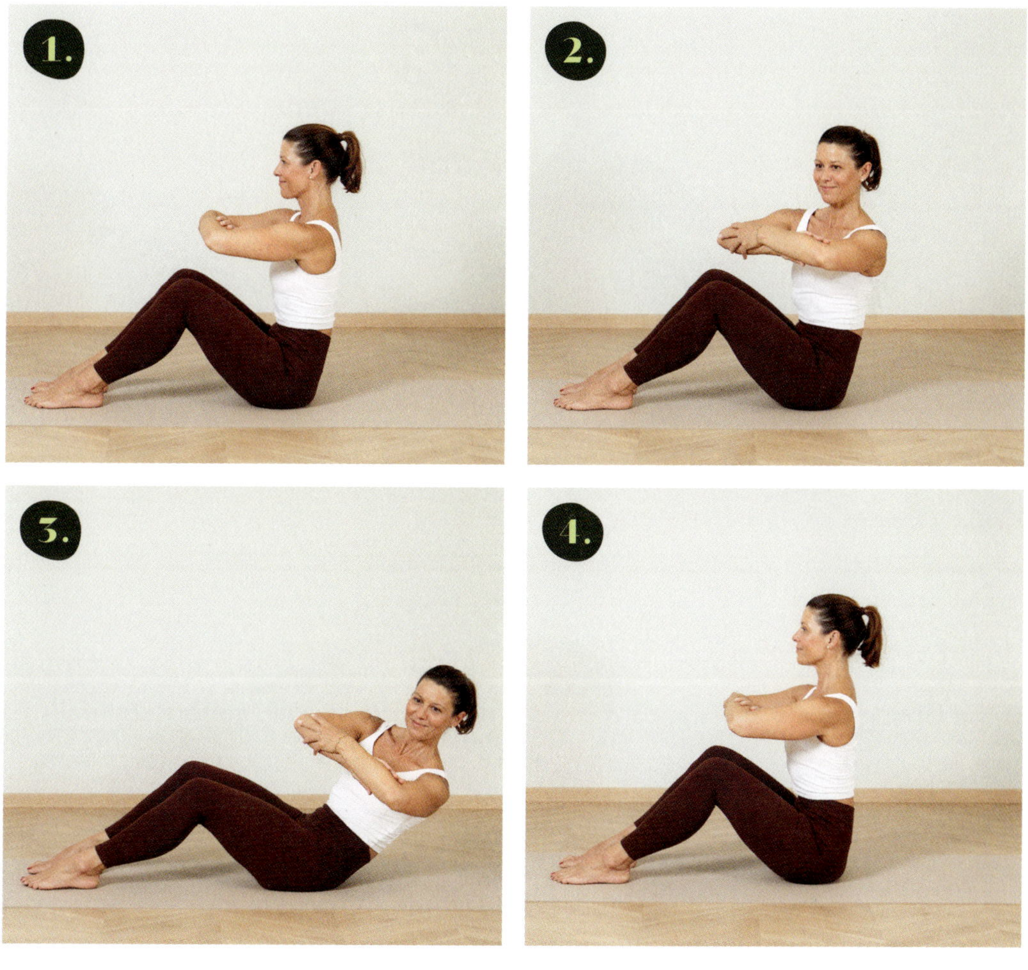
1.
2.
3.
4.

Seitliche Rumpfbeuge

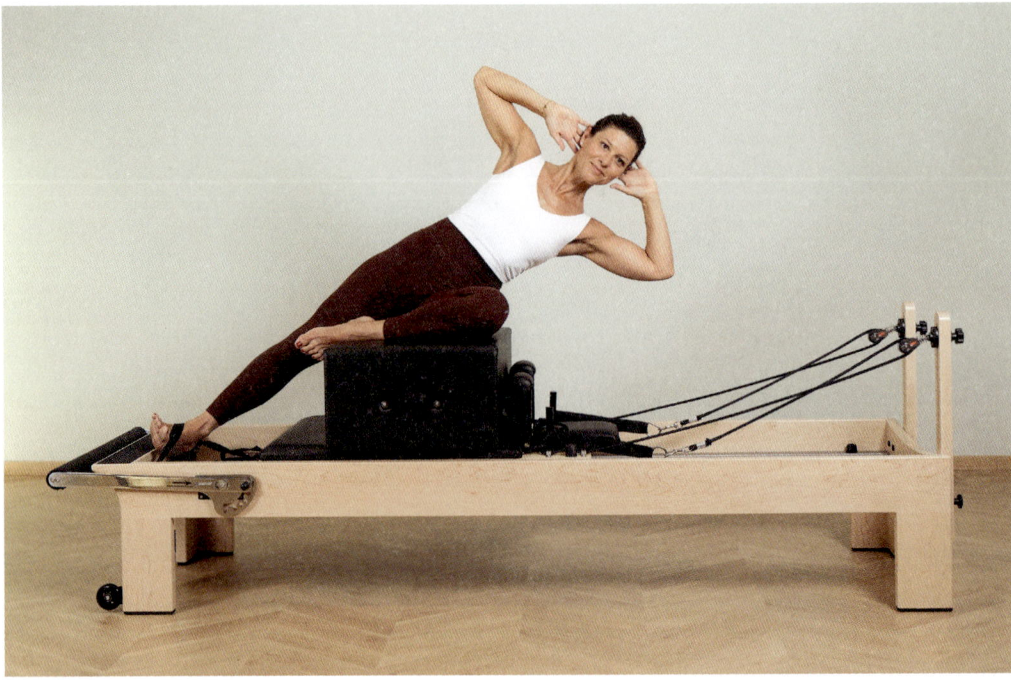

Diese Übung für die Kräftigung der seitlichen Bauchmuskeln gehört ebenfalls zu den Bewegungen, die ich besonders gerne mag. Wir probieren sie jetzt einfach mal gemeinsam aus.

Intention der Übung: Hier kräftigst du deine Rumpfmuskulatur, vor allem die schrägen Bauchmuskeln.

1. Deine Ausgangsposition ist im Kniestand. Strecke ein Bein seitlich aus und achte darauf, dass deine Hüftknochen nach vorne ausgerichtet sind. Bringe beide Arme angewinkelt hinter den Kopf. Falls du dabei deine Schultern hochziehst, lege nur deine Fingerspitzen hinter die Ohren. Aktiviere deine Körpermitte und bereite dich auf die bevorstehende Bewegung vor.

2. Atme tief ein und neige deinen Oberkörper seitlich über das Standbein. Führe die Bewegung aus deiner Taille durch, nicht aus der Schulter. Weiche keinesfalls mit dem Becken nach hinten aus. Mit der Ausatmung führst du den Oberkörper ohne Schwung wieder zurück.

Wiederhole die Übung 8-mal pro Seite.

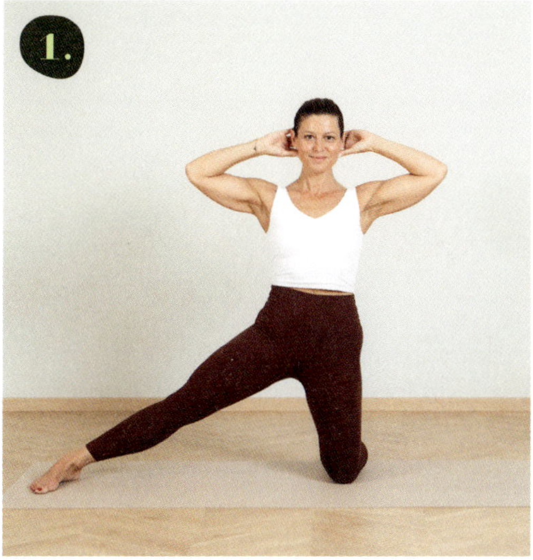

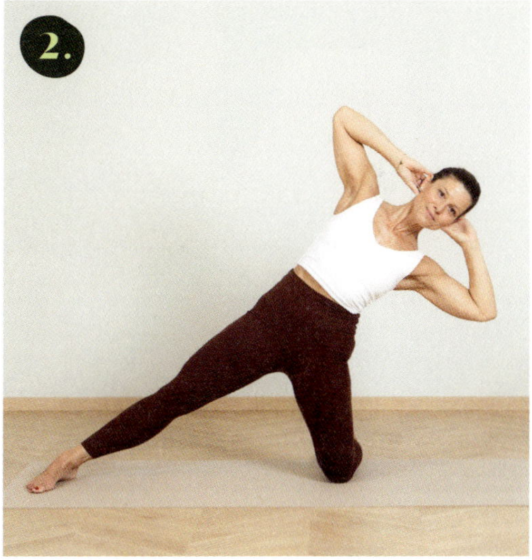

Tipp

Stelle dir vor, dein Körper bildet die Form eines Regenbogens. Wenn du in der Seitenneigung bist, lege kurz eine Hand auf deine Taille und spüre, wie dich die seitlichen Muskeln nach oben ziehen. Ich finde es immer großartig, wenn wir direkt spüren können, welche Muskeln während der Übungen arbeiten.

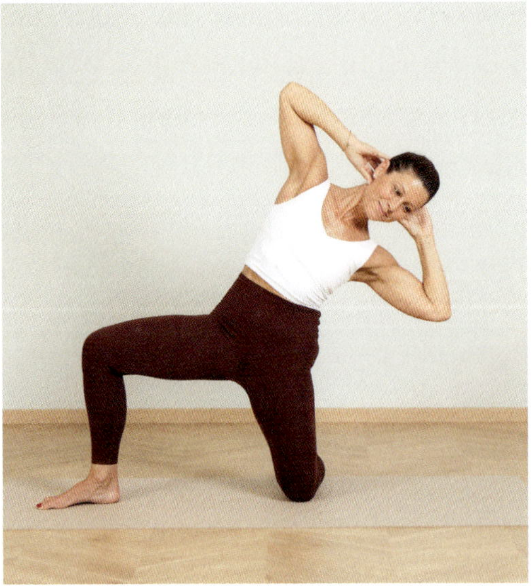

Variante für Einsteigerinnen

Falls die seitliche Kniestandposition für deine Hüfte unangenehm sein sollte, beuge das ausgestreckte Bein. So verkleinerst du den Winkel in der Hüfte und entlastest das Gelenk.

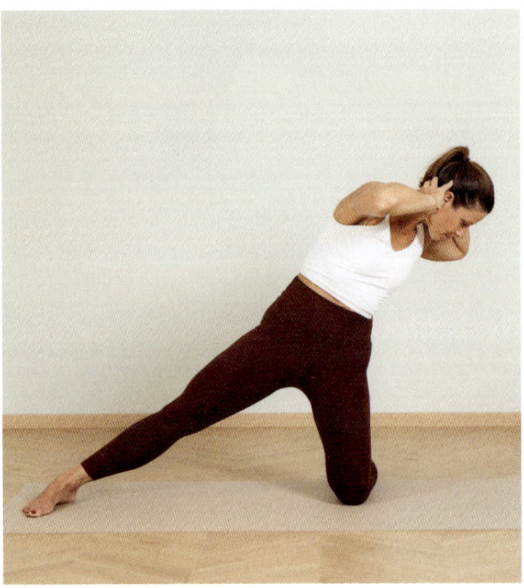

Variante für Fortgeschrittene

Für eine Intensivierung der Übung bleibe in der seitlichen Neigung. Mit der nächsten Ausatmung rotiere deinen Oberkörper in Richtung Boden, bis dein Blick nach unten geht. Denke daran: Die Ellenbogen bleiben dabei weit geöffnet, die Bewegung entsteht aus deiner Körpermitte.

Außenrotation der Schulter im Kniestand

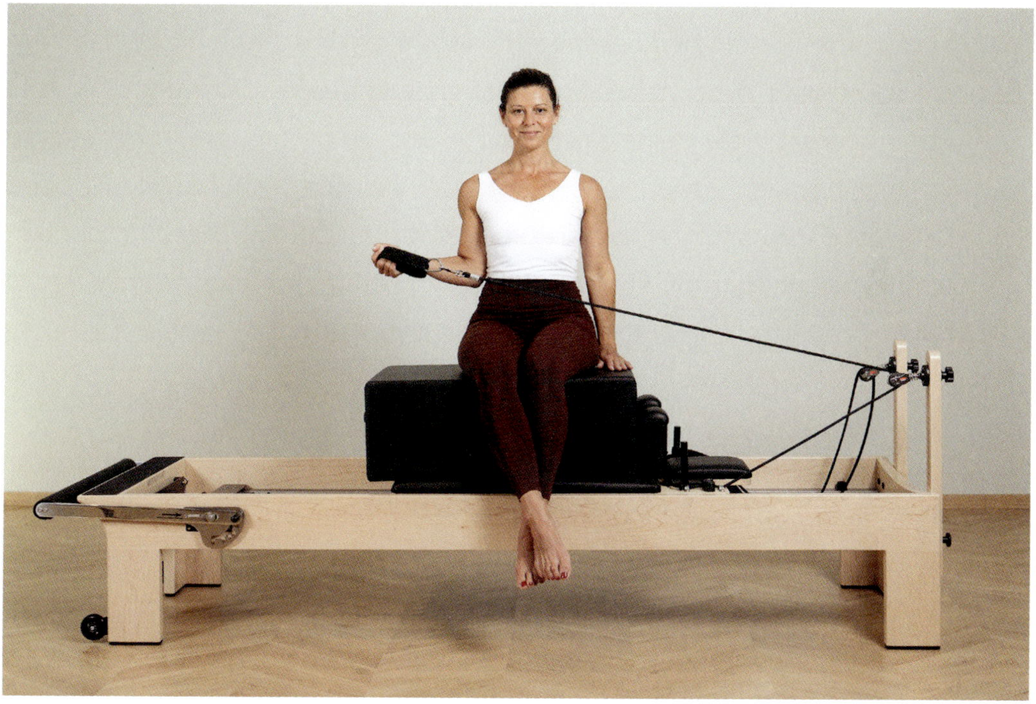

Unterschätze die folgende Übung nicht. Auf den ersten Blick scheint sie ein Kinderspiel zu sein, aber wenn du dich gut darauf konzentrierst und dein Powerhouse aktiviert hältst, wirst du merken, dass sie gar nicht so einfach wie gedacht ist. Meistens drehen wir den ganzen Oberkörper mit oder rotieren dabei auch unser Becken. Ich rate immer, sich den Körper ganz steif wie einen Holzklotz vorzustellen. Du konzentrierst dich nur auf die gewollte Bewegung, der Rest des Körpers ist unbeweglich.

Intention der Übung: Du kräftigst damit die Außenrotatoren der Schulter und verbesserst die Schulterstabilität.

Equipment: Bei dieser Übung benötigst du ein elastisches Band.

1. Komme in einen aufrechten Kniestand. Wickle ein elastisches Band einmal um deinen Brustkorb, etwa auf Höhe des Brustbeins, und halte beide Enden mit den Händen fest. Deine Oberarme und Ellenbogen sind eng am Körper angewinkelt und liegen seitlich stabil am Brustkorb. Halte das Band mit spürbarem Widerstand. Atme tief ein und bereite dich vor.
2. Atme aus, aktiviere deine Körpermitte und drehe nun beide Unterarme gleichzeitig nach außen – eine Rotation aus dem Schultergelenk, ohne dass sich die Ellenbogen und die Oberarme vom Körper lösen. Mit der Einatmung kehre kontrolliert in die Ausgangsposition zurück und wiederhole die Bewegung.

Wiederhole dies 10- bis 12-mal.

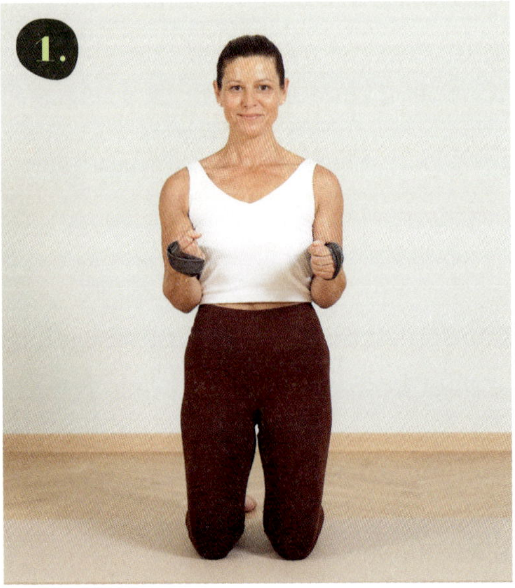

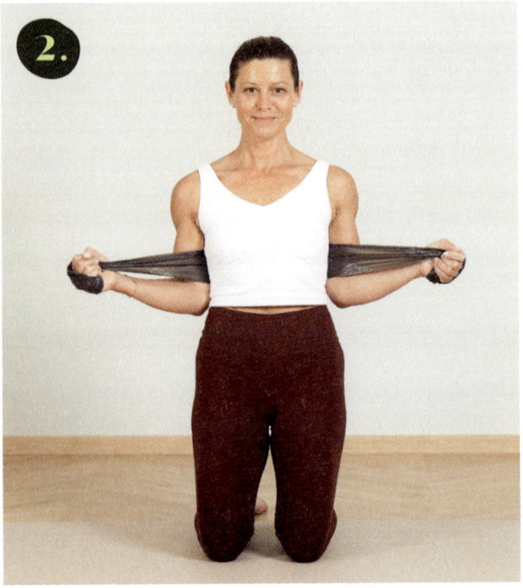

Variante

1. Atme aus und drehe nur einen Unterarm nach außen. Die zweite Hand fixiert das Band stabil. Atme ein und kehre in die Ausgangsposition zurück.
2. Mit der nächsten Ausatmung wiederhole nun die Bewegung mit dem anderen Arm. Atme ein und rotiere den Arm zurück an deinen Körper.

Wiederhole dies 6-mal pro Seite.

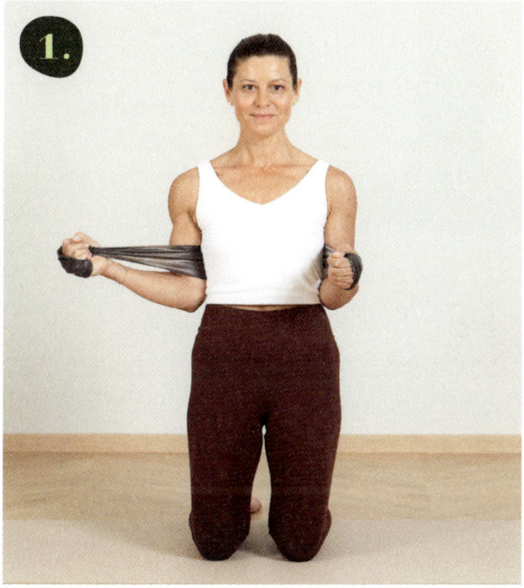

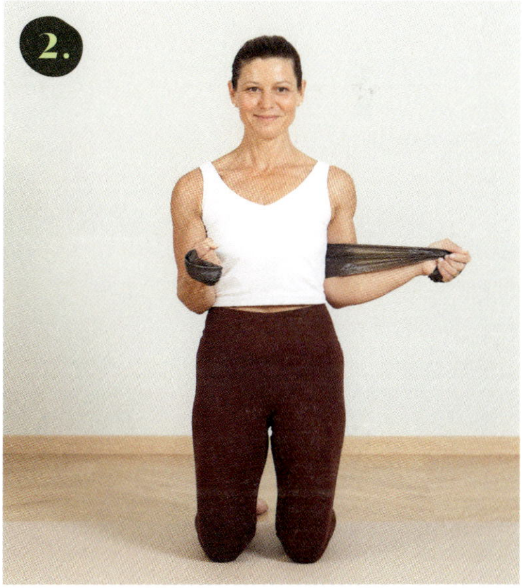

Tipp

Höre in deinen Körper hinein – bemerkst du einen Unterschied in den beiden Schultern? Es ist empfehlenswert, bei Armen und Beinen immer wieder mal einseitige Übungen einzustreuen. So lernst du deinen Körper besser kennen.

Brustöffnung im Kniestand

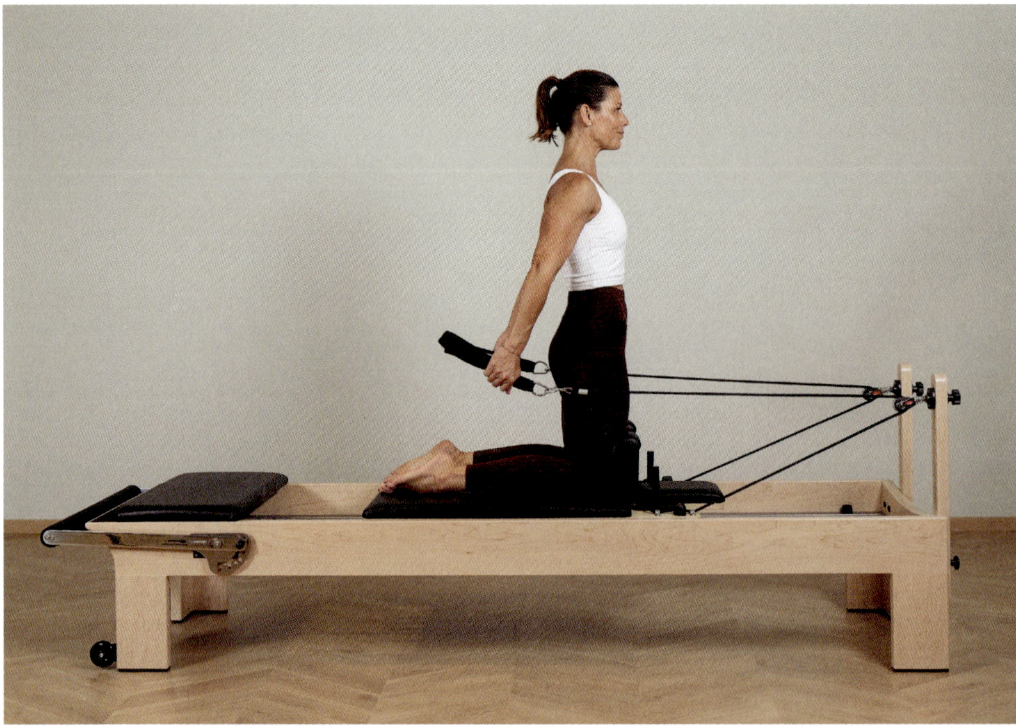

Intention der Übung: Du kräftigst dabei die Schulter-, Rücken- und Armmuskulatur, öffnest deinen Brustkorb und mobilisierst deine Halswirbelsäule.

Equipment: Für diese Übung benötigst du ein elastisches Band, eine alte Strumpfhose oder ein Handtuch.

1. Knie dich aufrecht hin und platziere das elastische Band ungefähr in Steißbeinhöhe vor deinen Oberschenkeln. Die beiden Enden des Bandes hältst du in den Händen. Achte darauf, dass du von Anfang an Widerstand spürst. Deine Arme sind nach unten ausgestreckt. Atme tief ein und bereite dich auf die bevorstehende Übung vor.

2. Atme aus, aktiviere dein Powerhouse und ziehe das Band mit ausgestreckten, aktivierten Armen langsam nach hinten, eng am Körper vorbei. Halte diese Position und drehe den Kopf erst nach rechts, dann nach links. Komme zurück zur Mitte. Mit der nächsten Ausatmung führst du die Arme kontrolliert und fließend in die Ausgangsposition zurück.

Wiederhole die Übung 10- bis 12-mal.

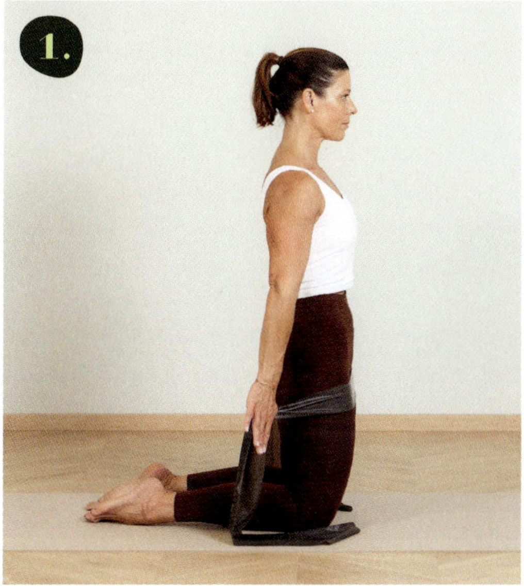

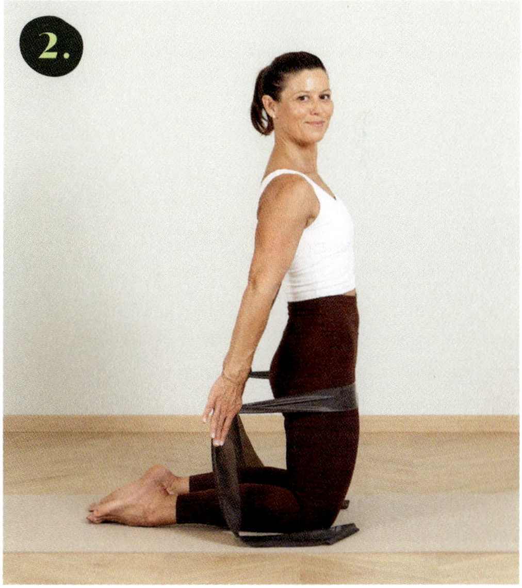

Variante für Fortgeschrittene

Halte die Arme in der hinteren Position und führe kleine Bewegungen aus. Achte dabei auf die Spannung in Rücken und Armen. Bringe die Arme anschließend kontrolliert zurück in die Ausgangsposition.

Seitliches Bandziehen im Kniestand

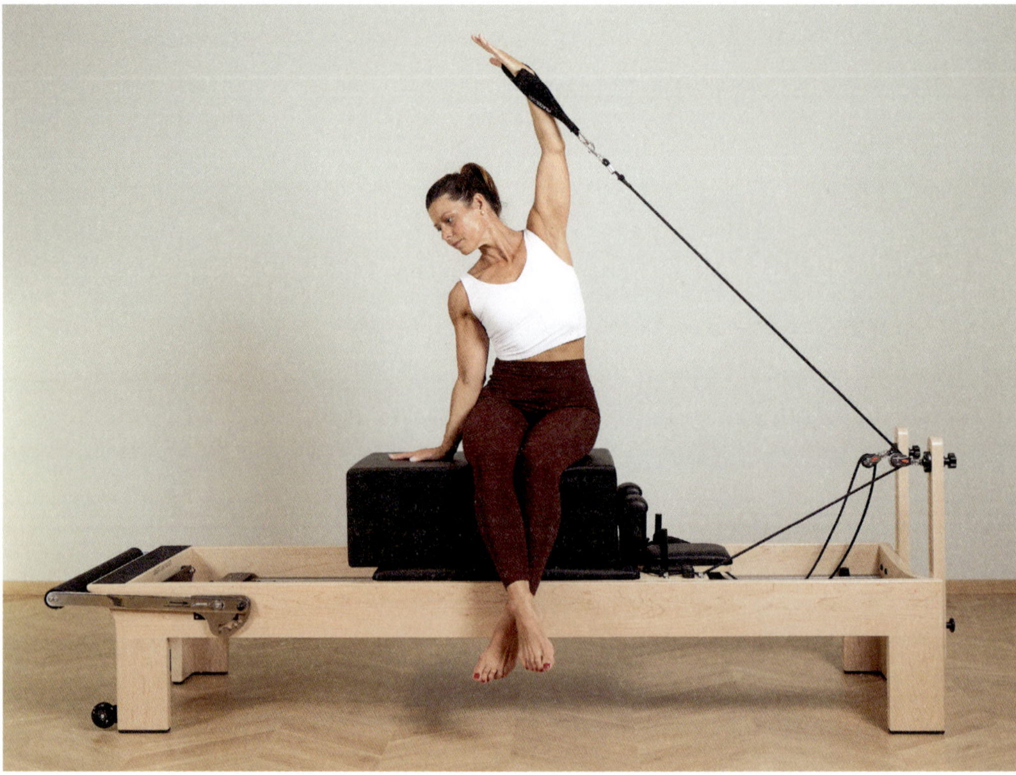

Intention der Übung: Du verbesserst die seitliche Flexibilität und Mobilisation der Wirbelsäule und stärkst die seitliche Rumpfmuskulatur.

Equipment: Bei dieser Übung benötigst du ein elastisches Band.

1. Komme für deine Ausgangsposition in den aufrechten Kniestand und strecke ein Bein seitlich aus, sodass das gestreckte Bein in Verlängerung deines Oberkörpers ist. Stelle deinen Fuß des ausgestreckten Beins mittig auf dein elastisches Band. Das Ende des Bandes hältst du mit der gleichseitigen Hand fest. Atme ein und bereite dich auf die bevorstehende Übung vor. Das ist keine Floskel. Eine kurze bewusste Vorbereitung ist elementarer Bestandteil des Trainings und trägt erheblich zum Gelingen bei.
2. Atme aus, aktiviere bewusst deine Körpermitte und ziehe den Arm mit dem Band über den Kopf zur gegenüberliegenden Seite, während du einen langen, gespannten Bogen mit deinem Oberkörper formst. Dein gestreckter Arm folgt kontrolliert und aktiv der Bewegung. Atme ein, beuge den Arm und komme zurück in die Ausgangsposition.

Wiederhole die Bewegung 6- bis 8-mal und wechsle dann die Seite.

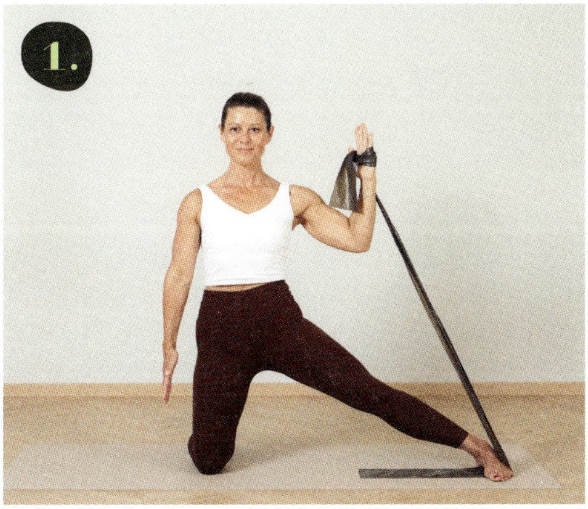

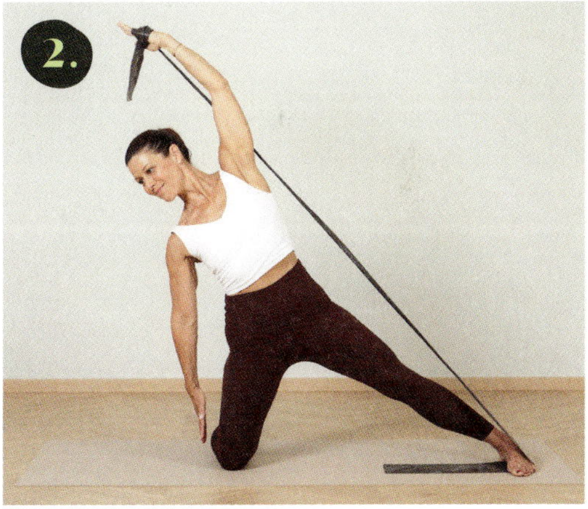

Tipp

Achte darauf, dass du während der seitlichen Beugung wirklich in der Seitenneigung bleibst – vermeide dabei eine Rotation des Arms oder des Oberkörpers. Wenn die Position für dich unangenehm ist, kannst du das ausgestreckte Bein leicht beugen.

Trizepsarbeit im Fersensitz

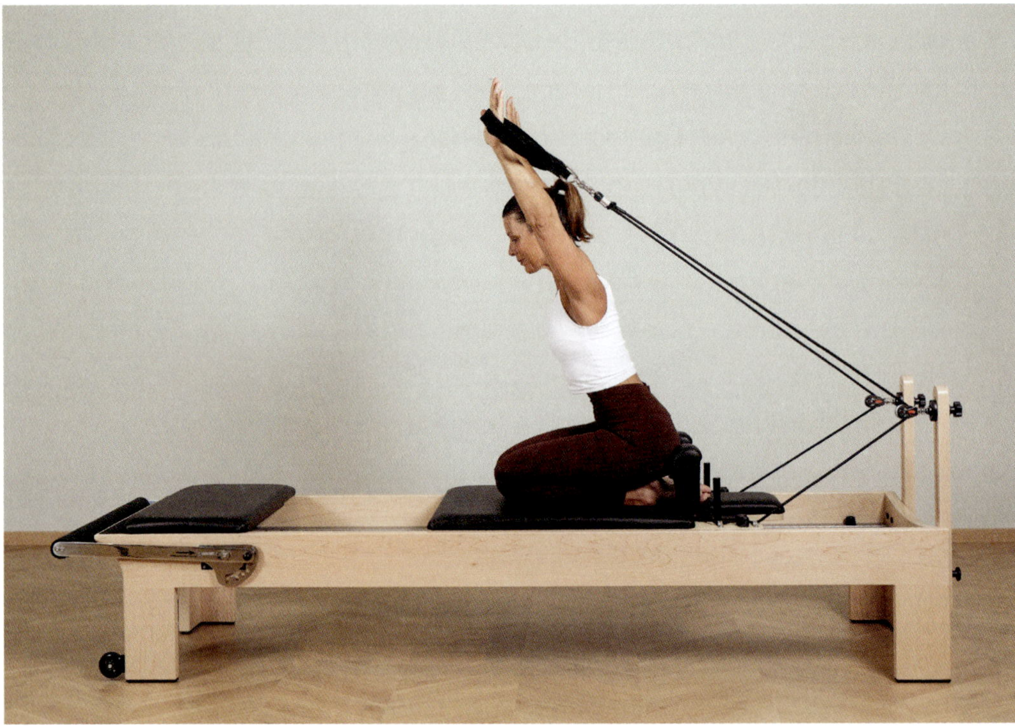

Intention der Übung: Du stärkst die Rumpfstabilität, kräftigst deinen Trizeps und verbesserst die Schulterstabilität.

Equipment: Bei dieser Übung benötigst du ein elastisches Band.

1. Komme in den Fersensitz und platziere das elastische Band unter deinen Fußrücken. Halte die beiden Enden des Bandes in den Händen. Beuge deine Arme und führe sie hinter den Kopf, sodass deine Handflächen dicht nebeneinanderliegen. Die Ellenbogen zeigen nach außen, die Schultern bleiben tief und entspannt. Richte deinen Rücken auf und neige deinen Oberkörper leicht nach vorne. Atme tief ein und bereite dich vor.
2. Atme aus, aktiviere deine Körpermitte und strecke die Arme kontrolliert nach oben in Richtung Decke. Atme ein und beuge die Arme wieder zurück in die Ausgangsposition, wobei die Bewegung aus dem Ellenbogengelenk kommt und du die Spannung im Band beibehältst.

Wiederhole die Übung 10- bis 12-mal in einem ruhigen, fließenden Rhythmus.

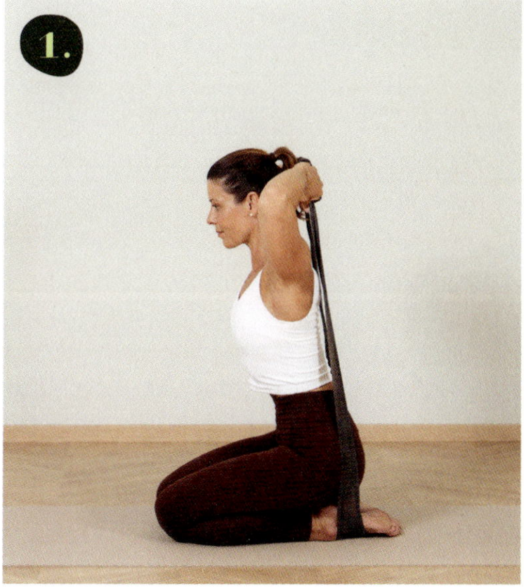

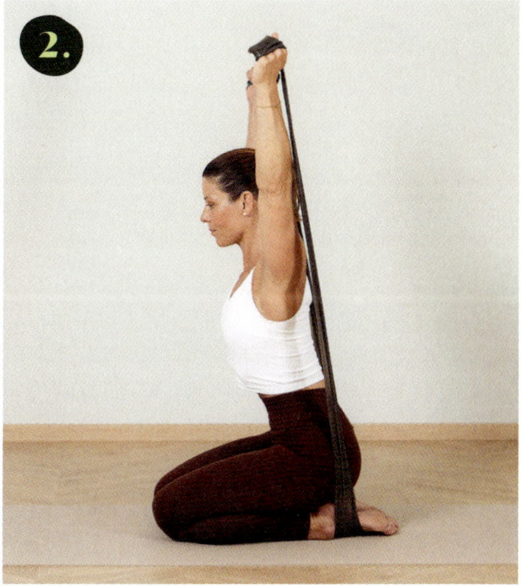

Armkreisen im Fersensitz

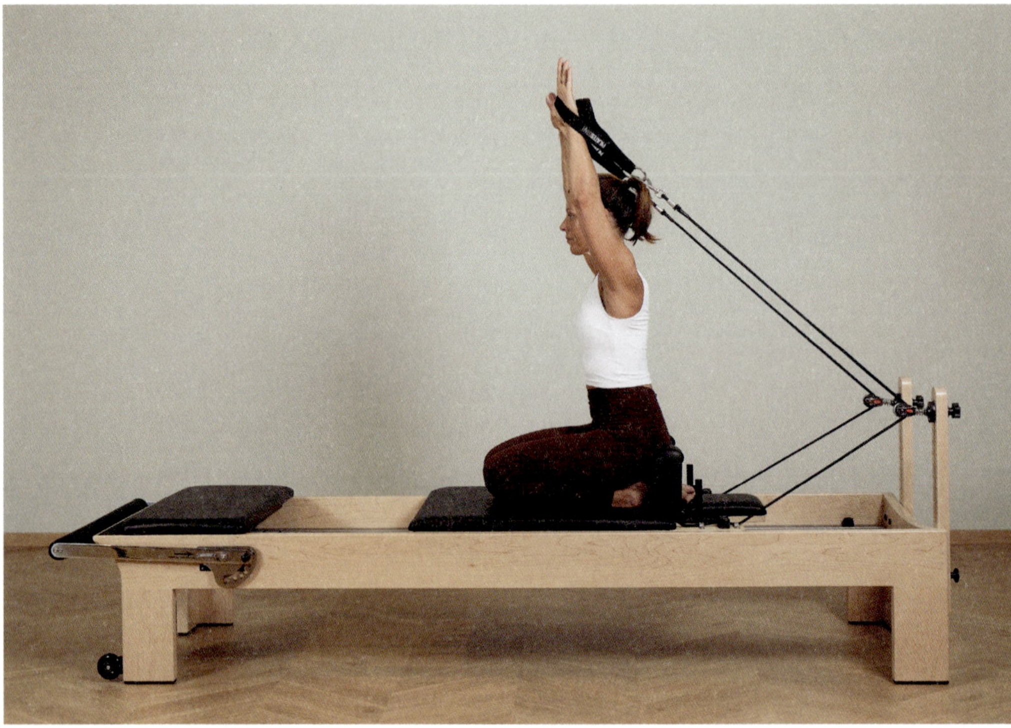

Intention der Übung: Hier kräftigst du deine Schulter- und Armmuskulatur und verbesserst die Rumpfstabilität. Aber nur, wenn du dein Powerhouse aktiv hältst – man kann es gar nicht oft genug sagen, das ist der Kern der Pilates-Methode.

Equipment: Bei dieser Übung benötigst du ein elastisches Band.

1. Komme in den Fersensitz und fixiere das elastische Band sicher unter deinen Füßen. Halte beide Enden des Bandes jeweils in einer Hand fest. Deine Arme sind seitlich nach unten ausgestreckt, leicht vor dem Körper, mit Spannung im Band. Dein Rücken ist aufgerichtet und lang, dein Blick geht geradeaus. Atme tief ein und bereite dich auf die bevorstehende Übung vor.

2. Atme aus, aktiviere deine Körpermitte und beginne, mit gestreckten Armen kontrollierte Kreise auszuführen, erst nach vorne, dann nach oben.
3. Dann bewegst du die Arme seitlich neben deinen Oberkörper und wieder nach unten. Die Bewegung ist fließend und geht über den Bewegungsradius der Schultergelenke hinweg. Führe die Übung so aus, dass sie für dich angenehm ist. Nach 6 Wiederholungen wechselst du die Richtung – jetzt führst du die Kreise rückwärts aus – also über die Seite nach oben, nach vorne und zurück nach unten.

Wiederhole die Bewegung 6-mal pro Kreisrichtung.

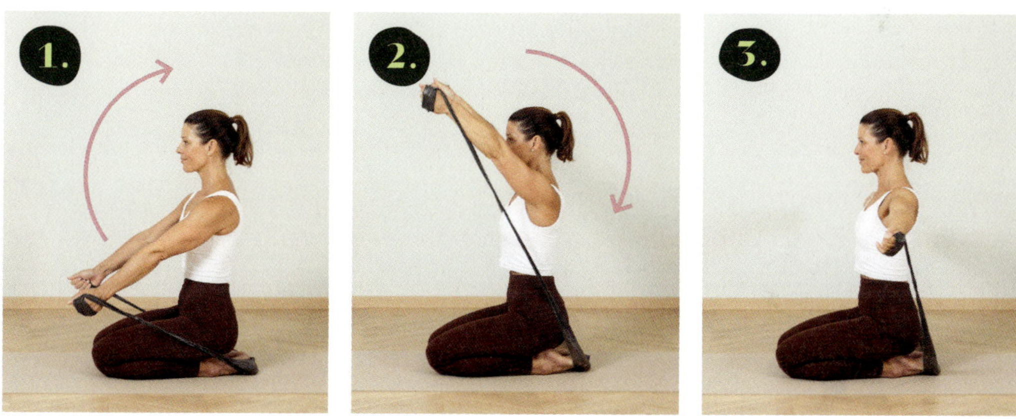

Tipp

Halte während der gesamten Übung deine Körpermitte aktiv und stabil. Dein Rumpf bleibt dabei ruhig und du bewegst nur die Arme aus dem Schultergelenk heraus.

Falls dir ein Fersensitz unangenehm sein sollte, setze dich in den Schneidersitz, winkle deine Beine vor dir an oder setze dich auf ein Polsterkissen oder auf einen Stuhl, wenn du möchtest. Du kannst dabei das Band einfach weglassen, wichtig ist die Kreisbewegung in deinem Schulterbereich.

Rückenstreckung

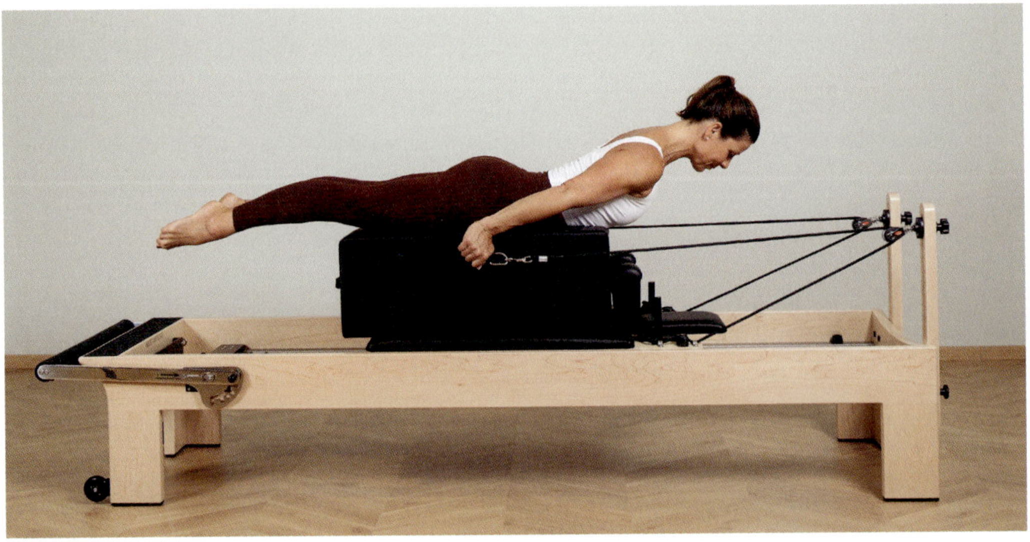

Intention der Übung: Du dehnst die Vorderseite der Brustmuskulatur und kräftigst deine Rückenmuskulatur.

1. Lege dich mit dem Bauch auf deine Matte. Dein Kopf schwebt über dem Boden und deine Arme liegen seitlich am Körper, die Handflächen zeigen nach unten. Die Beine sind lang ausgestreckt. Du kannst sie geschlossen oder leicht geöffnet lassen. Atme ein und bereite dich auf die Übung vor.
2. Atme aus, aktiviere deine Körpermitte, damit dein unterer Rücken gut geschützt ist, und hebe Kopf, Schulter, Arme und den oberen Rücken kontrolliert von der Matte ab. Atme ein, halte die Position.
3. Mit der nächsten Ausatmung senke dich langsam wieder zurück in die Ausgangsposition.

Wiederhole die Übung 8- bis 10-mal.

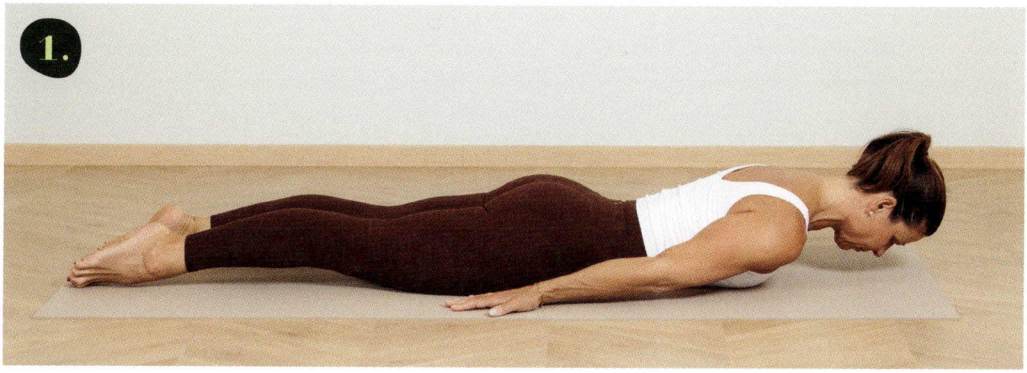

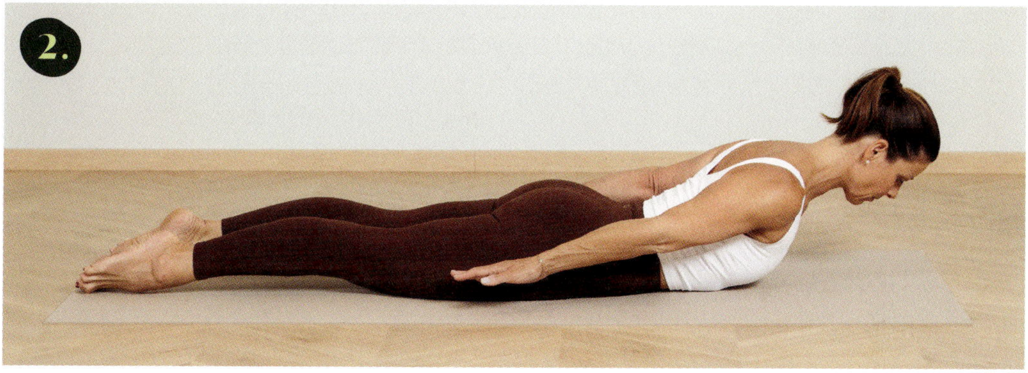

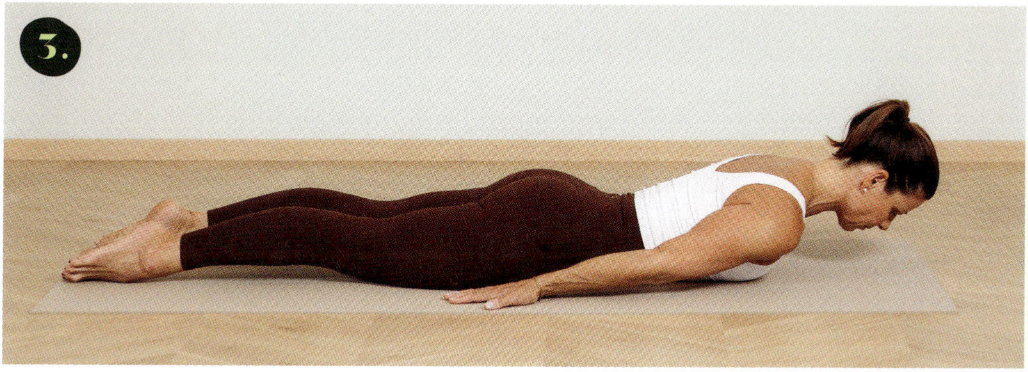

Tipp

Dein Blick geht immer in Richtung Boden.

Schwan

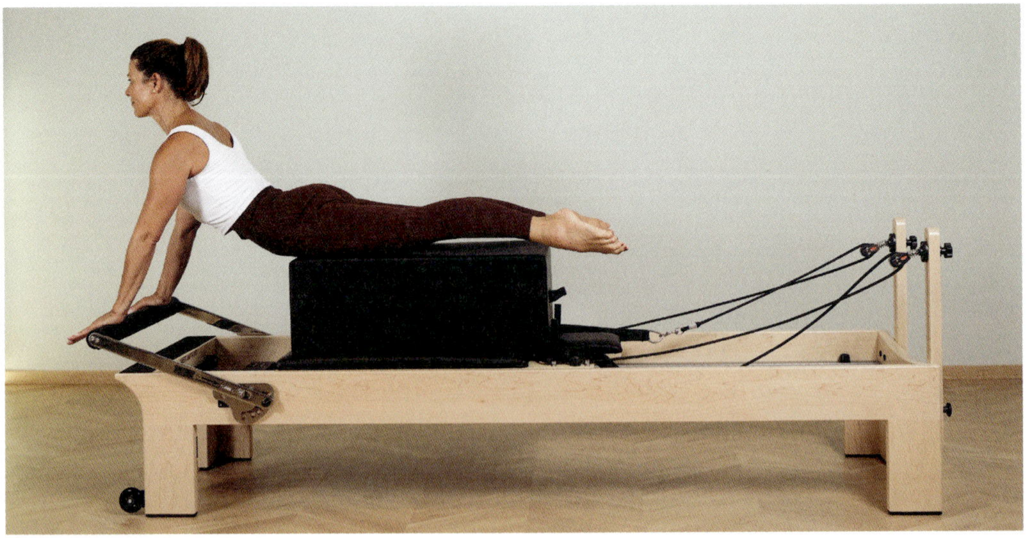

In dieser Übung in der Bauchlage kommst du mit deinem Oberkörper höher als bei der Übung Rückenstreckung. Du darfst dabei deine Armkraft verwenden.

Intention der Übung: Du kräftigst deine Rückenmuskulatur und dehnst die Vorderseite des Körpers.

1. Lege dich in Bauchlage auf deine Matte. Deine Beine sind lang ausgestreckt, ungefähr mattenbreit, die Füße sind gestreckt, du kannst sie auch nach außen rotieren, wenn du möchtest. Stelle deine angewinkelten Arme seitlich neben dem Kopf auf. Spüre, wie deine Hüfte gleichmäßig auf der Matte aufliegt. Dein Kopf schwebt über dem Boden. Atme ein und bereite dich auf die folgende Übung vor.
2. Mit der Ausatmung aktiviere bewusst deine Körpermitte, drücke deine Hände in die Matte und hebe den Oberkörper kontrolliert an. Behalte dabei dein Schambein fest am Boden.

3. Atme ein, senke deinen Oberkörper und hebe gleichzeitig deine ausgestreckten Beine vom Boden ab.
4. Atme aus, drücke dich wieder weg von der Matte und hebe dabei deinen Oberkörper an. Mit der nächsten Einatmung senke dich langsam und bewusst zurück in die Ausgangsposition.

Wiederhole die Bewegung 8- bis 10-mal.

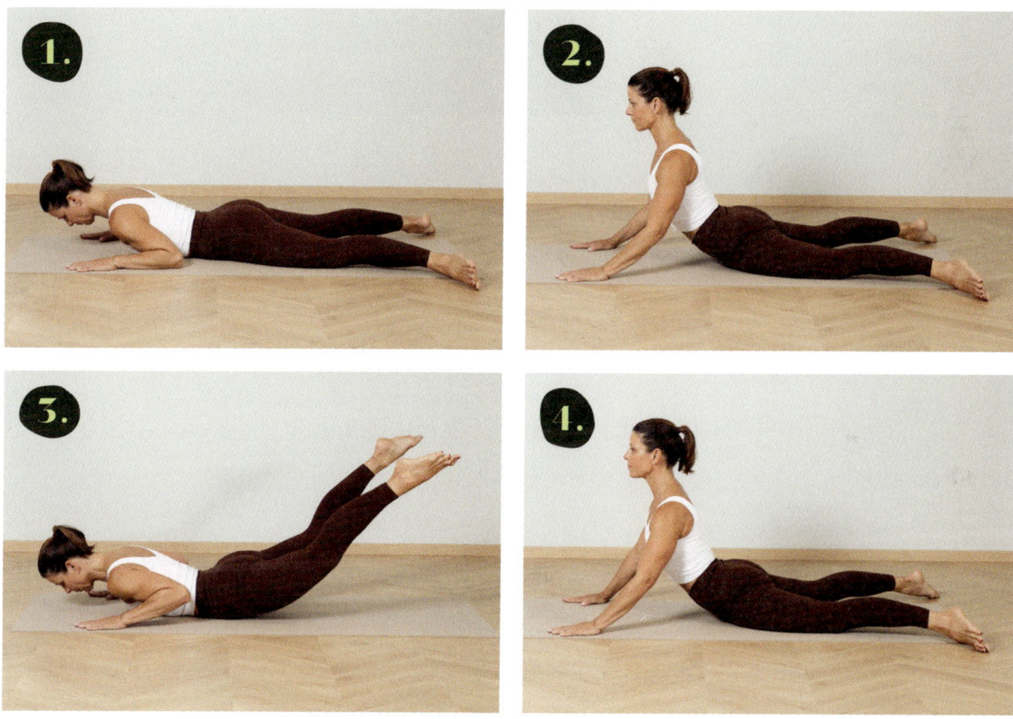

Tipp

Es ist nicht entscheidend, ob deine Arme während der Übung ausgestreckt bleiben. Wenn sich das für dich unnatürlich oder unangenehm anfühlt, kannst du stattdessen die Unterarme auf dem Boden abstützen und dich sanft vom Boden wegdrücken. Achte dabei bitte auf die Haltung deiner Schultern und verstecke deine Ohren nicht zwischen ihnen.

Armzug in der Bauchlage

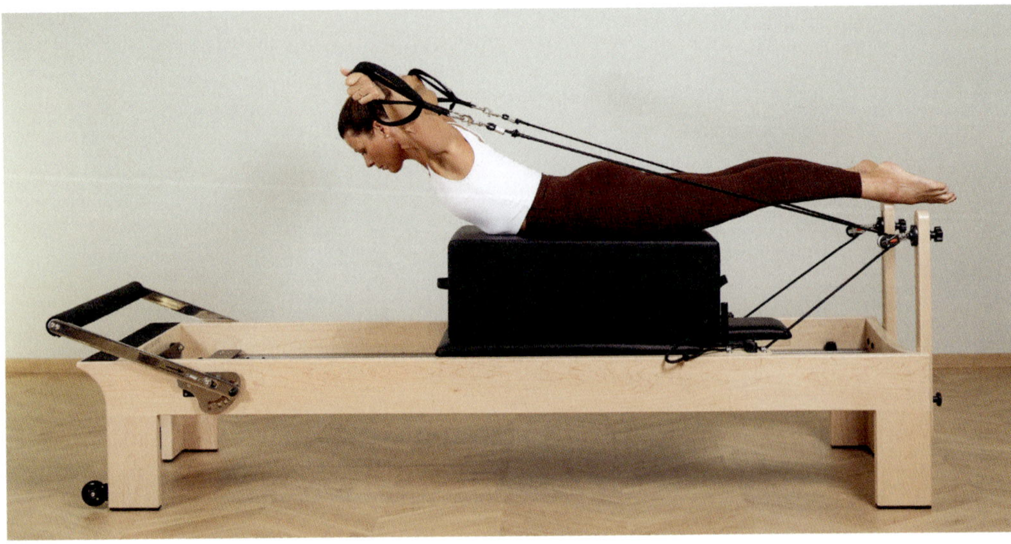

Intention der Übung: Du kräftigst damit nicht nur deine Rückenmuskulatur, sondern förderst auch die Schulterbeweglichkeit.

1. Für diese Übung kommst du auf deiner Matte in die Bauchlage. Strecke deine Beine lang aus. Dein Kopf schwebt über dem Boden. Deine Arme sind nach vorne in V-Form gestreckt. Atme tief ein und bereite dich auf die anstehende Übung vor.
2. Atme aus, aktiviere dein Powerhouse und hebe Kopf, Brustbein und Arme vom Boden ab.
3. Atme ein und ziehe die Arme in einem Zug nach hinten unten in Richtung Hüfte. Mit der nächsten Ausatmung führe die Arme zurück nach vorne in die Ausgangsposition und lege den Oberkörper ab.

Wiederhole die Übung 8-mal langsam und kontrolliert.

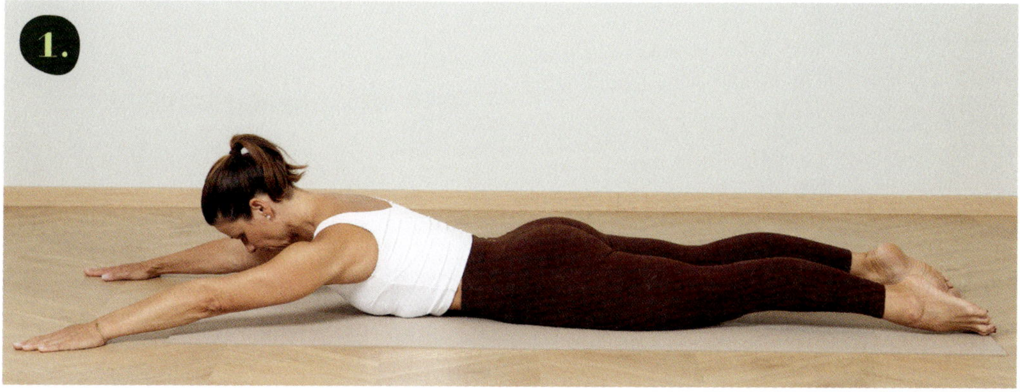
1.

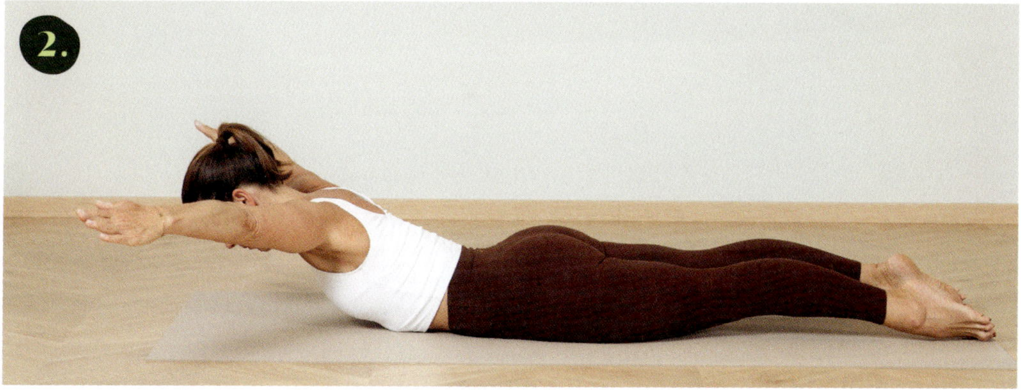
2.

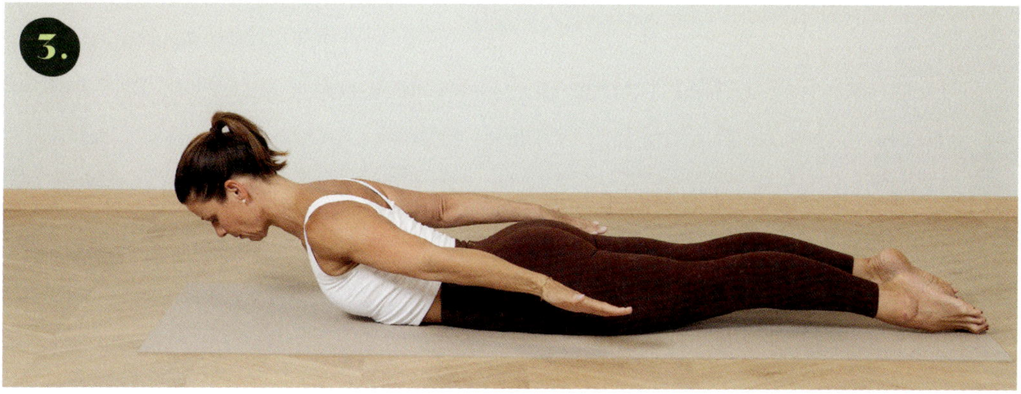
3.

Schwimmbewegung in der Bauchlage

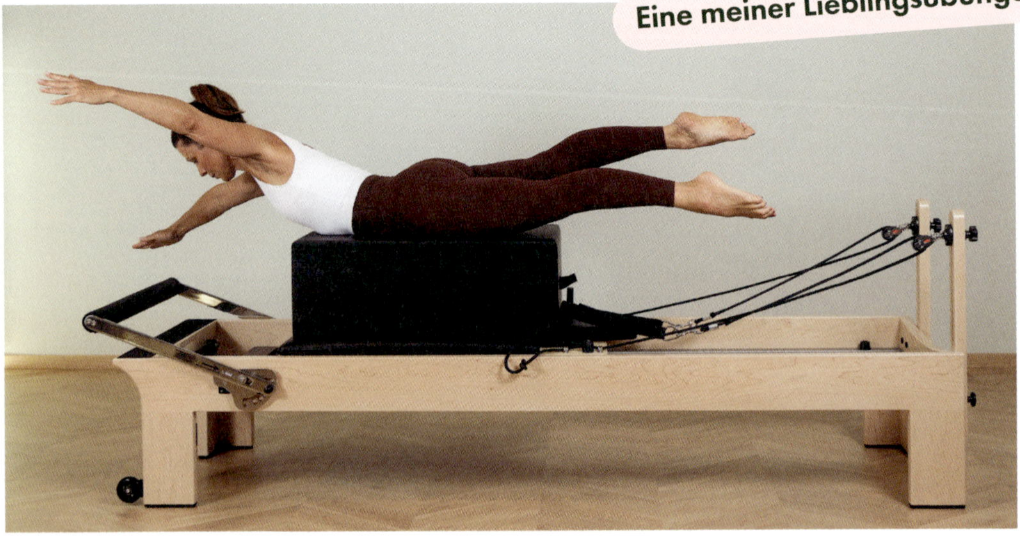

Eine meiner Lieblingsübungen

Intention der Übung: Kräftigung der Rückenmuskulatur, Mobilisierung der Wirbelsäule, Förderung der Koordination und Kontrolle.

1. Lege dich in Bauchlage, Arme und Beine in V-Form gestreckt. Schambein, Hüftknochen und untere Rippen haben Kontakt zur Matte. Der Kopf schwebt über dem Boden mit Blick zur Matte. Atme tief ein und bereite dich vor.
2. Mit der Ausatmung aktiviere deine Körpermitte und hebe gleichzeitig deinen rechten Arm und dein linkes Bein kontrolliert von der Matte ab. Beim Einatmen senkst du beide langsam wieder ab.
3. Atme aus, wechsle die Seite – hebe nun den linken Arm und das rechte Bein an. Führe die Übung abwechselnd aus.

Wiederhole die Übung 6-mal pro Seite.

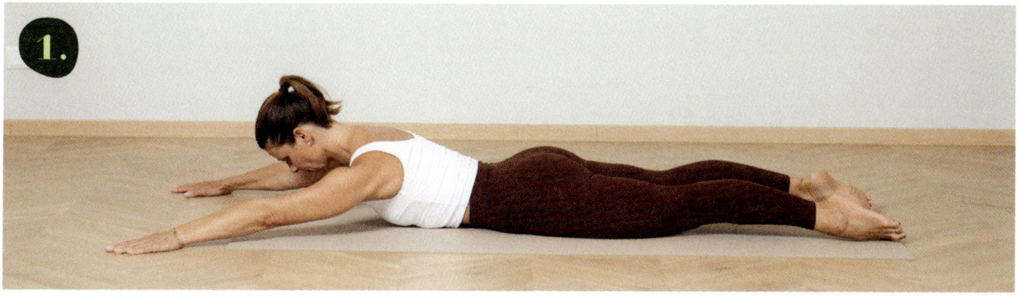

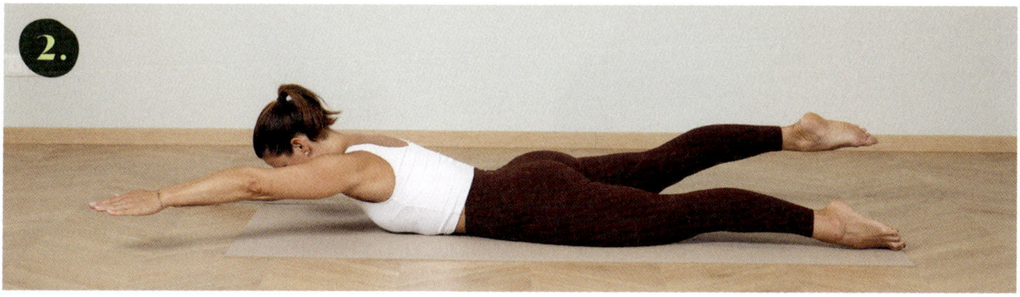

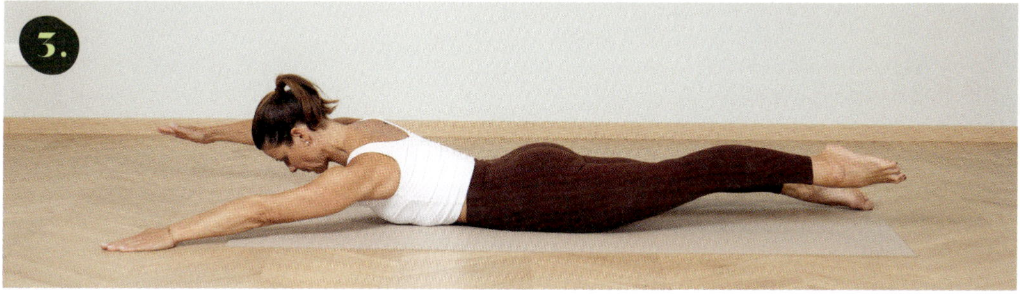

Tipp

Das Ziel bei der Übung ist, dass sich der Rumpf nicht mitbewegt. Probiere es und wenn es dir zu schwer fällt, führe die Übung einfach mit ganz kleinen Bewegungen und langsam aus.

Variante für Fortgeschrittene

Wenn du die Intensität steigern möchtest, wechsle die Seite, ohne Arme und Beine zwischendurch abzulegen – bleibe in der Bewegung. Alternativ kannst du das Tempo erhöhen und in eine dynamische, kurze Bewegung übergehen. Achte dabei weiterhin auf eine gleichmäßige Atmung.

Trizepsdrücken in der Rückenlage

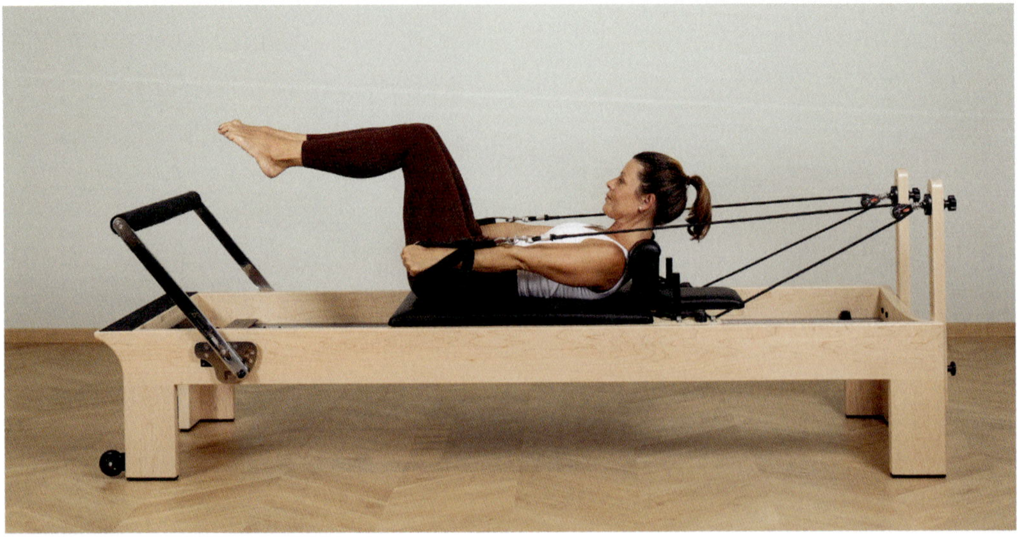

Intention der Übung: Diese Übung ist gut für deine Bauchmuskulatur und natürlich für deinen Trizeps.

Equipment: Für die Übung benötigst du ein elastisches Band oder alternativ eine alte Strumpfhose.

Tipp

Du denkst möglicherweise, dass die Übung im Grunde nicht besonders anstrengend ist. Hast du aber wirklich an alle unsere wichtigen Punkte zur Aktivierung deines Powerhouses gedacht? Die Bewegung erfolgt aus den Ellenbogengelenken. Vermeide es, die Arme vollständig auf dem Boden abzulegen, so bleibt die Muskelspannung immer erhalten. Wenn das Band zu locker oder zu schwer ist, passe die Länge entsprechend an.

1. Befestige die Mitte des Bandes sicher an deinen Fußspitzen. Halte die Enden mit je einer Hand fest. Lege dich auf den Rücken, atme ein und aktiviere deine Körpermitte. Atme aus und hebe die Beine in die Table-Top-Position. Achte immer darauf, deinen unteren Rücken in die Sicherheitsposition zu bringen.
2. Atme ein und strecke die Arme nach unten dicht über den Boden neben den Oberkörper. Atme aus, aktiviere die Körpermitte und beuge die Arme gegen den Widerstand des Bandes. Mit der Einatmung strecke die Arme wieder Richtung Boden, ohne sie abzulegen, und halte die Spannung im Band.

Wiederhole die Übung 8- bis 12-mal.

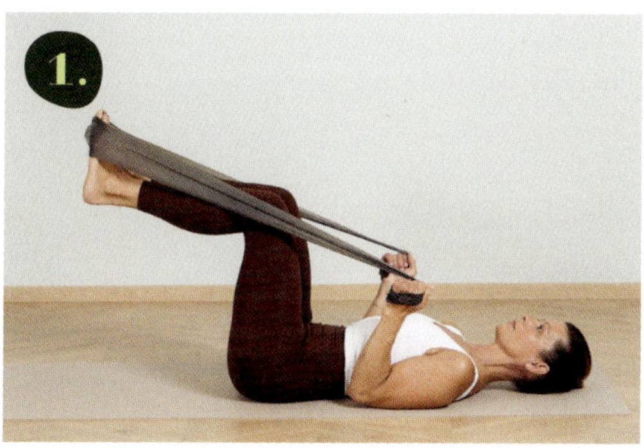

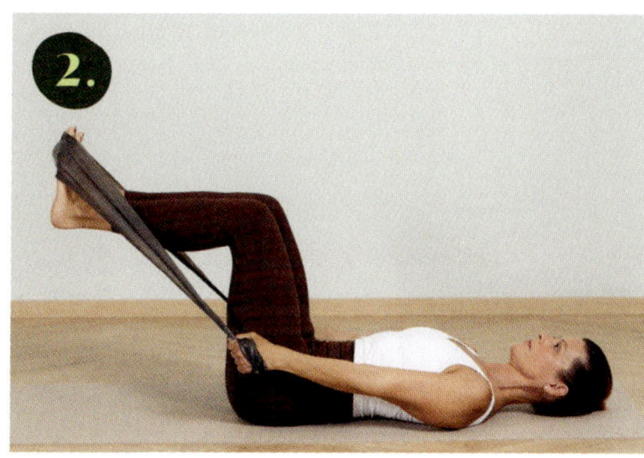

Variante für Fortgeschrittene

Hebe mit der Ausatmung zusätzlich Kopf und Schulter vom Boden ab. Du kannst auch alternativ oder zusätzlich deine Beine nach vorne ausstrecken und leicht senken.

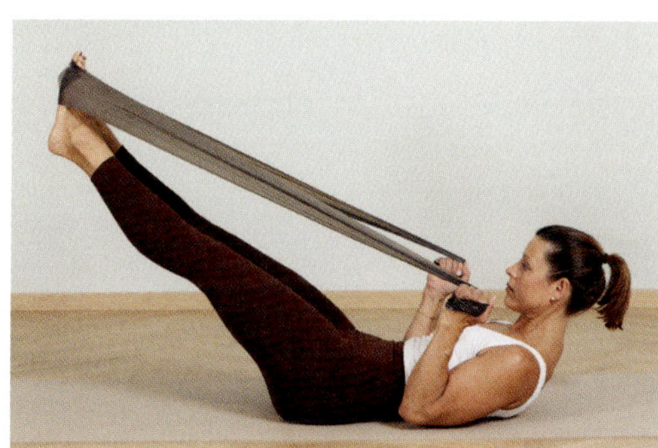

Seitliches Bandziehen in der Rückenlage

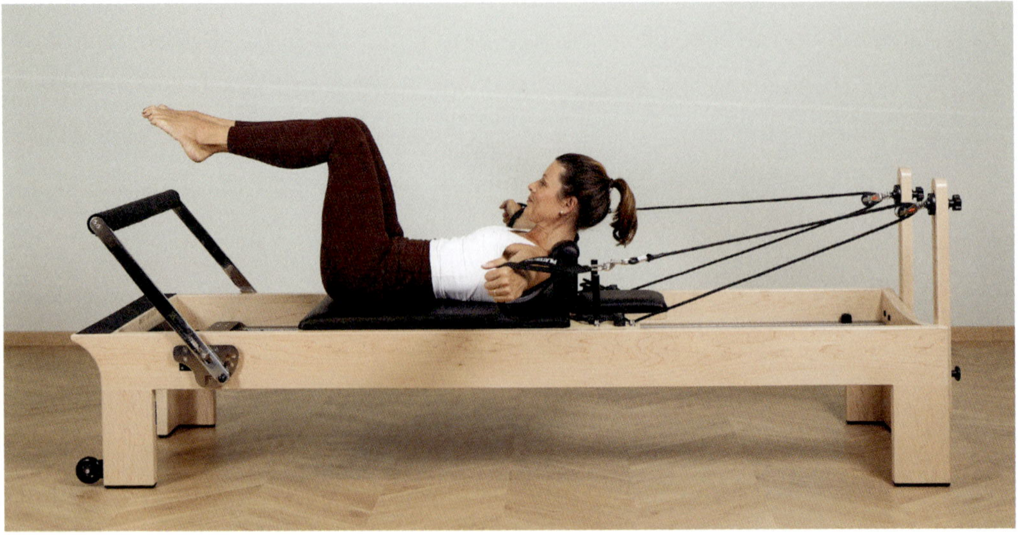

Intention der Übung: Diese Übung wirkt zunächst gleich wie die vorherige – gleiche Ausgangsposition, gleiche Variante, beide stärken die gleichen Muskelgruppen. Doch während bei der vorherigen Übung der Fokus auf der Oberarmrückseite lag, beanspruchst du jetzt die Schultermuskulatur.

Equipment: Für diese Übung benötigst du ein elastisches Band.

1. Befestige das Band wieder sicher an deinen Fußspitzen und halte die Enden mit Spannung in den Händen. Lege dich in Rückenlage, bringe deine Beine in die Table-Top-Position, strecke die Arme über dem Boden nach vorne aus und halte das Band so, dass du den Widerstand spürst. Atme ein und bereite dich auf die Bewegung vor. Dein unterer Rücken befindet sich in der Sicherheitsposition, sodass er gut geschützt ist.
2. Atme aus, aktiviere bewusst deine Körpermitte und ziehe beide Arme seitlich auf Schulterhöhe auseinander in Richtung Kopf – gegen den Widerstand des Bandes. Atme ein und führe die Arme wieder kontrolliert zur Mitte zurück, ohne dabei Spannung zu verlieren. Die Arme bleiben die ganze Zeit leicht über dem Boden – du legst sie nicht ab.

Wiederhole die Übung 10- bis 12-mal in fließendem Atemrhythmus.

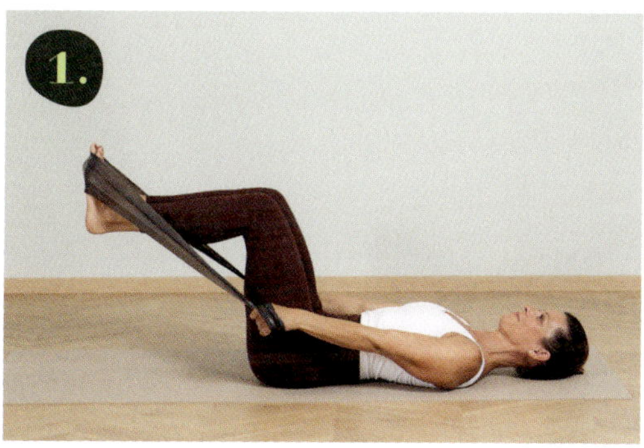

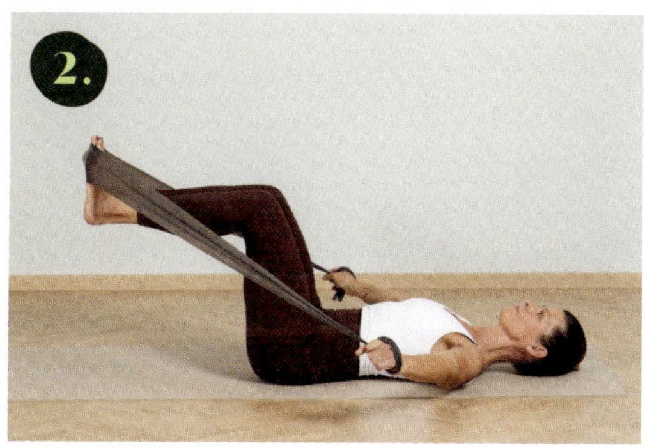

Variante für Fortgeschrittene

Du kannst zusätzlich auch deinen Kopf und deine Schulter vom Boden abheben oder sogar deine Beine nach vorne ausstrecken und leicht in Richtung Boden senken.

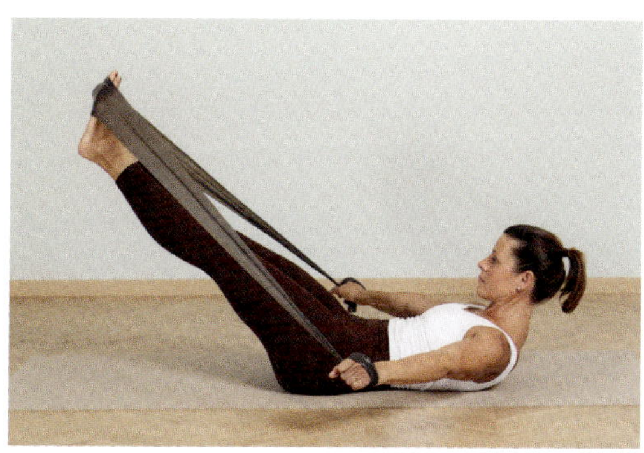

Beinöffnung in der Rückenlage

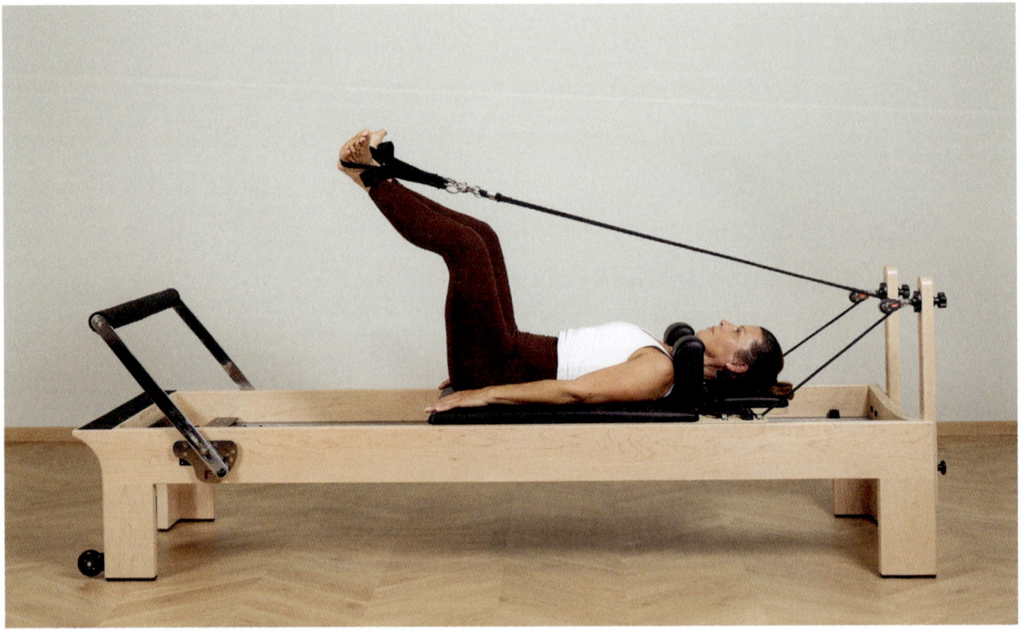

Intention der Übung: Du aktivierst die Oberschenkelmuskulatur und verbesserst die Beckenstabilität. Natürlich kräftigst du auch deine Bauchmuskulatur.

1. Lege dich mit dem Rücken auf deine Matte. Stelle deine Beine auf und achte dabei darauf, dass deine Füße gleichmäßig auf dem Boden aufliegen. Deine Arme liegen lang gestreckt seitlich am Körper. Atme ein und bereite dich auf die Bewegung vor. Mit der nächsten Ausatmung aktiviere deine Körpermitte und hebe deine Beine nacheinander in die Table-Top-Position.
2. Strecke die Beine anschließend senkrecht nach oben zur Decke aus. Die Füße bleiben dabei leicht nach außen rotiert, wie ein »V«.

3. Atme ein, beuge die Beine und ziehe sie zu dir. Die Knie fallen weit nach außen, sodass eine Frosch-Position entsteht. Die Fersen bleiben geschlossen, wobei du deine Fußspitzen zum Schienbein ziehst.
4. Atme aus, strecke deine Beine kraftvoll und kontrolliert nach vorne und leicht nach unten aus, wobei du sie schließt und deine Zehenspitzen streckst.

Wiederhole die Bewegung 10- bis 12-mal.

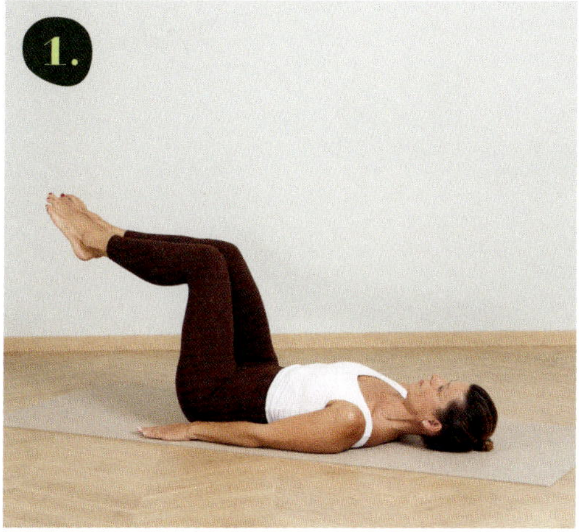

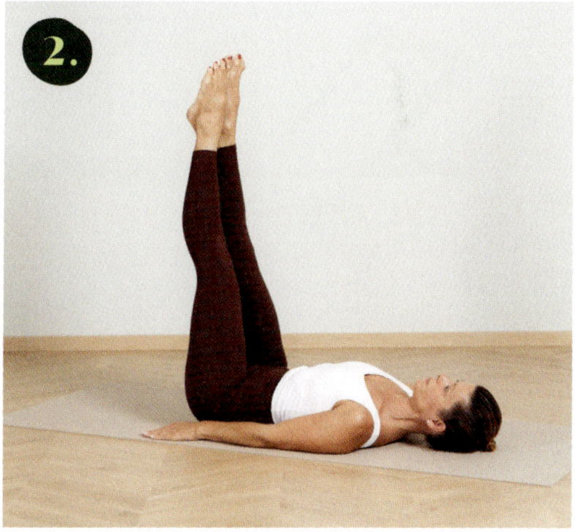

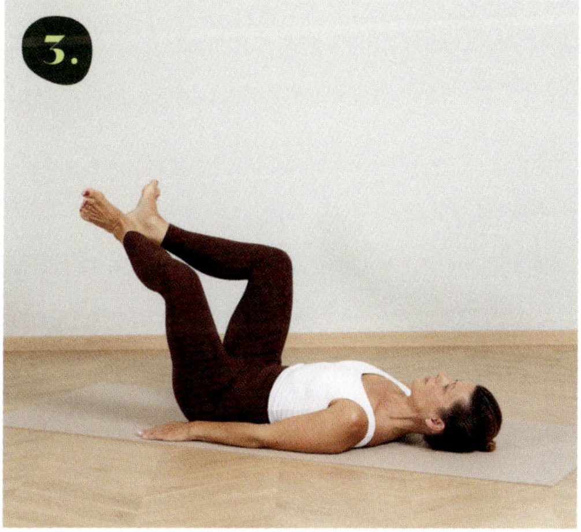

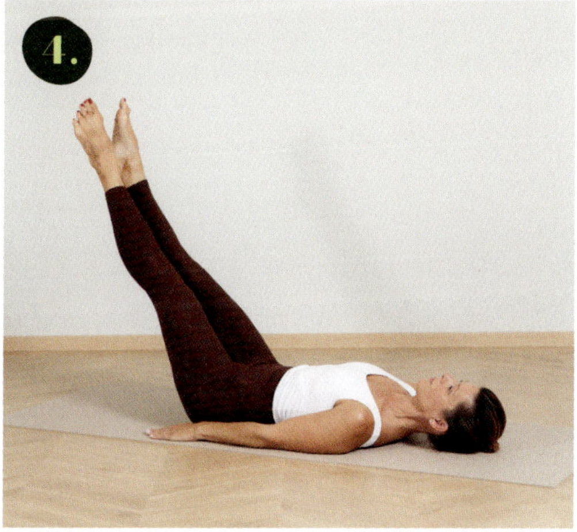

Beinkreise in der Rückenlage

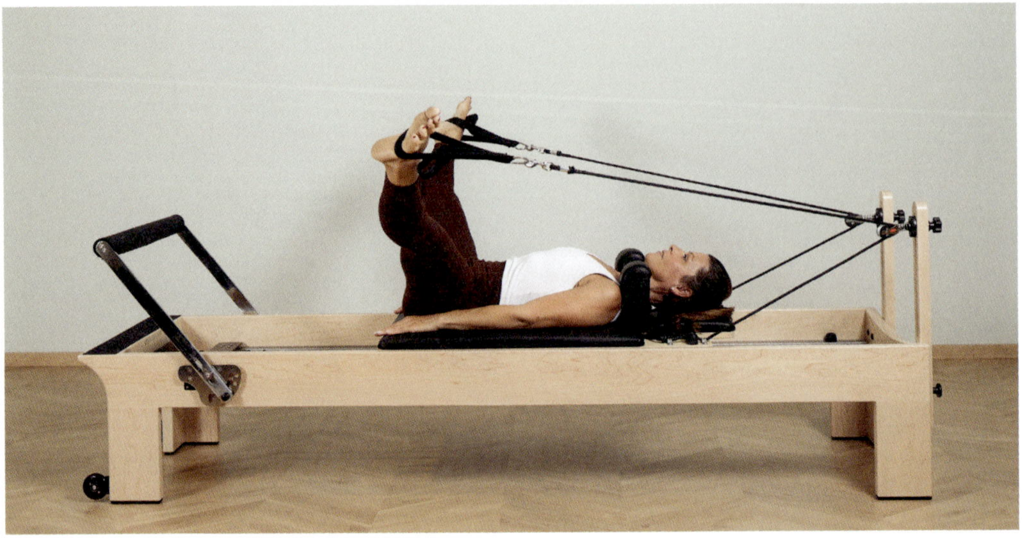

Intention der Übung: Mit einem aktivierten Powerhouse kräftigst du deine Bauch-, Rücken- und Beckenbodenmuskulatur. Zusätzlich mobilisierst du deine Hüftgelenke und stärkst die Beinmuskulatur.

1. Für diese Übung kommst du in die Rückenlage auf deiner Matte. Stelle deine Füße wie gewohnt auf. Die Arme liegen lang ausgestreckt neben dem Oberkörper. Atme ein und bereite dich auf die bevorstehende Übung vor. Atme aus, aktiviere bewusst deine Körpermitte, bringe deine Beine in die Table-Top-Position und strecke sie anschließend senkrecht zur Decke aus. Die Beine bleiben dabei geschlossen und aktiviert.
2. Atme aus und öffne die gestreckten Beine seitlich nach außen.

3. Zeichne einen großen Kreis mit den Beinen über die Seiten nach unten in Richtung Boden.
4. Schließe die Beine wieder, atme ein und führe sie zurück in die Ausgangsposition nach oben zur Decke.

Wiederhole die Bewegung jeweils 5-mal in beide Kreisrichtungen.

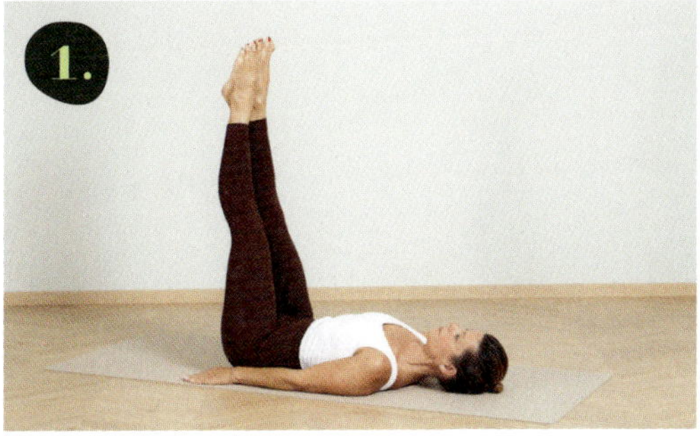

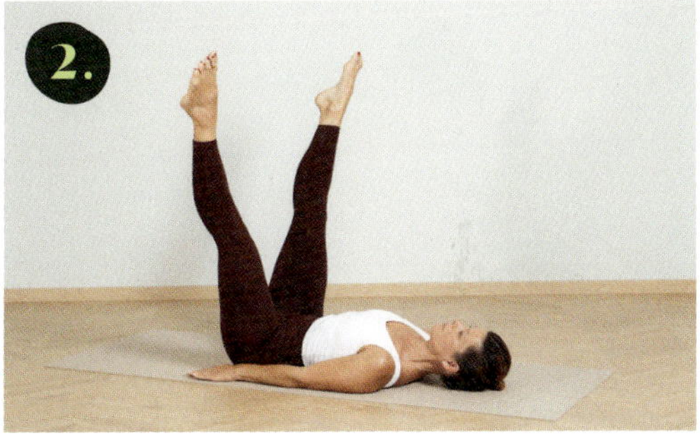

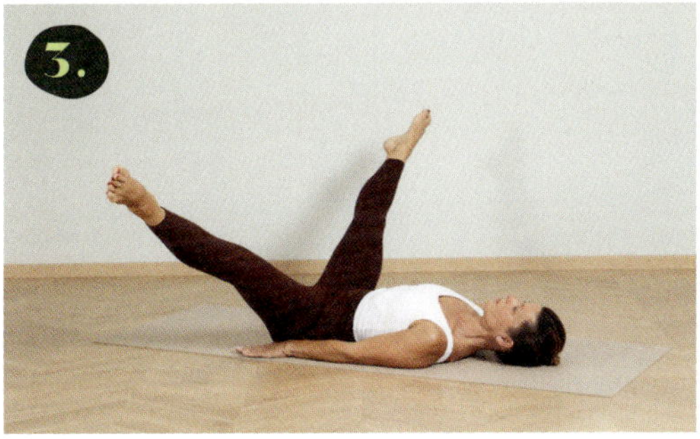

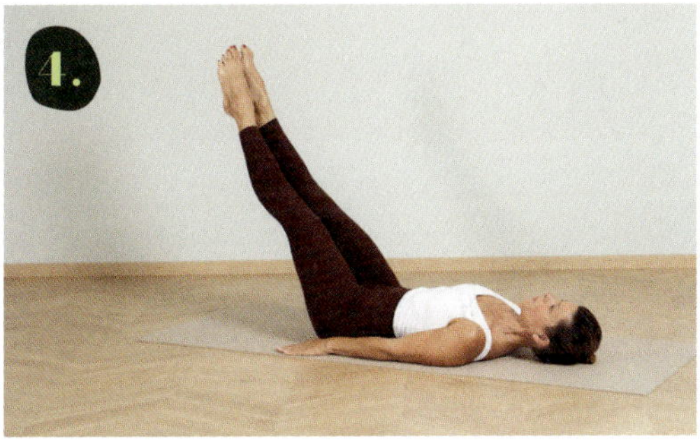

Tipp

Für mich fühlt sich die Öffnung der Beine besonders angenehm an, da sie eine wohltuende Dehnung in den Innenseiten der Oberschenkel erzeugt. Wenn du das ähnlich empfindest, bleibe gerne ein paar Atemzüge länger in dieser Position und genieße die Dehnung.

Achte darauf, dass dein unterer Rücken nicht ins Hohlkreuz fällt, wenn die Beine sich dem Boden nähern. Senke die Beine nur so tief, wie du die Stabilität deiner Körpermitte halten kannst – kleinere Kreise sind viel effektiver und sicherer als große.

Beinbeugen in der Bauchlage

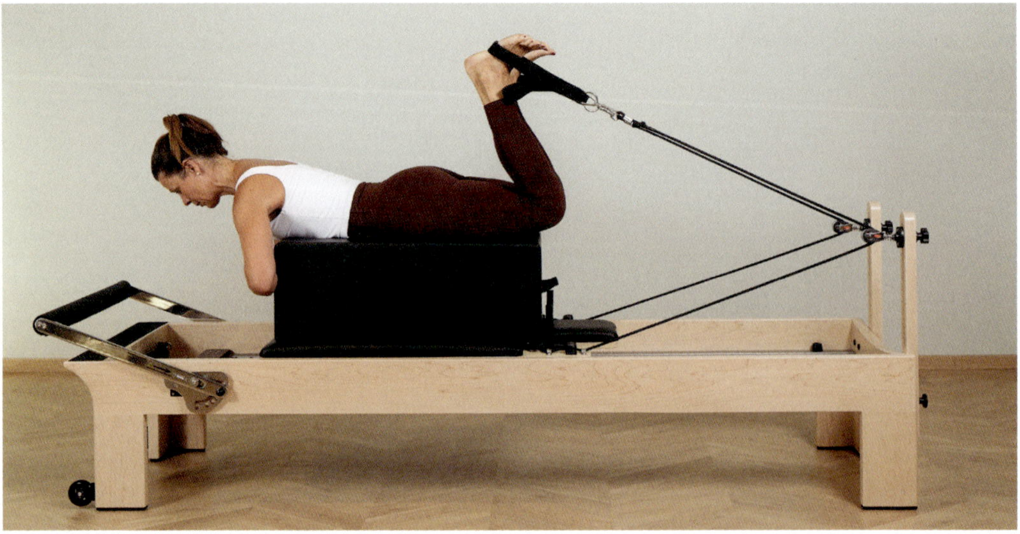

Intention der Übung: Du kräftigst deine Oberschenkelrückseite, aktivierst deine Gesäßmuskulatur, verbesserst die Becken- und Rumpfstabilität.

1. Lege dich in Bauchlage auf die Matte. Verschränke die Arme unter dem Kopf und lege deine Stirn auf den Handrücken ab. Achte darauf, dass du deine Schultern nicht hochziehst. Deine Beine liegen lang gestreckt und leicht geöffnet auf. Atme tief ein, um dich auf die Bewegung vorzubereiten.
2. Atme aus, aktiviere die Körpermitte und hebe ein Bein gestreckt an.
3. Beuge beim Einatmen das Knie und ziehe die Ferse kontrolliert in Richtung Gesäß. Strecke das Bein mit der Ausatmung wieder aus. Atme ein, senke das Bein kontrolliert zur Matte und wechsle zur anderen Seite.

Wiederhole die Übung 6- bis 8-mal pro Bein.

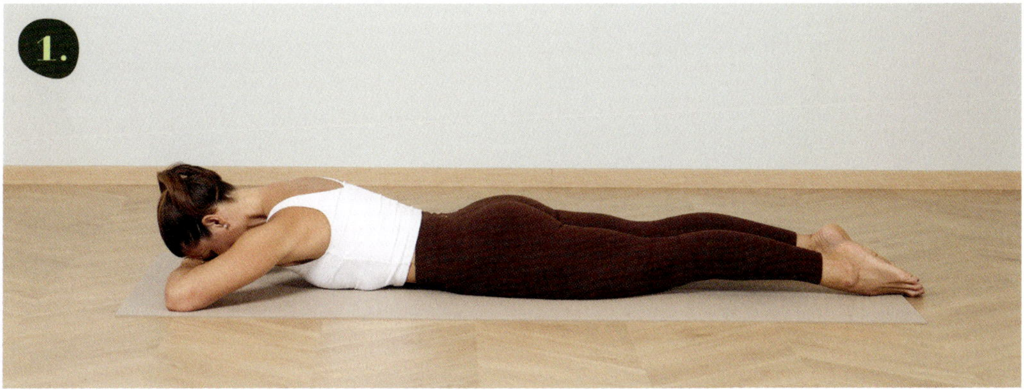
1.

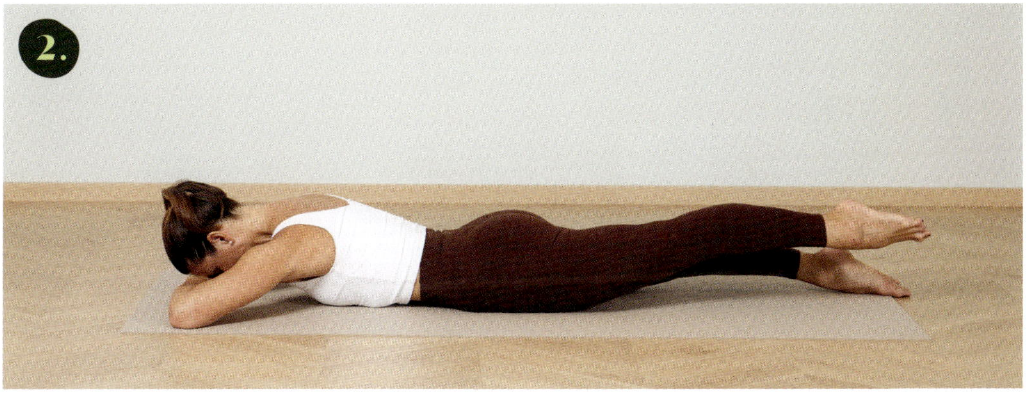
2.

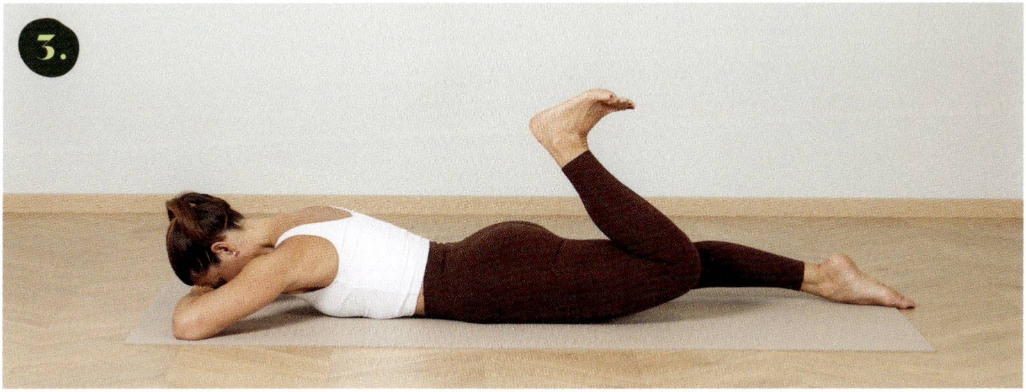
3.

Tipp

Es ist nicht entscheidend, wie hoch du dein Bein hebst – wichtig ist, dass du es in die Länge führst. Tatsächlich versuche ich bei der Übung mein Becken gut zu stabilisieren, sodass die Hüftknochen und das Schambein auf der Unterlage bleiben. Auch deine Beine sollen gut aktiviert werden.

Variante für Fortgeschrittene

Halte das Bein beim Seitenwechsel in der Luft, anstatt es zwischen den Wiederholungen abzulegen. Gerne kannst du auch beide Fersen gleichzeitig Richtung Gesäß ziehen.

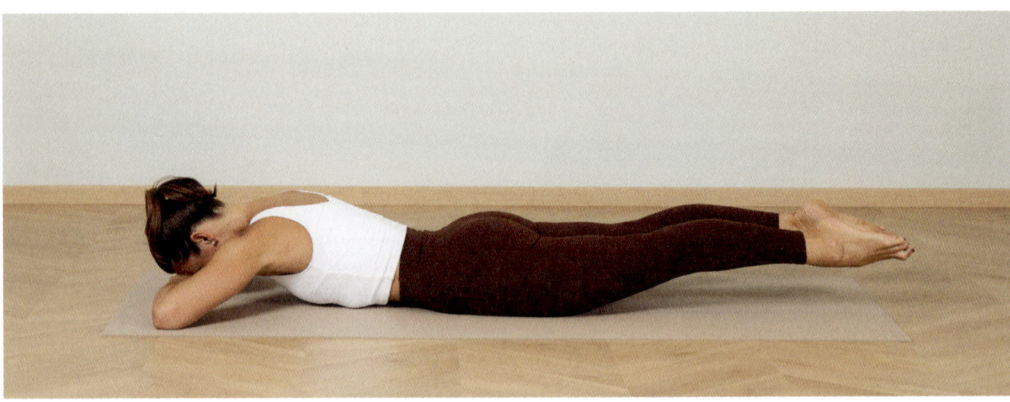

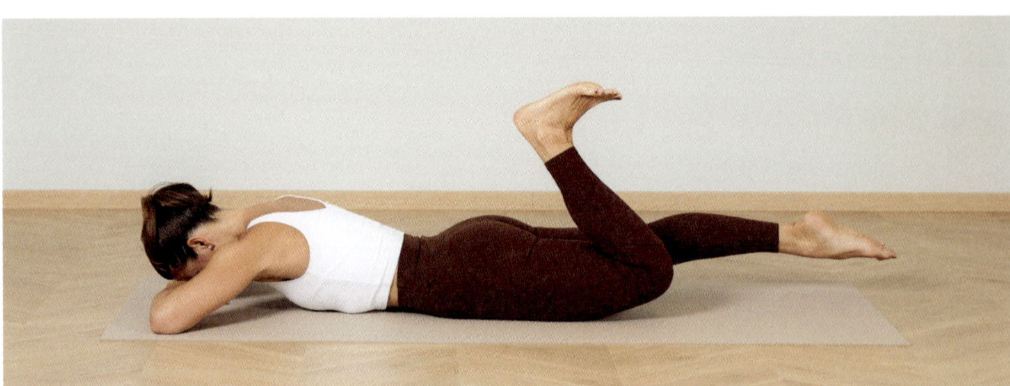

Schulterbrücke

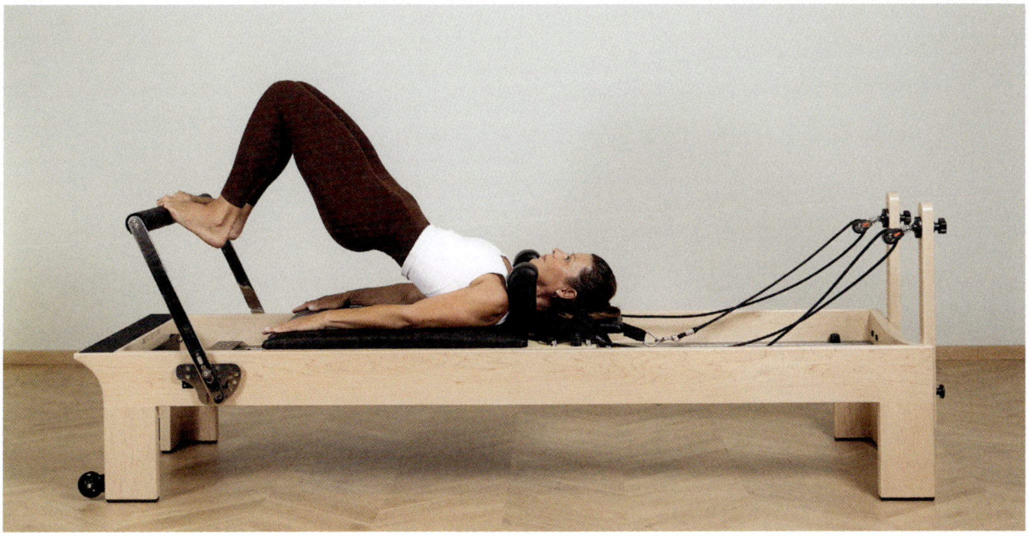

Die Schulterbrücke bietet im Pilates unzählige Trainingsmöglichkeiten – so viele, dass man ihr fast ein eigenes Kapitel widmen könnte. Wenn du dich in der Grundvariante, mit beiden Füßen fest am Boden aufgestellt, stabil und gut ausgerichtet fühlst, dann wage dich gerne an die nächste Variante.

Intention der Übung: Du stärkst mit dieser Übung deine Gesäßmuskulatur, die hintere Oberschenkelmuskulatur und verbesserst die Stabilität des Beckens.

1. Fange in der Rückenlage auf deiner Matte an. Deine Füße sind in der Breite deiner Hüftgelenke aufgestellt. Lege deine ausgestreckten Arme parallel zu deinem Körper ab. Richte deine Wirbelsäule in die Länge aus. Atme tief ein, um dich auf die Bewegung vorzubereiten.
2. Atme aus, aktiviere dein Powerhouse und hebe dein Becken hoch, bis dein Körper eine gerade Linie von den Schultern bis zu den Knien bildet. Stabilisiere die Position und überstrecke die Hüfte nicht. Deine Füße stehen fest auf dem Boden. Stelle dir vor, du hast einen Faden zwischen deinen Fersen und Schulterblättern, mit dem du deine Fersen zu den Schultern ziehst. In der Einatmung senke das Becken, ohne es abzulegen. Atme aus und hebe das Becken wieder an.

Wiederhole die Übung 12-mal.

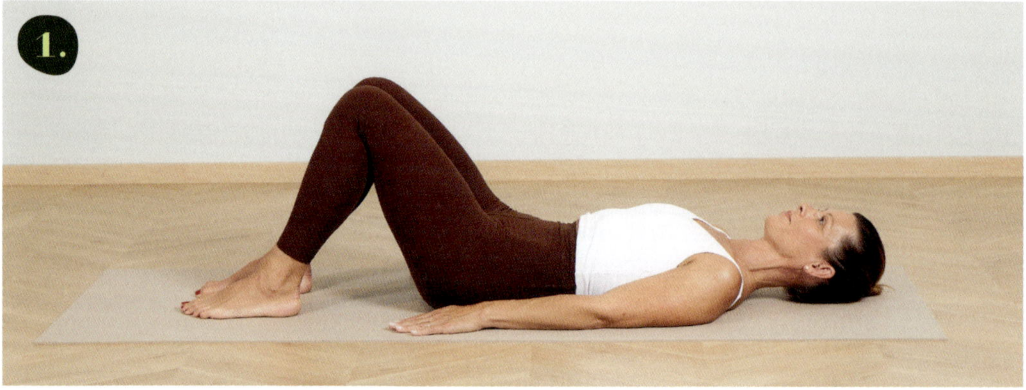

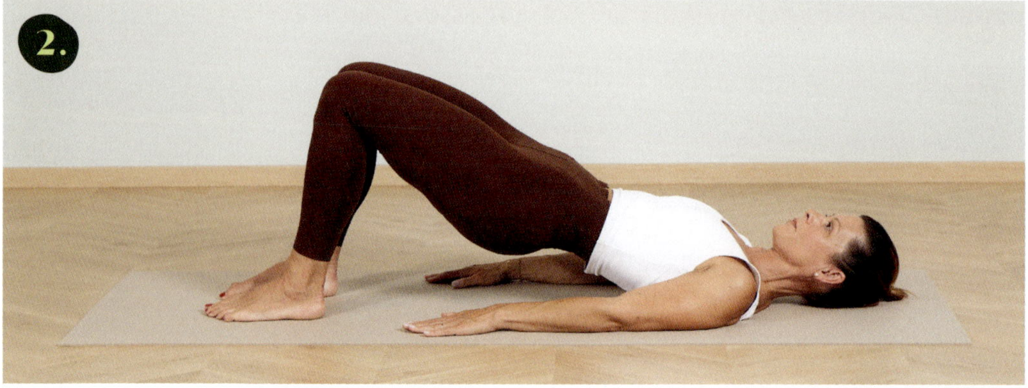

Variante für Fortgeschrittene

Equipment: Für diese Variante benötigst du ein elastisches Band.

1. Binde ein elastisches Band um deine Oberschenkel, knapp über den Knien. Deine Ausgangsposition entspricht der von vorhin.
2. Atme aus und hebe dein Becken in die Schulterbrücke.

3a. Öffne beim Einatmen deine Knie gegen den Widerstand des Bandes und stelle deine Füße auf die Zehenspitzen. Stelle deine Fersen wieder ab, schließe die Knie und senke mit der nächsten Ausatmung das Becken wieder ab.

3b. Für zusätzliche Intensität bleibe in der Brückenposition mit angehobenen Fersen und führe schnelle, kleine Öffnungsbewegungen der Oberschenkel durch.

Wiederhole die Bewegung 10- bis 12-mal.

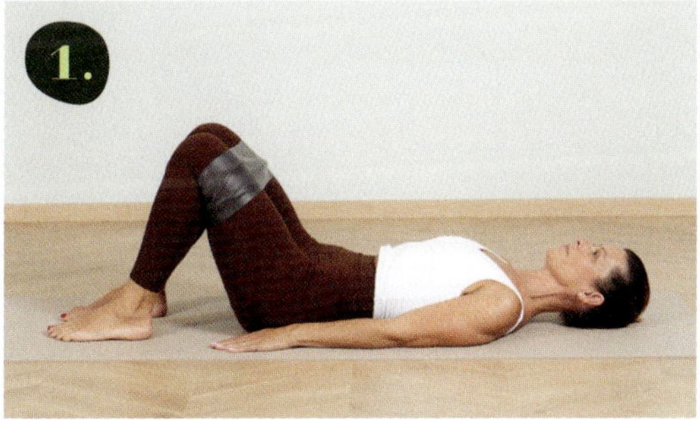

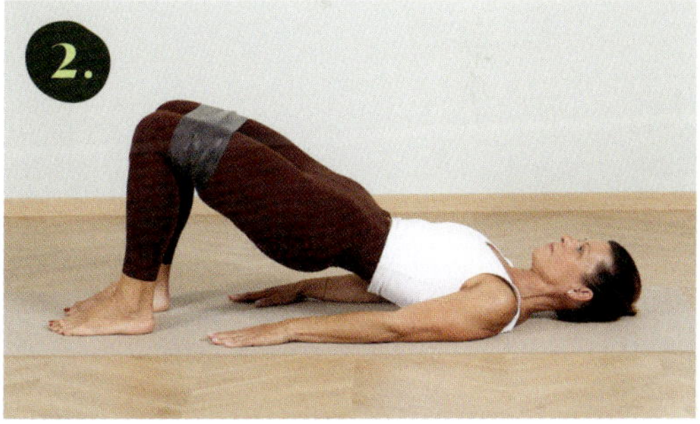

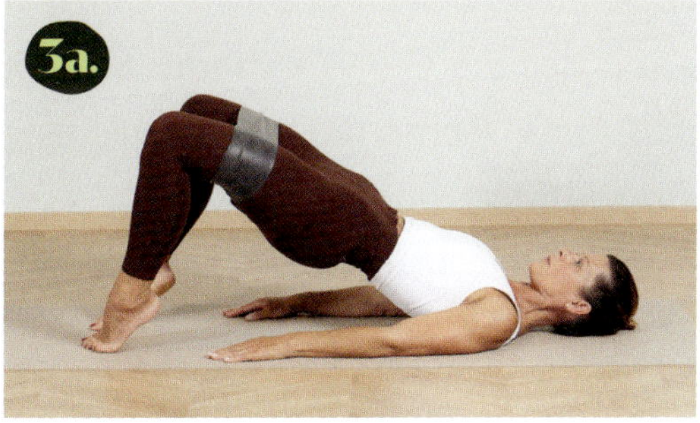

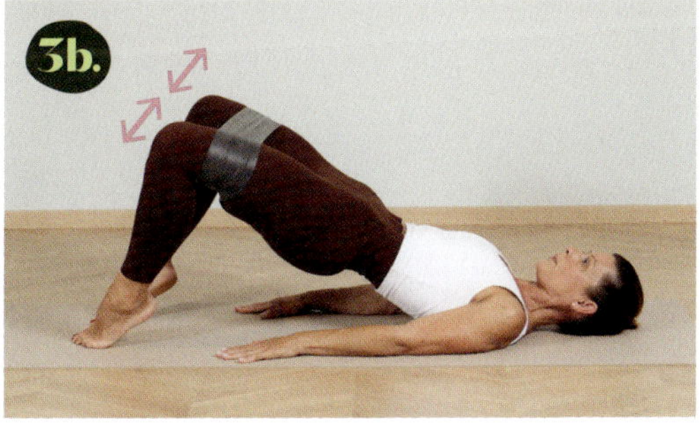

Schulterbrücke mit einem Bein angehoben

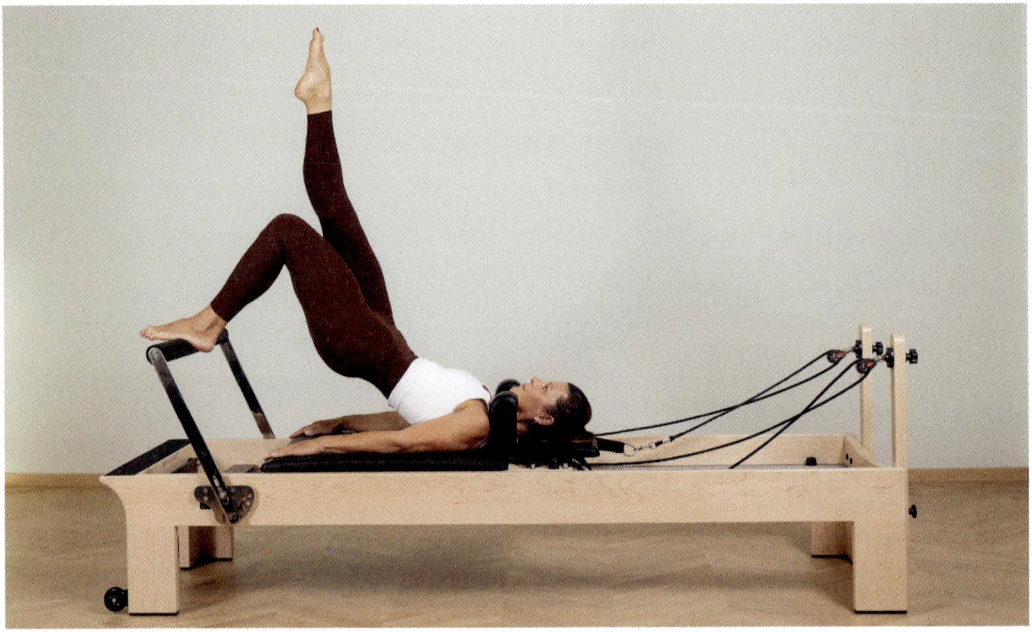

Intention der Übung: Du stärkst mit dieser Übung deine Gesäß- und hintere Oberschenkelmuskulatur.

1. Lege dich in Rückenlage auf die Matte. Stelle deine Füße flach auf dem Boden auf, ungefähr eine Fußlänge von deinem Gesäß entfernt. Seitlich neben dir liegen deine ausgestreckten Arme. Richte die Wirbelsäule lang aus, aktiviere die Körpermitte und atme tief ein zur Vorbereitung.
2. Hebe in der Ausatmung dein Becken an, bis dein Körper eine Linie von den Schultern bis zu den Knien bildet. Richte dich in der Position gut aus. Aktiviere dabei nicht nur dein Powerhouse, sondern auch deine Gesäßmuskulatur. Atme ein und strecke ein Bein nach oben zur Decke aus.

3. Senke das Bein gestreckt und mit geflextem Fuß mit der nächsten Ausatmung in Richtung Boden. Achte währenddessen darauf, dass dein Becken sich nicht nach unten senkt. Atme ein und führe nun das Bein zurück nach oben in Richtung Decke.

Wiederhole diese Bewegung jeweils 5-mal pro Bein.

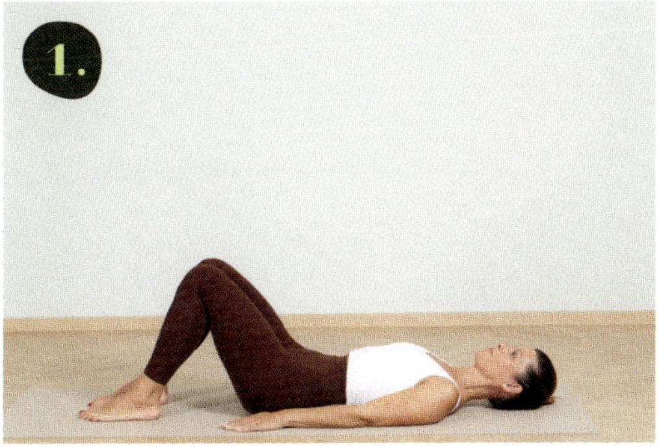

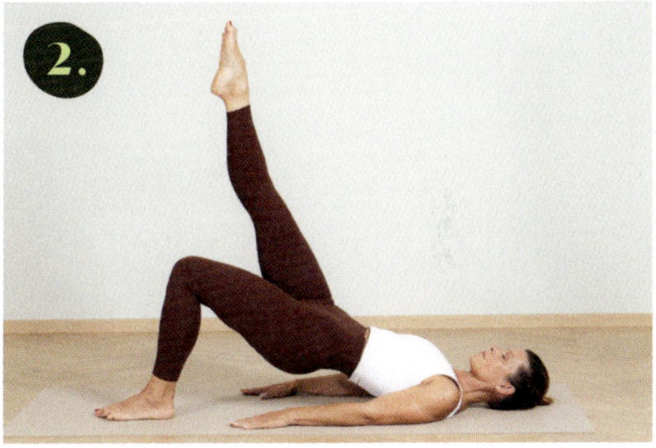

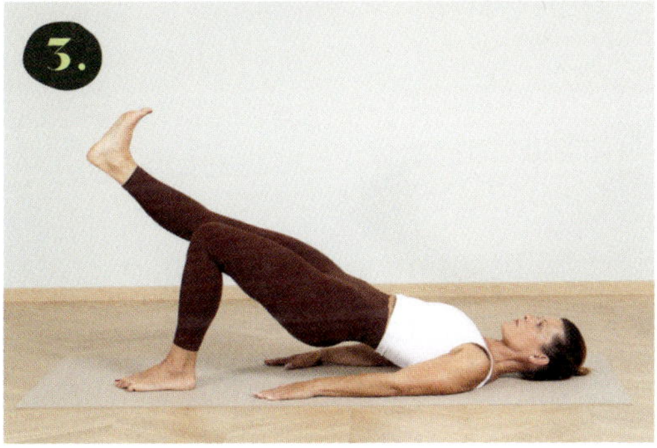

Tipp

Baue dir zwischen dem Beinwechsel eine kleine Pause ein. Du kannst dann ruhig dein Becken und die Körpermitte ausrichten.

Variante für Fortgeschrittene

Bleibe mit einem Bein oben und senke dein Becken, ohne das Bein abzulegen. Dann schiebst du dein Becken wieder hoch. Wiederhole die Bewegung 6- bis 8-mal pro Seite.

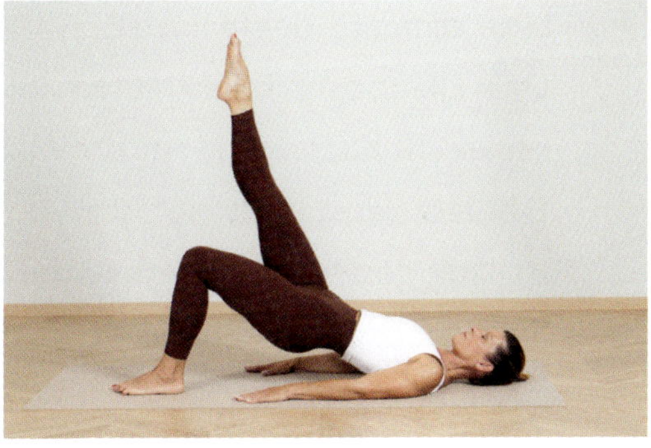

Seitliches Beinheben und Kicken nach vorne

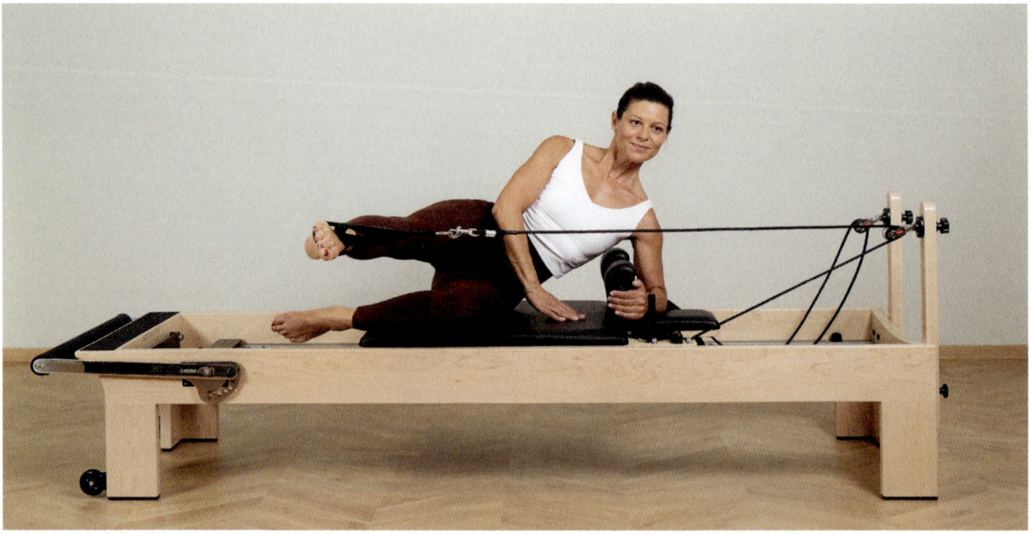

Ganz ehrlich – die kommende Übung gehört nicht zu meinen Lieblingen. Trotzdem sind Übungen in der Seitenlage für uns genauso wichtig wie alle anderen.

Intention der Übung: Du stärkst die Gesäßmuskulatur und deine Rumpfstabilität.

1. Lege dich auf deine linke Seite. Der Unterarm stützt den Oberkörper ab. Dein Ellenbogen befindet sich direkt unter der Schulter, der Unterarm liegt senkrecht nach vorne auf der Matte. Halte deine Schulter aktiv, damit dein Oberkörper stabil bleibt. Dein unteres Bein ist angewinkelt. Das obere Bein ist lang gestreckt – dein Körper bildet eine gerade Linie. Aktiviere dein Powerhouse und bereite dich auf die Bewegung vor.

2. Kicke das obere Bein einatmend nach vorne. Dein Fuß ist flex und dein Bein ist parallel zum Boden und bleibt während der gesamten Übung auf Hüfthöhe. Mit der Ausatmung führst du das Bein kontrolliert zurück in die Verlängerung des Körpers.

Wiederhole die Bewegung 8-mal pro Seite.

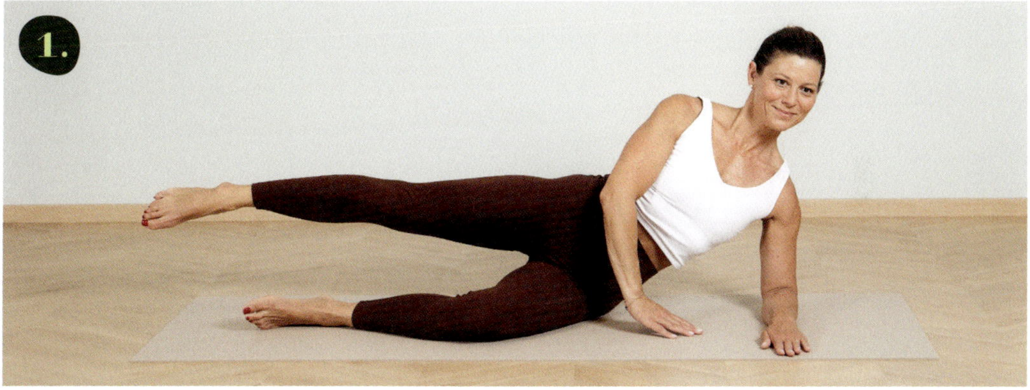

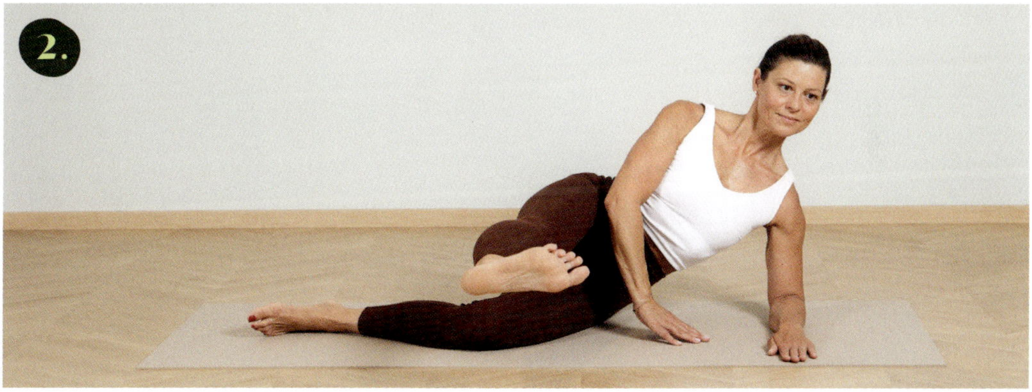

Variante 1 für Fortgeschrittene

Halte das Bein nach dem Kick vorne in der Luft, wobei dein Fuß geflext ist, und füge kleine, pulsierende Bewegungen hinzu.

Variante 2 für Fortgeschrittene

Equipment: Für diese Übung benötigst du ein elastisches Band.

1. Platziere einen Fuß mittig in das Band. Greife dann die Enden des Bandes mit deiner unteren Hand und halte sie dort fest. Achte darauf, dass das Band gespannt ist. Der Widerstand des Bandes macht die Übung intensiver.
2. Führe den Kick nach vorne wie bei der Hauptübung beschrieben nun mit dem Band aus.

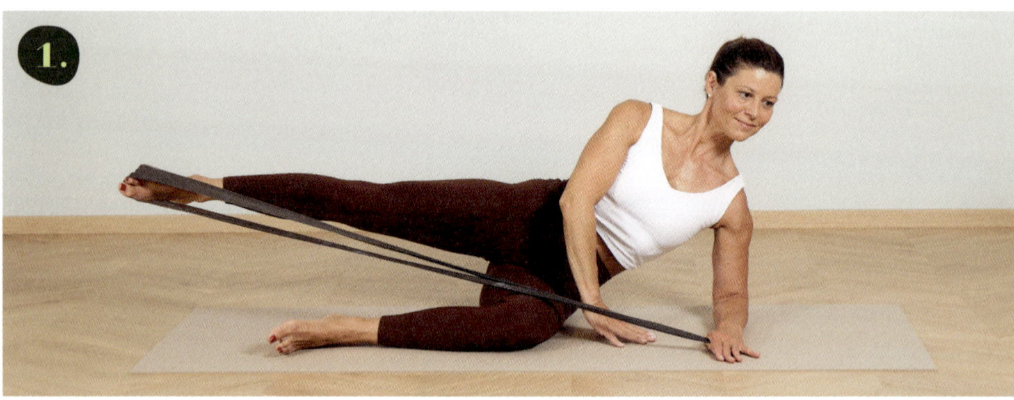

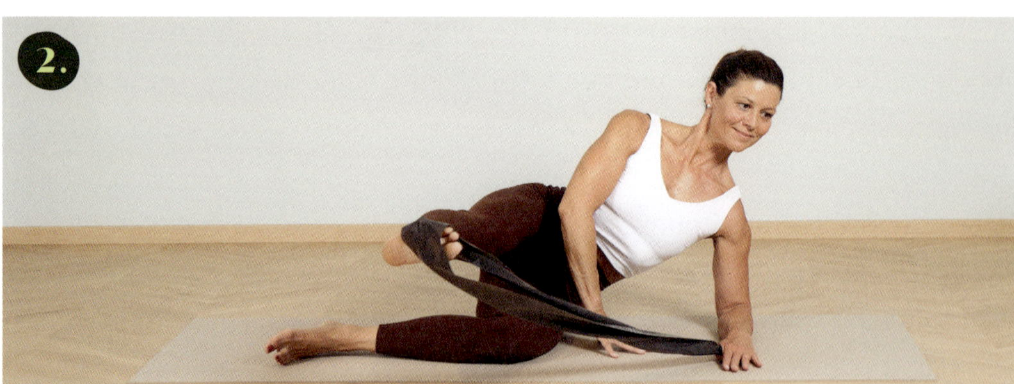

Vierfüßlerstand mit Beinheben

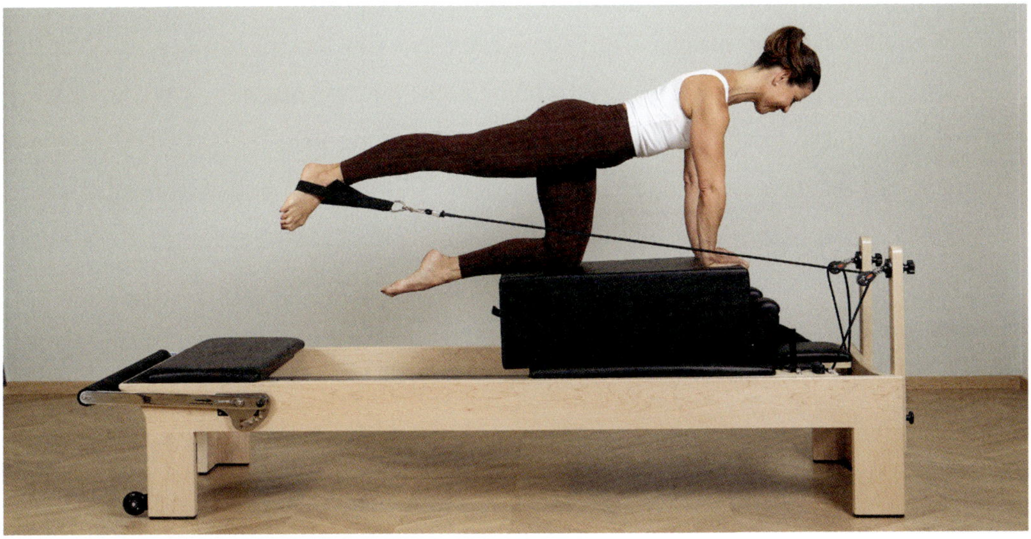

Für die nächste Übungsreihe kommen wir in den Vierfüßlerstand – eine Position, die eigentlich jeder kennen dürfte. Und doch ist der Vierfüßlerstand genau die Haltung, bei der ich immer wieder überraschte Gesichter sehe. Ich gebe zu, es gibt vielleicht Übungen, die auf den ersten Blick anspruchsvoller aussehen, aber der Vierfüßlerstand gehört definitiv zu den herausforderndsten Klassikern.

Wenn du alles berücksichtigst, die Ausrichtung der Handflächen, Ellenbogen, Schultern, Hals, Rücken und vor allem die Aktivierung der Körpermitte, dann merkst du schnell, wie viele Aspekte gleichzeitig gefragt sind. Und natürlich darf auch die Atmung nicht vergessen werden.

Intention der Übung: Du stärkst deine Gesäßmuskulatur, stabilisierst deine Rumpfmuskulatur und förderst dein Gleichgewicht und deine Koordination.

1. Komme mit allen Vieren auf deine Matte. Positioniere deine Hände direkt unter der Schulter. Spreize die Finger weit und verteile das Gewicht bewusst auch auf die Handballen und Fingerspitzen, um deine Handgelenke zu entlasten. Glaube mir, irgendwann wird es ein Automatismus, doch es braucht ein wenig Zeit, bis du es wie von selbst machst. Drücke dich sanft weg von der Unterlage. Dein Kopf bleibt in der Verlängerung der Wirbelsäule. Deine Knie befinden sich unter deinen Hüftknochen. Aktiviere deine Körpermitte und bereite dich auf die Bewegung vor.
2. Beim Einatmen streckst du ein Bein nach hinten aus. Achte darauf, dass du mit deinem Körper nicht zu der anderen Seite kippst. Versuche, deine Körpermitte zu stabilisieren, sie hilft dir, die Stellung zu halten.
3. Atme aus und hebe das Bein ausgestreckt vom Boden ab.

Wiederhole die Bewegung 8- bis 10-mal und wechsle dann die Seite.

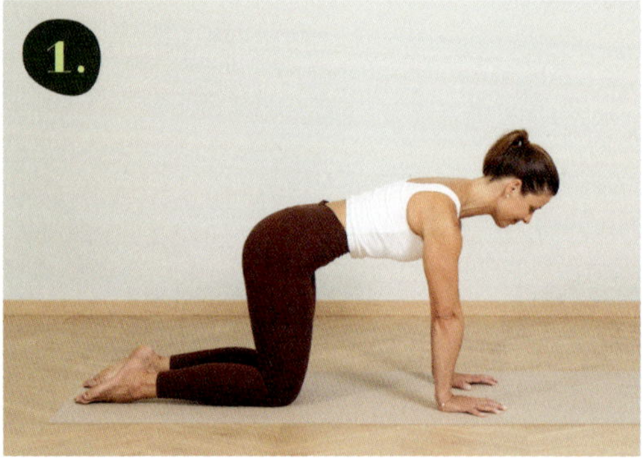

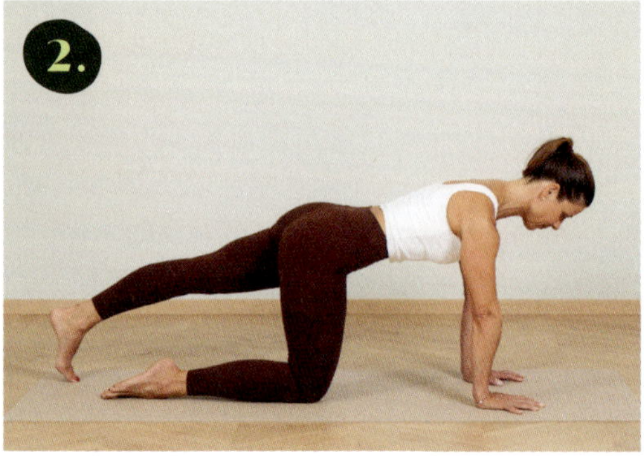

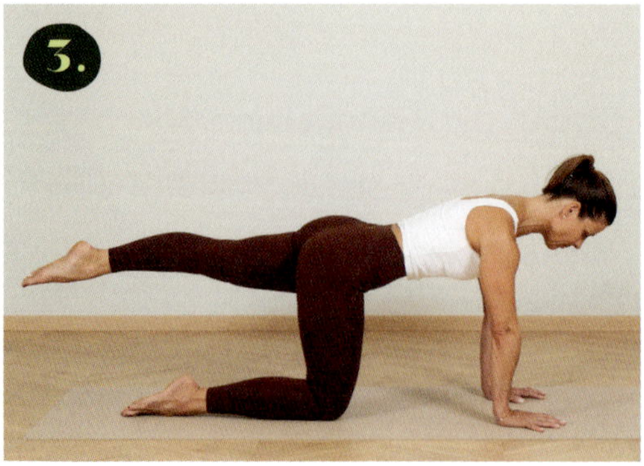

Variante 1 – Vierfüßlerstand mit Beinheben und Band

Equipment: Für diese Übung benötigst du ein elastisches Band.

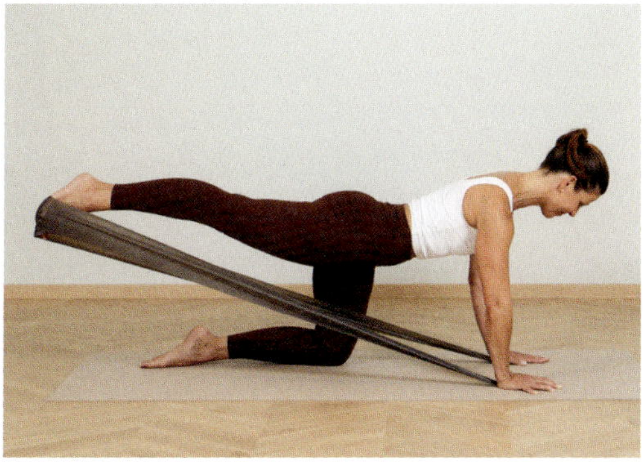

Platziere einen Fuß mittig ins Band und halte die Enden mit den Händen fest. Halte die Spannung und trainiere gegen den Widerstand des Bandes.

Variante 2 – Vierfüßlerstand mit diagonalem Bein- und Armheben

1. Du befindest dich weiterhin in der Vierfüßlerposition. Richte dich gut aus und aktiviere deine Körpermitte.
2. Atme aus und hebe ein Bein und den gegenüberliegenden Arm nach vorne aus. Führe nun mindestens 6 kleine, pulsierende Bewegungen mit Arm und Bein aus. Lege sie anschließend wieder ab und wechsle die Seite.

Wiederhole die Bewegung 6-mal pro Seite.

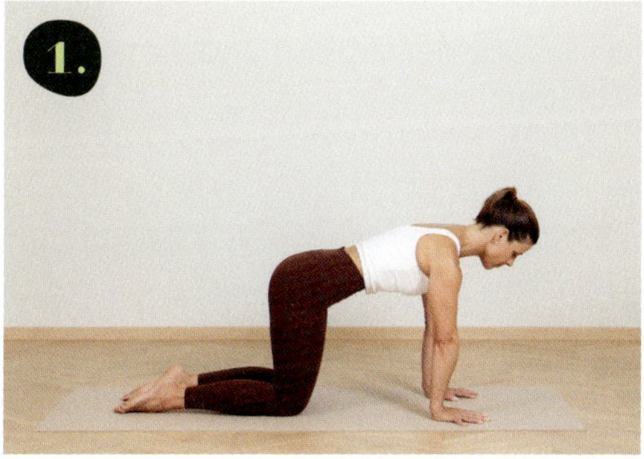

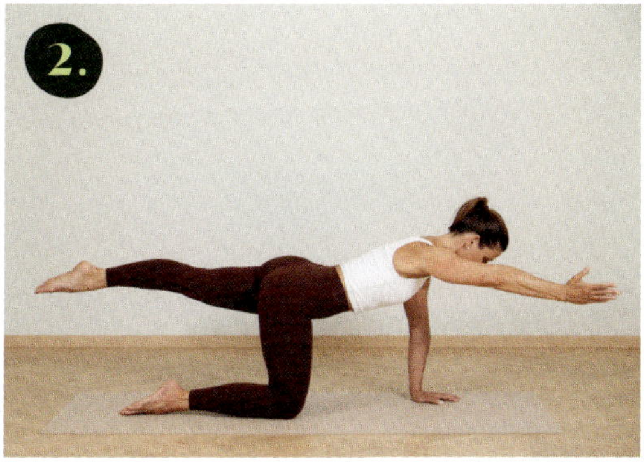

Seitliches Gleiten mit einem Bein

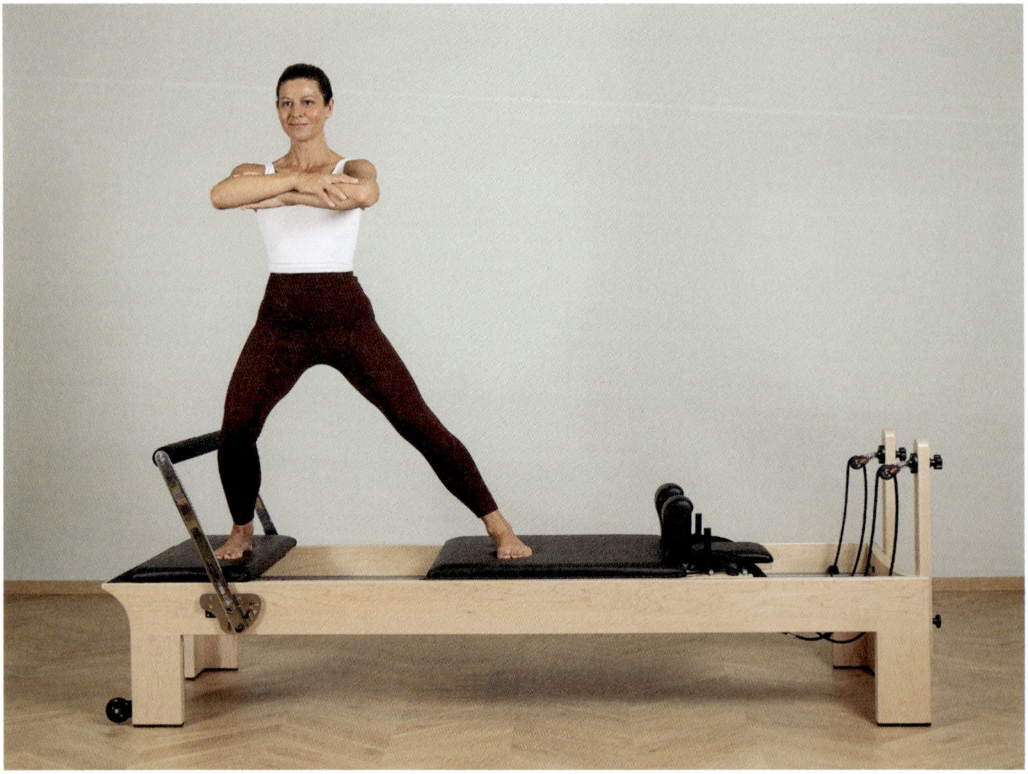

Intention der Übung: Du kräftigst mit dieser Übung deine Bein- und Gesäßmuskulatur und förderst das Gleichgewicht.

Equipment: Für diese Übung brauchst du keine Matte – lege einfach ein gefaltetes Handtuch unter deinen Fuß oder ziehe Socken an.

1. Stelle dich aufrecht hin, deine Füße stehen unter den Hüftgelenken, wobei ein Fuß auf einem Handtuch platziert ist. Deine Schultern sind entspannt, die Arme sind auf Brusthöhe verschränkt.
2. Aktiviere deine Körpermitte und beuge deine Knie leicht, um dich auf die Bewegung vorzubereiten.
3. Atme ein und verlagere dein Gewicht leicht auf das Bein ohne Handtuch, das Standbein, und beuge das Knie. Mit dem anderen Bein gleitest du seitlich am Boden entlang weg, bis es gestreckt ist. Mit der nächsten Ausatmung ziehst du das Bein kraftvoll und kontrolliert wieder zurück zur Ausgangsposition und streckst das Standbein wieder aus. Beide Beine bleiben während der gesamten Bewegung aktiv und unter Spannung.

Wiederhole die Bewegung 10-mal pro Seite.

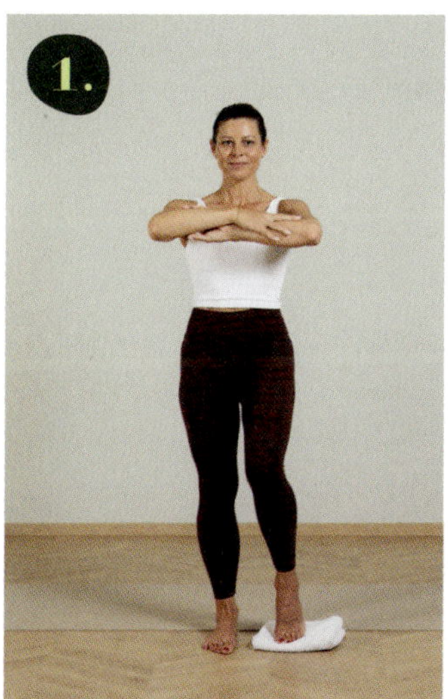

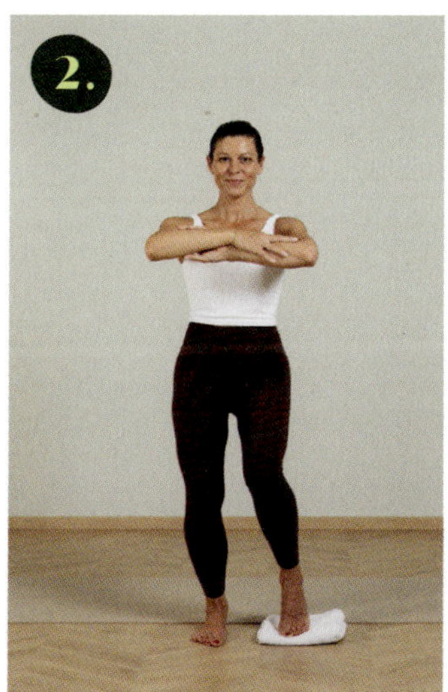

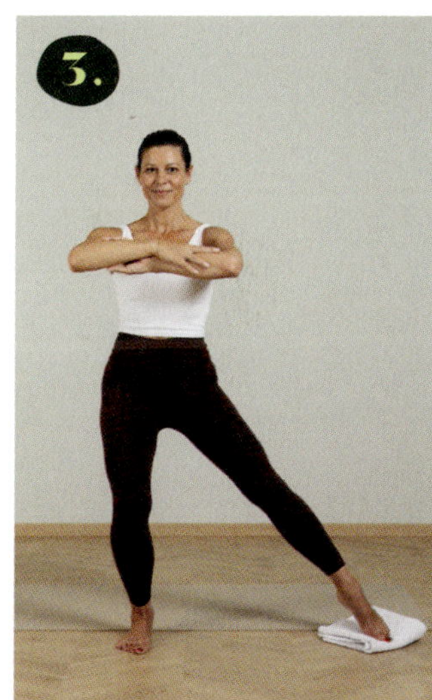

Tipp

Führe die Bewegung kontrolliert und bewusst aus – vermeide Schwung.

Variante für Fortgeschrittene

Du kannst das Tempo erhöhen und schnell weg und zurück gleiten. Lasse dein Standbein dabei gebeugt. Oder du beugst dein Standbein, gleitest mit dem anderen Bein weg und führst in der Position kleine, pulsierende Bewegungen aus.

Equipment: Für diese Übung benötigst du ein elastisches Band.

1. Für mehr Intensität platziere ein elastisches Band oberhalb deiner Knie um die Oberschenkel. So erhöhst du den Widerstand und machst die Übung noch herausfordernder, ohne sie zu verändern.
2. Führe das Gleiten am Boden wie in Schritt 3 der Hauptübung beschrieben mit dem Band aus.

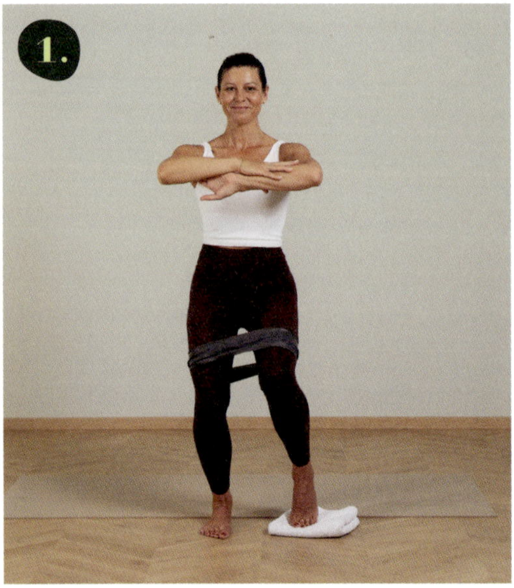

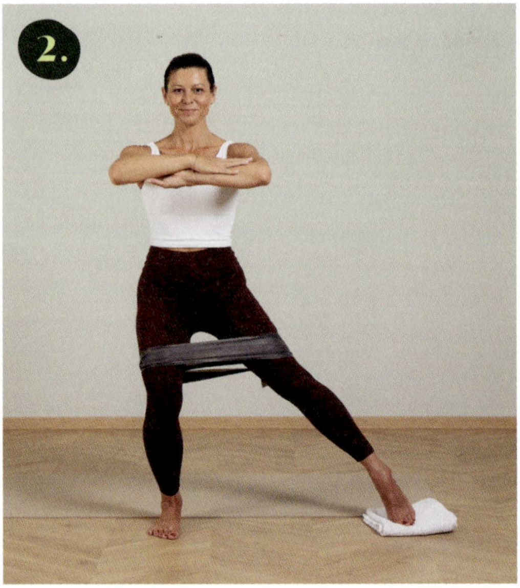

Ausfallschritt nach hinten im Stand

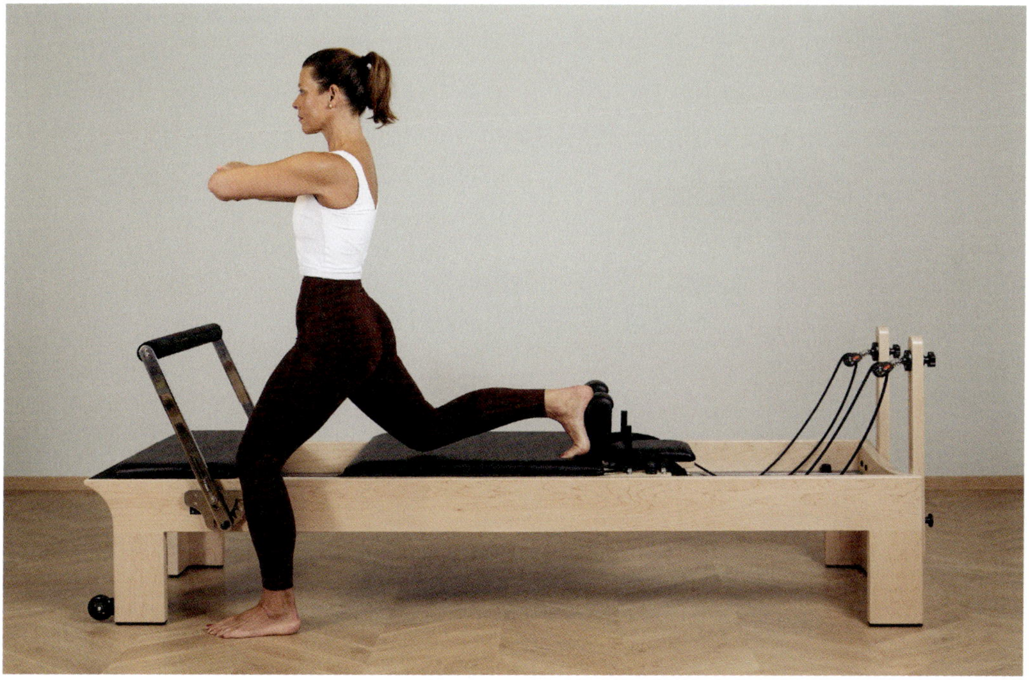

Intention der Übung: Du kräftigst deine Bein- und Gesäßmuskulatur und stärkst deine Rumpfmuskulatur und dein Gleichgewicht.

Equipment: Diese Übung führst du ohne Matte und mit Socken oder einem Handtuch aus, damit du über den Boden gleiten kannst.

1. Stelle dich aufrecht hin. Dein Blick ist nach vorne gerichtet, das Kinn leicht zum Brustbein geneigt. Die Schultern sind entspannt und bleiben tief, weg von den Ohren. Verschränke deine Arme vor der Brust. Beuge die Knie sanft und stelle einen Fuß auf ein Handtuch. Aktiviere deine Körpermitte und bereite dich auf die bevorstehende Bewegung vor.
2. Atme tief ein, beuge das Standbein leicht im Knie und gleite mit dem anderen Bein langsam nach hinten. Achte darauf, dass dein Becken stabil bleibt und du nicht ins Hohlkreuz fällst. Beim Ausatmen ziehe das Bein wieder nach vorne in die Ausgangsposition und strecke das Standbein wieder aus.

Wiederhole die Bewegung 10-mal pro Seite.

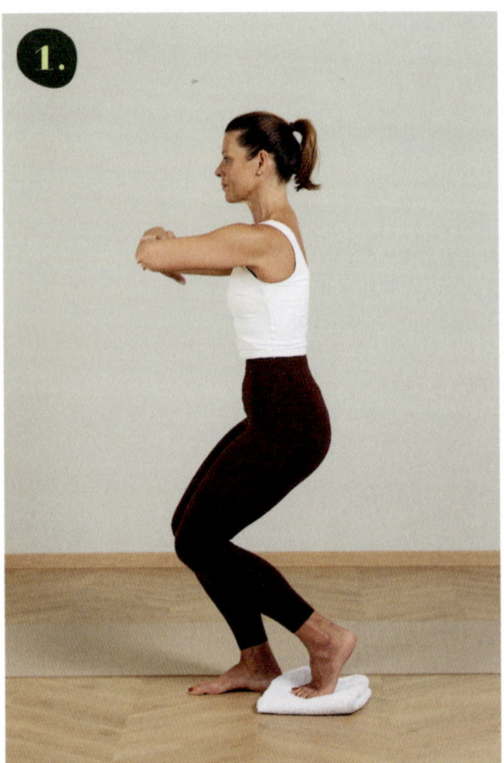

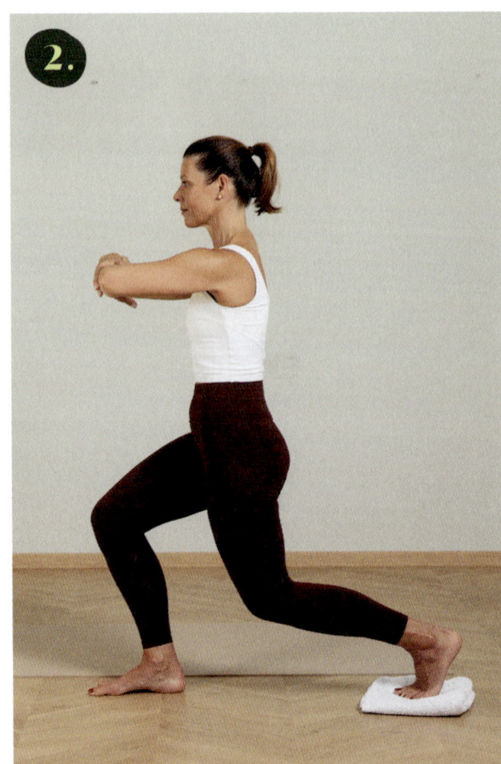

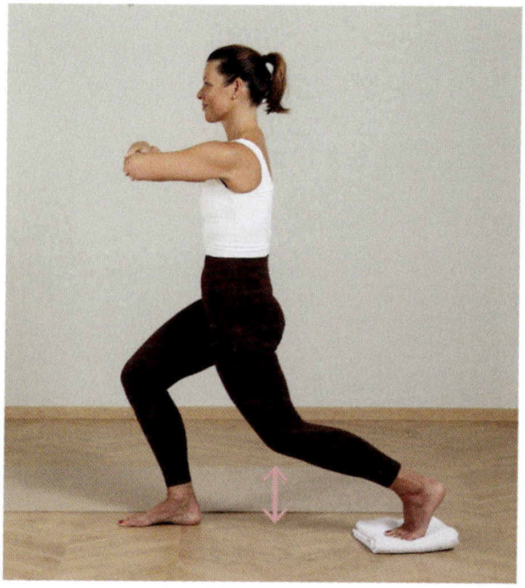

Variante 1 für Fortgeschrittene

Möchtest du noch intensiver arbeiten? Bleibe in der Position mit dem Bein hinten und ergänze dynamische Pulsbewegungen.

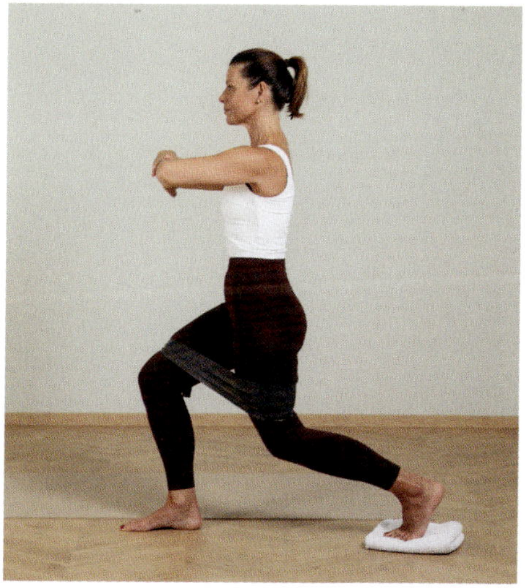

Variante 2 für Fortgeschrittene

Equipment: Für diese Übung benötigst du ein elastisches Band.

Wenn du die Intensität noch weiter steigern möchtest, kannst du zusätzlich ein Band um deine Oberschenkel binden. Dank des Widerstands, den das Band erzeugt, spürst du die Übung noch intensiver – für noch mehr Effekt in kurzer Zeit.

Tipp

Aus deiner Körpermitte kommen die Kraft und Kontrolle für die Bewegung.

Kniebeugen im Stand

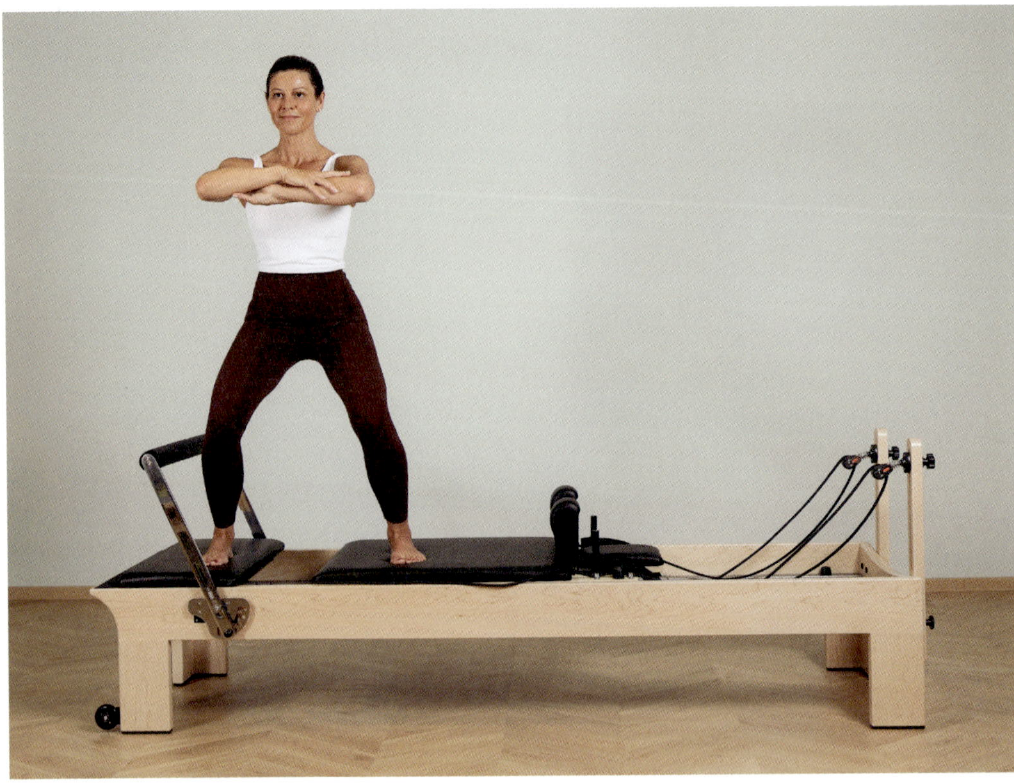

Die nächste Übung kennst du sicher: den Squat, im Deutschen Kniebeuge genannt. Ob am Reformer oder auf der Matte – Kniebeugen lassen sich überall wunderbar ausführen. Zugegeben, es ist keine klassische Pilates-Übung, doch mit den Prinzipien, die wir bereits geübt haben, wie Konzentration, Kontrolle, Präzision, Atmung, Bewegungsfluss und Zentrierung, gestalten wir daraus eine effektive Pilates-Variante.

Intention der Übung: Mit dieser Übung trainierst du Bewegungen aus dem Alltag, stärkst deine Bein- und Gesäßmuskulatur und verbesserst deine Haltung.

1. Stelle dich aufrecht hin. Deine Beine sind etwa schulterbreit geöffnet, die Füße stehen parallel zueinander. Dein Blick ist nach vorne gerichtet, die Schultern sind tief und entspannt. Verschränke deine Arme auf Brusthöhe. Aktiviere deine Körpermitte und bereite dich auf die Bewegung vor.
2. Atme tief ein, beuge deine Knie und senke deinen Körper. Stelle dir dabei vor, du würdest dich auf einen Hocker setzen. Versuche so tief wie möglich zu gehen. Halte den Rücken dabei lang und vermeide ein Hohlkreuz. Mit der Ausatmung kehrst du kontrolliert in die Ausgangsposition zurück.

Wiederhole die Übung 10-mal.

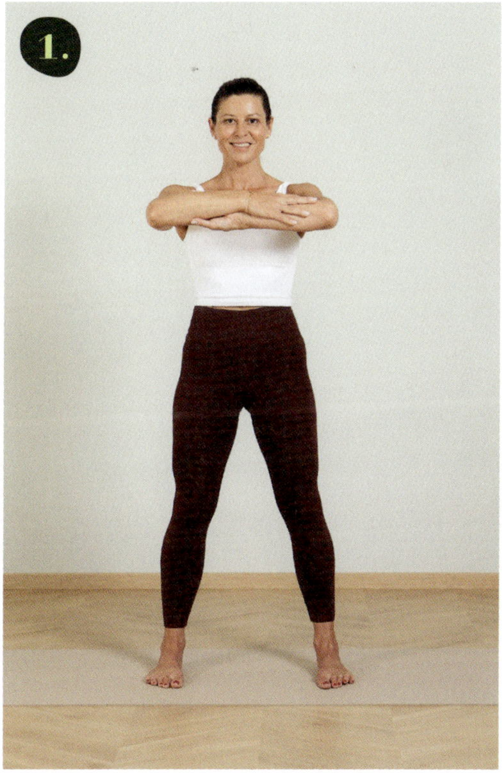

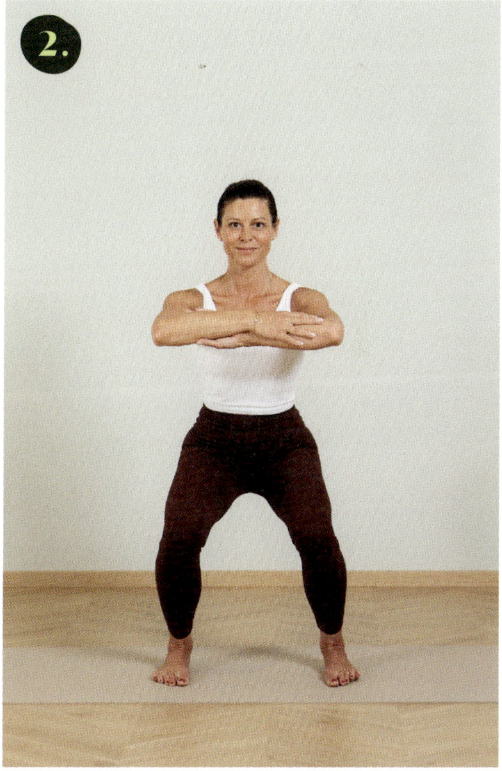

Variante 1 für Fortgeschrittene

Möchtest du die Intensität noch steigern? Bleibe nach dem letzten Durchgang unten und füge kleine, pulsierende Bewegungen hinzu.

Variante 2 für Fortgeschrittene

Equipment: Für diese Übung benötigst du ein elastisches Band.

1. Binde dir zusätzlich ein elastisches Band um deine Oberschenkel.
2. Führe die Kniebeuge dann wie in Schritt 2 der Hauptübung beschrieben mit dem Band durch.

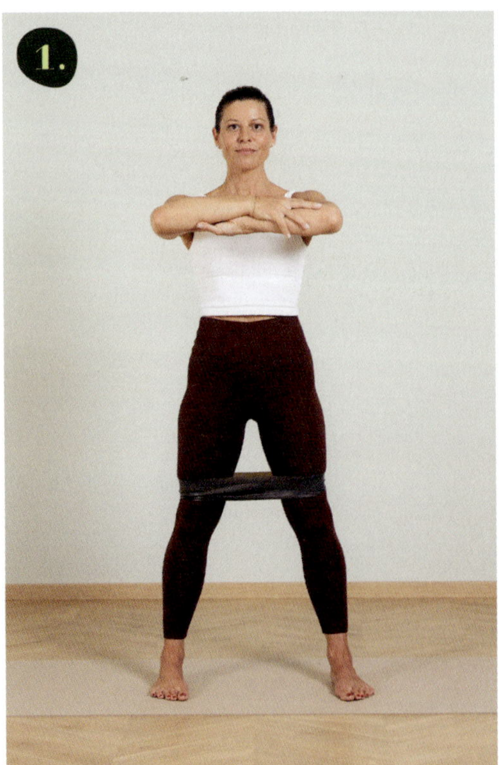

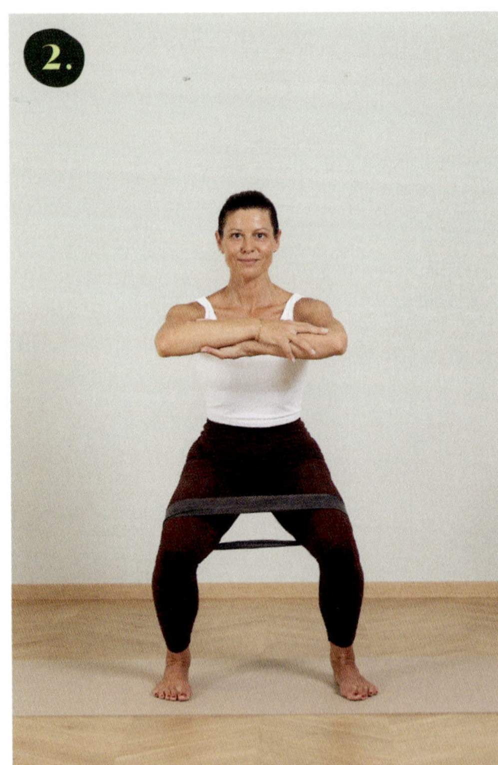

Kniebeugen im Stand mit Außenfußrotation

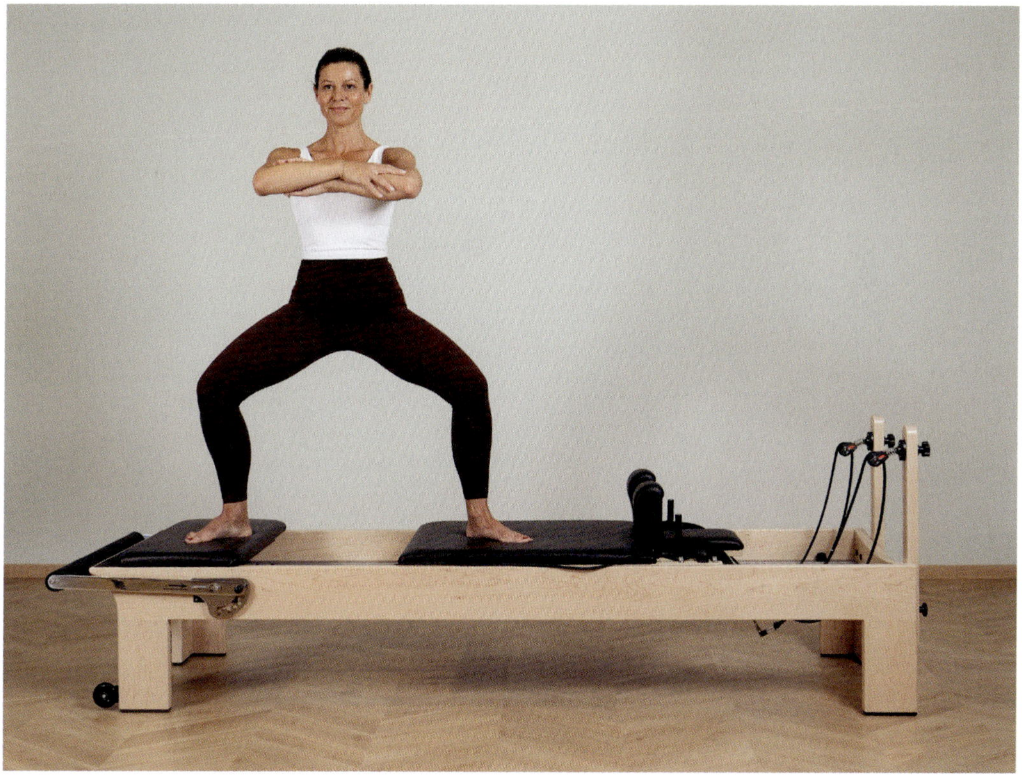

Intention der Übung: Du kräftigst deine Oberschenkel- und Gesäßmuskulatur und stärkst deine Rumpfmuskulatur.

1. Die Ausgangsposition ist ähnlich wie bei der vorherigen Übung, jedoch mit ausrotierten Beinen. Die Fersen zeigen zueinander, die Fußspitzen nach außen. Dein Oberkörper bleibt aufrecht und stabil, die Schultern entspannt. Aktiviere dein Powerhouse.

2. Atme ein und senke dich in die Kniebeuge – wie schon in der vorherigen Übung, mit dem kleinen Unterschied, dass deine Knie offen sind und zu den Seiten zeigen.
3. Hebe beim Einatmen zusätzlich deine Fersen hoch. Atme ein und stelle die Fersen wieder ab. Mit der nächsten Ausatmung komme wieder hoch in die Ausgangsposition.

Wiederhole die Übung 10-mal.

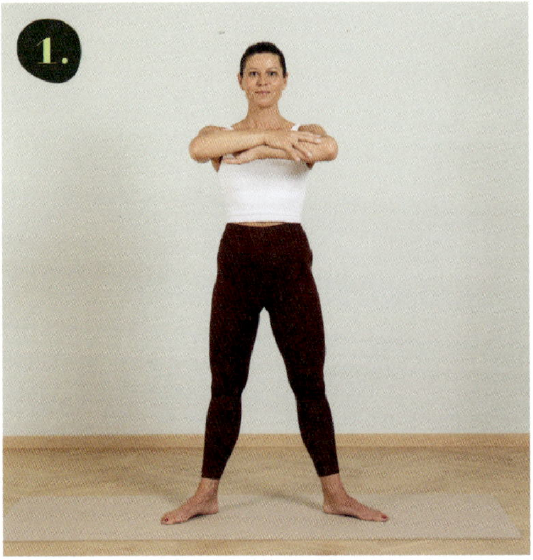

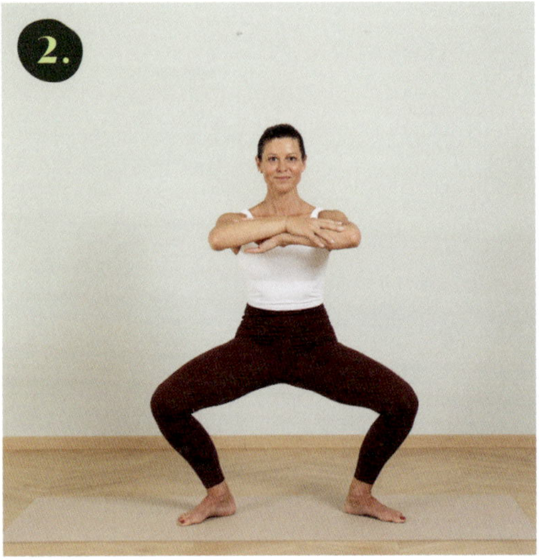

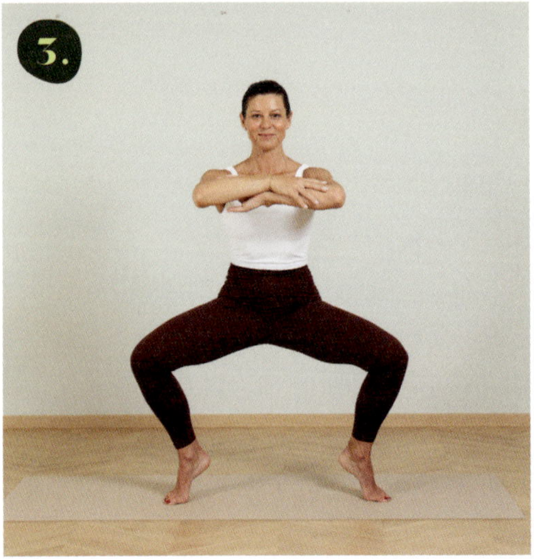

Variante 1 für Fortgeschrittene

Für noch mehr Intensität kannst du bei der Übung auch in der tiefen Position bleiben und kleine federnde Bewegungen hinzufügen, um deine Muskulatur zusätzlich zu fordern.

Variante 2 für Fortgeschrittene

Equipment: Für diese Übung benötigst du ein elastisches Band.

1. Wenn du ein elastisches Band um die Oberschenkel bindest, erzeugst du mehr Widerstand. Stelle dich dazu aufrecht hin wie in Schritt 1 der Hauptübung beschrieben und binde das Band um die Oberschenkel.
2. Atme ein und senke dich in die Kniebeuge mit geöffneten Knien, die zu den Seiten zeigen.
3. Hebe beim Einatmen zusätzlich deine Fersen an. Beim Ausatmen stellst du die Fersen wieder ab. Mit der nächsten Ausatmung kommst du wieder in die Ausgangsposition.

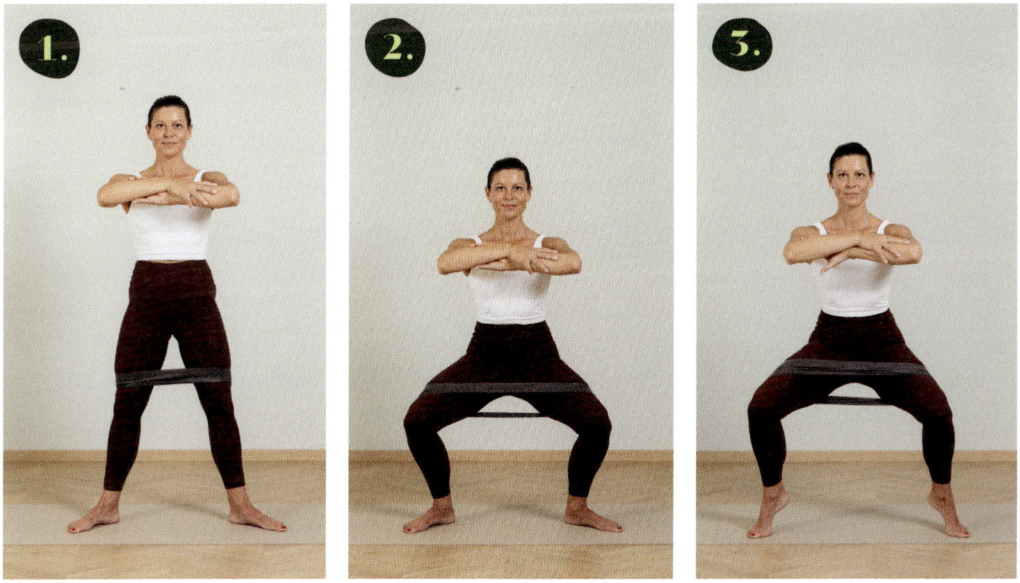

Knicks-Ausfallschritt

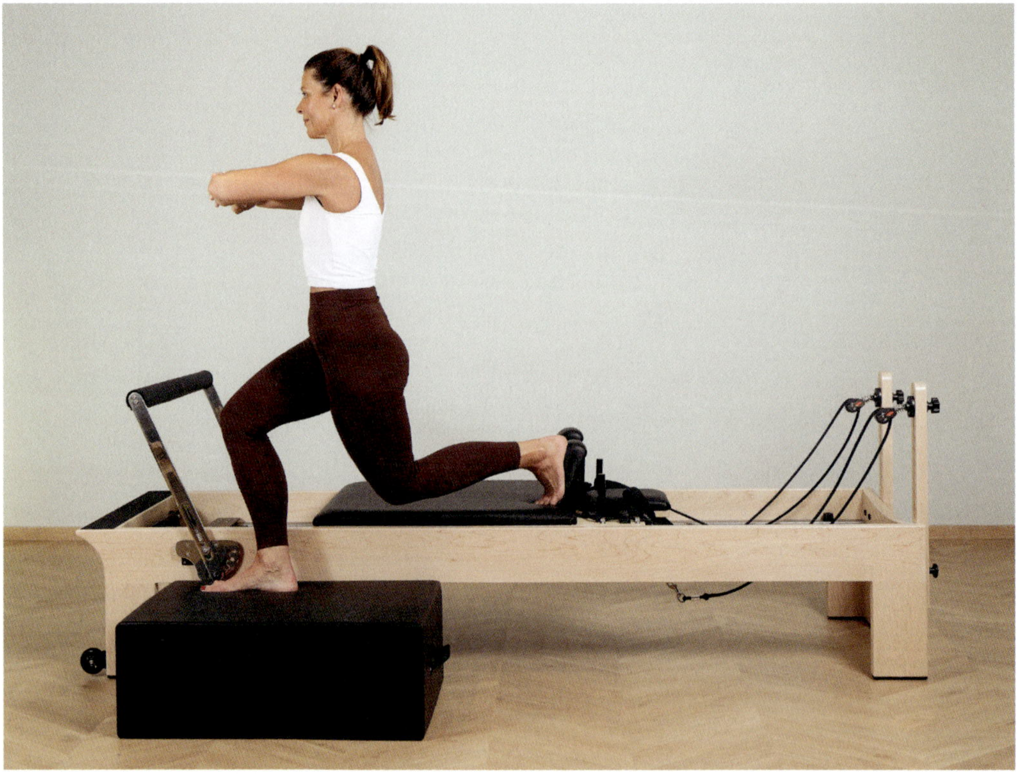

Diese Position erinnert mich immer an einen höflichen Knicks, wie man ihn aus historischen Filmen oder Märchen kennt. Wenn die gesamte Trainingsgruppe vor mir die Übung nachmacht, ergibt das immer ein ganz amüsantes Bild, das mich zum Schmunzeln bringt.

Intention der Übung: Du stärkst deine Gesäß- und Oberschenkelmuskulatur, verbesserst die Rumpfstabilität und förderst die funktionelle Beweglichkeit.

Equipment: Diese Übung wird ohne Matte und mit Socken oder gefaltetem Handtuch ausgeführt, damit du gut über den Boden gleiten kannst.

1. Stelle dich für die Ausgangsposition aufrecht hin und platziere deine Füße unter die Hüftgelenke. Richte dich gut in die Länge aus. Deine Arme sind auf Brusthöhe verschränkt – du kannst sie natürlich auch ausstrecken oder noch zusätzliche Bewegung hinzufügen. Aktiviere deine Körpermitte und bereite dich vor.
2. Mit der Einatmung machst du mit einem Bein einen Ausfallschritt schräg hinter dein Steißbein – in einen »Hofknicks«. Gleichzeitig beugst du dein Standbein. Atme aus und gleite kontrolliert zurück in die Ausgangsposition.

Wiederhole die Bewegung 10- bis 12-mal pro Seite.

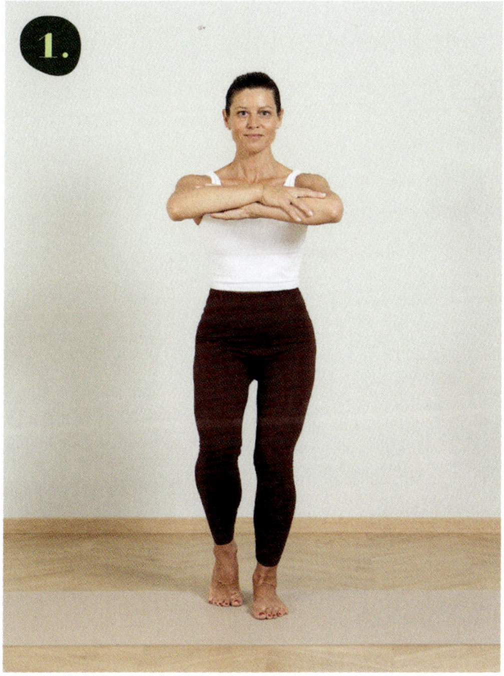

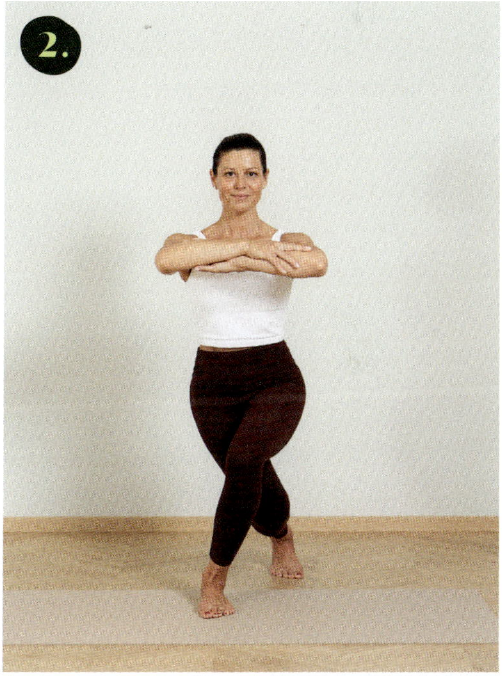

Variante 1 für Fortgeschrittene

Du kannst kleine, federnde Bewegungen integrieren, um die Intensität zu erhöhen.

Variante 2 für Fortgeschrittene

Equipment: Für diese Übung benötigst du ein elastisches Band.

1. Mit einem elastischen Band um die Oberschenkel verstärkst du den Widerstand. Stelle dich dazu in die Ausgangsposition wie in Schritt 1 der Hauptübung, wobei du das Band um den Oberschenkel bindest.
2. Führe die Knicksbewegung wie in Schritt 2 der Hauptübung durch und arbeite mit der gleichen Wiederholungszahl auf beiden Seiten.

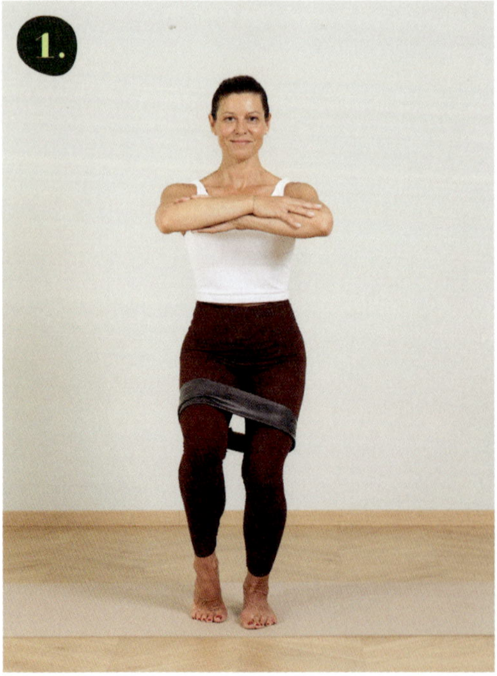

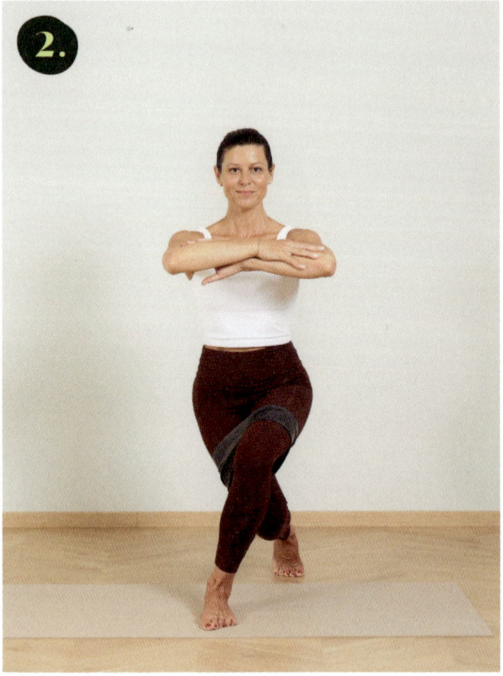

Langes Strecken in der Liegestützposition

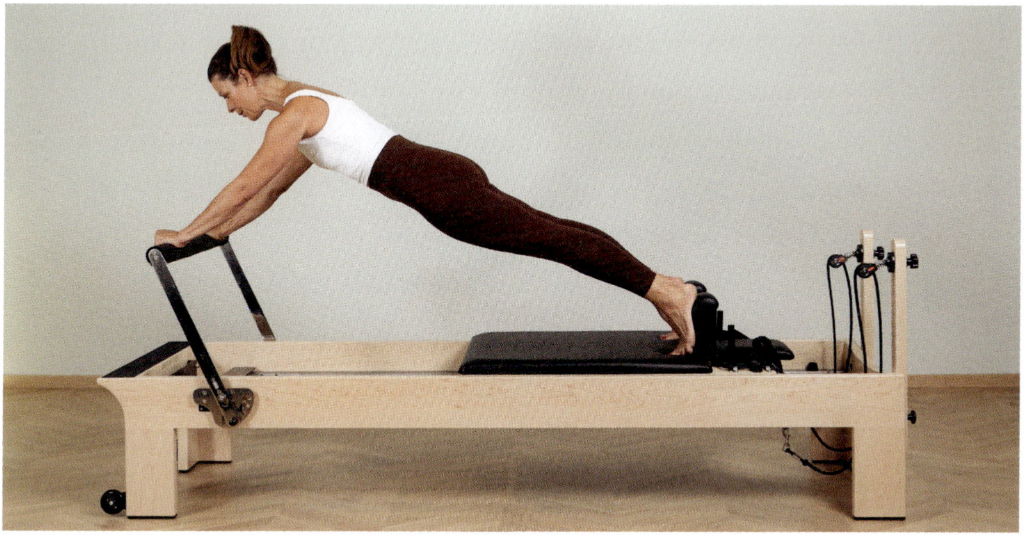

Intention der Übung: Du kräftigst mit dieser Übung die tiefe Bauchmuskulatur, verbesserst die Schulterstabilität und deine Ganzkörperspannung.

Tipp

Achte darauf, deine Ellenbogen nicht zu überstrecken. Ich spreche aus eigener Erfahrung: Es ist gar nicht so leicht, sich das abzugewöhnen, wenn man es über Jahre automatisch gemacht hat. Halte außerdem deine Hände aktiv mit dem Boden verbunden. So verteilst du den Druck besser und entlastest deine Handgelenke.

Du kannst deine Matte leicht zusammenfalten und die Handgelenke darauf platzieren, das schafft eine kleine Erhöhung für dein Handgelenk.

1. Komme in eine stabile Liegestützposition. Platziere deine Hände direkt unter den Schultern, die Finge sind dabei aktiv und gespreizt. Nutze deine Handballen und auch die Fingerspitzen, damit du deine Handgelenke entlastest. Drücke dich leicht vom Boden ab. Stabilisiere deine Schultermuskulatur. Deine Beine sind lang und nach hinten ausgestreckt. Die Wirbelsäule bleibt lang. Jetzt kommt wieder unser Satz, der jede Übung einleitet: Atme tief ein und bereite dich auf die bevorstehende Übung vor.
2. Atme aus, aktiviere dein Powerhouse und verlagere das Körpergewicht nach hinten. Der ganze Körper bleibt in einer Linie! Vergiss nicht, deine Gesäßmuskulatur zu aktivieren.
3. Mit der nächsten Einatmung kommst du wieder zur Ausgangsposition und verlagerst das Gewicht nach vorne. Der Oberkörper bleibt dabei stabil.

Wiederhole die Bewegung 8- bis 10-mal.

Variante für Einsteigerinnen

Führe die Übung in der Vierfüßlerposition aus. Diese Variante bietet dir mehr Stabilität und Kontrolle, für eine bewusstere und präzisere Ausführung.

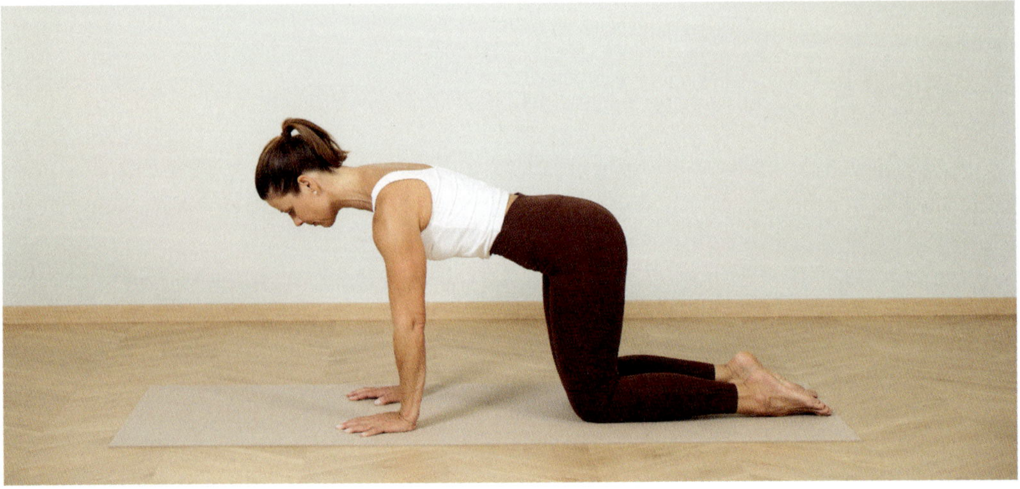

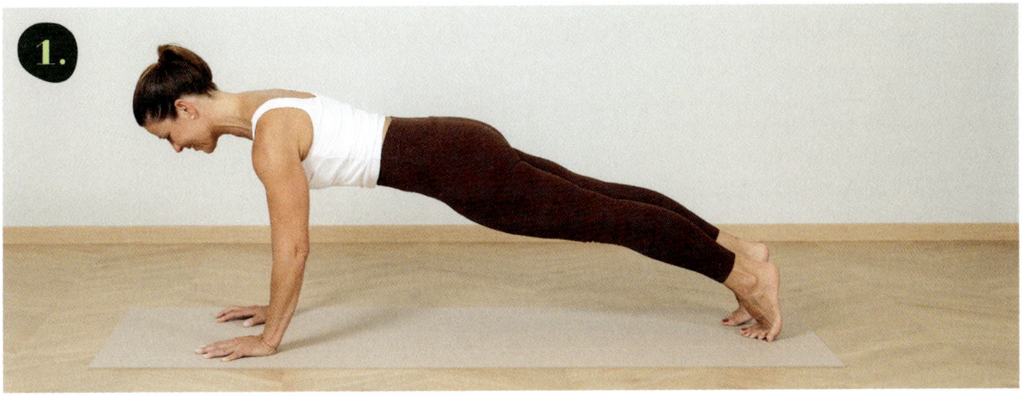
1.

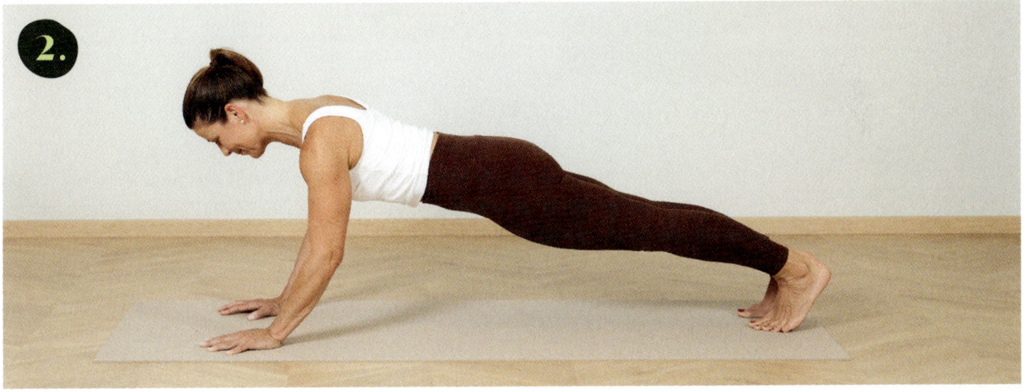
2.

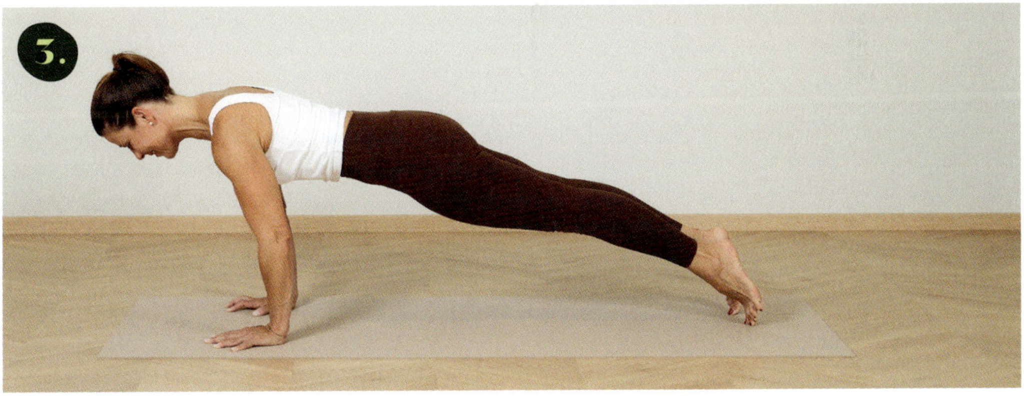
3.

Langes Strecken in der Liegestützposition mit Beinheben

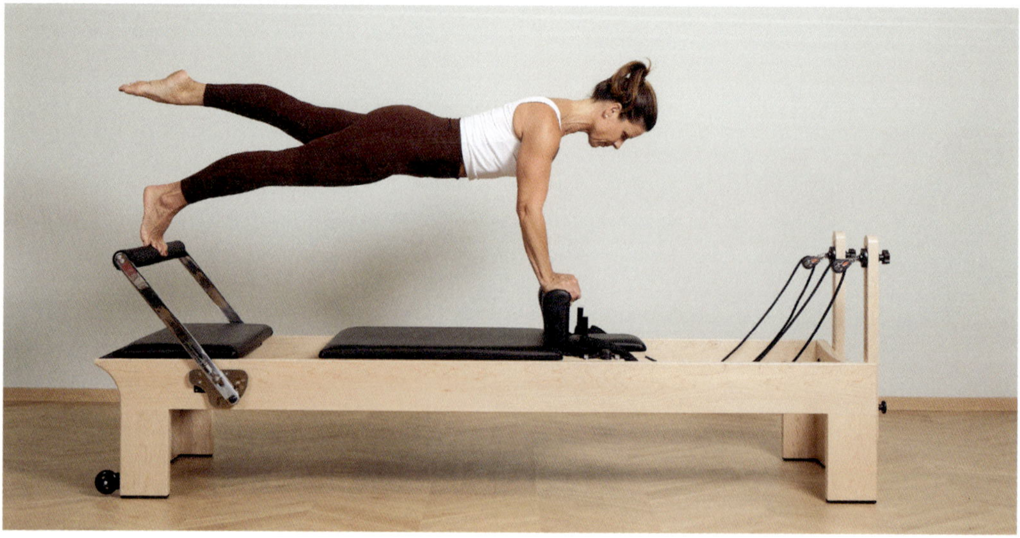

Intention der Übung: Du stärkst deine tiefe Bauch- und Armmuskulatur, verbesserst die Stabilität der Schulter und förderst die Ganzkörperspannung.

1. Komme in eine Liegestützposition, richte dich gut aus und aktiviere die Körpermitte. Atme ein und hebe ein Bein an, ohne das Becken zu bewegen.
2. Atme aus und verlagere das Gewicht nach hinten, als würdest du das Bein weiter verlängern.
3. Mit der Einatmung verlagere den Körper wieder nach vorn, das Bein bleibt oben. Atme aus, komme zurück in die Ausgangsposition und senke das Bein kontrolliert ab. Wechsle dann die Seite.

Wiederhole die Übung 3-mal pro Seite.

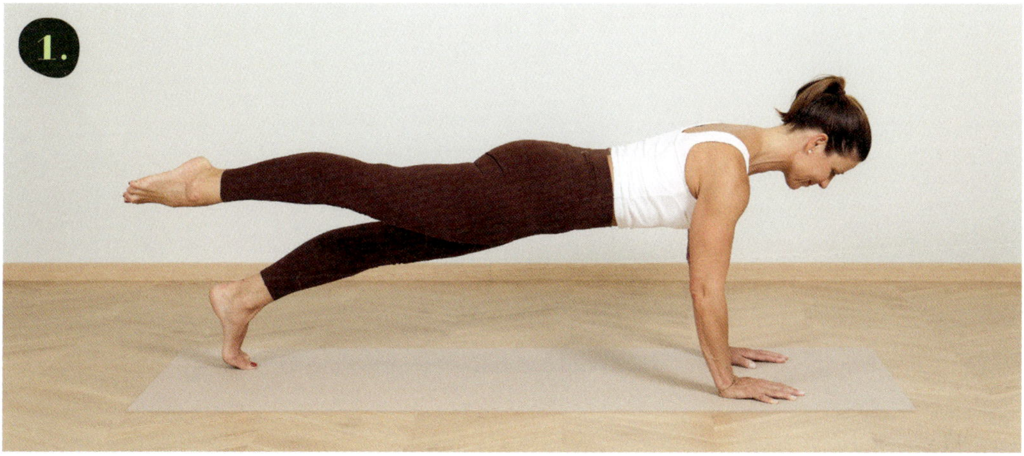
1.

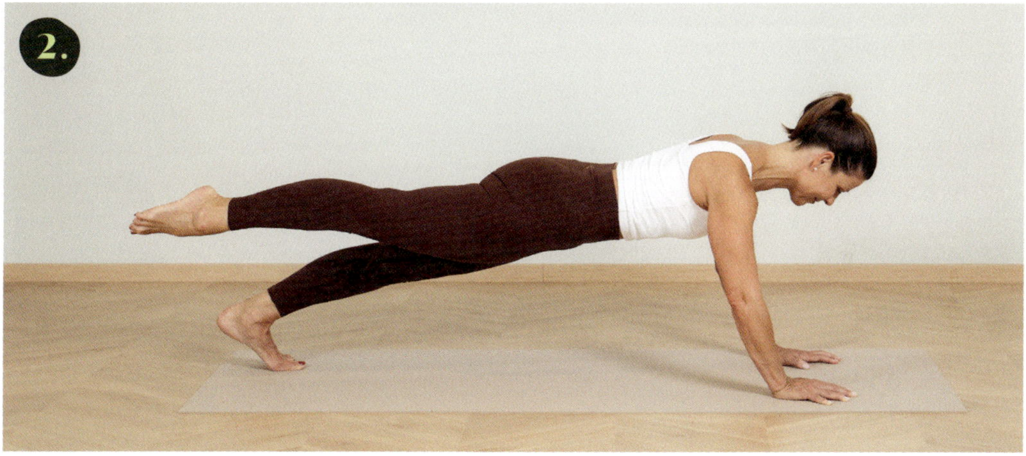
2.

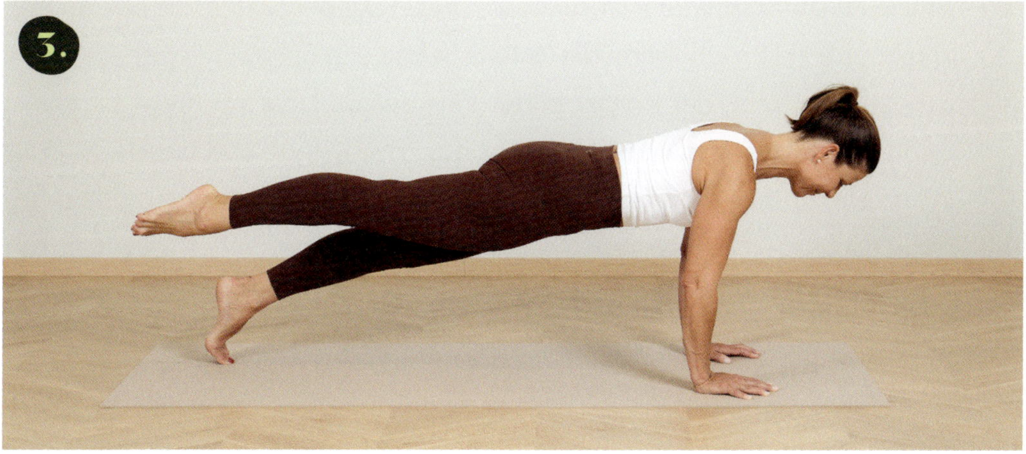
3.

Unterarmstütz zur umgekehrten V-Position

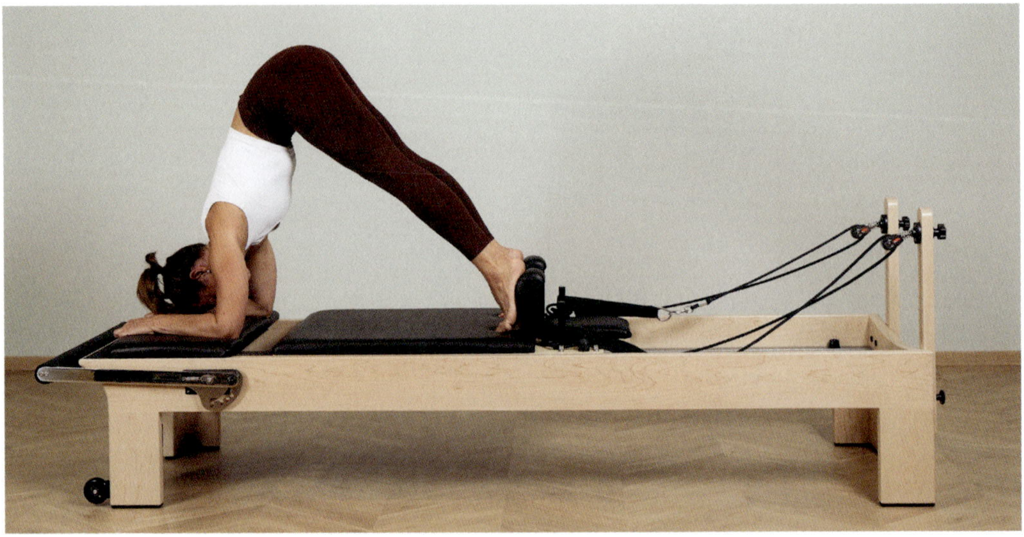

Intention der Übung: Du stärkst den ganzen Körper und dehnst deine Wadenmuskulatur, wenn du in der V-Position die Fersen zum Boden ziehst.

1. Starte im Unterarmstütz: Unterarme parallel auf der Matte, die Ellenbogen direkt unter den Schultern, die Halswirbelsäule in natürlicher Verlängerung zu den Schultern, der Körper bildet eine gerade Linie von Kopf bis Ferse. Schiebe die Fersen nach hinten, aktiviere Powerhouse und Gesäß.
2. Atme ein, drücke dich kraftvoll von der Matte weg und schiebe dein Becken nach oben und hinten, bis dein Körper die Form eines umgekehrten »V« einnimmt. Halte deine Körperspannung aufrecht. Atme aus, senke dein Becken und kehre zurück in die Unterarmstützposition.

Wiederhole die Übung 8- bis 10-mal.

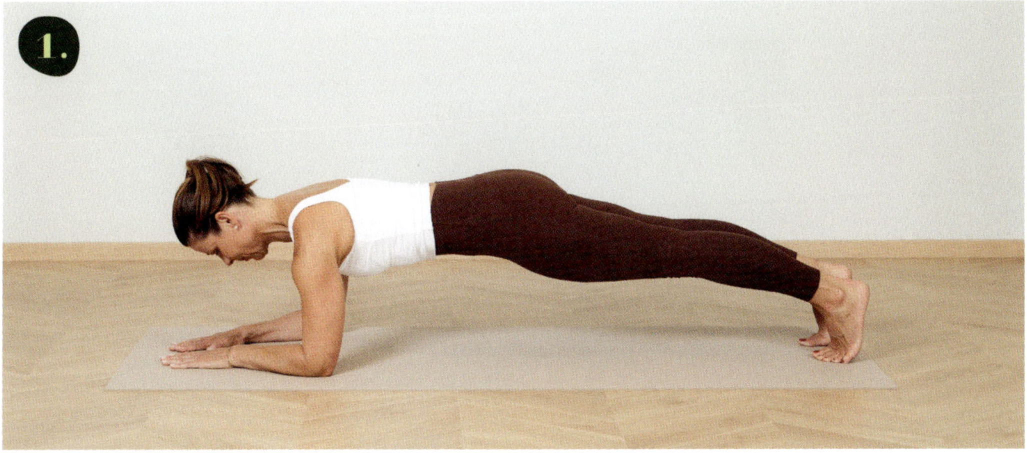

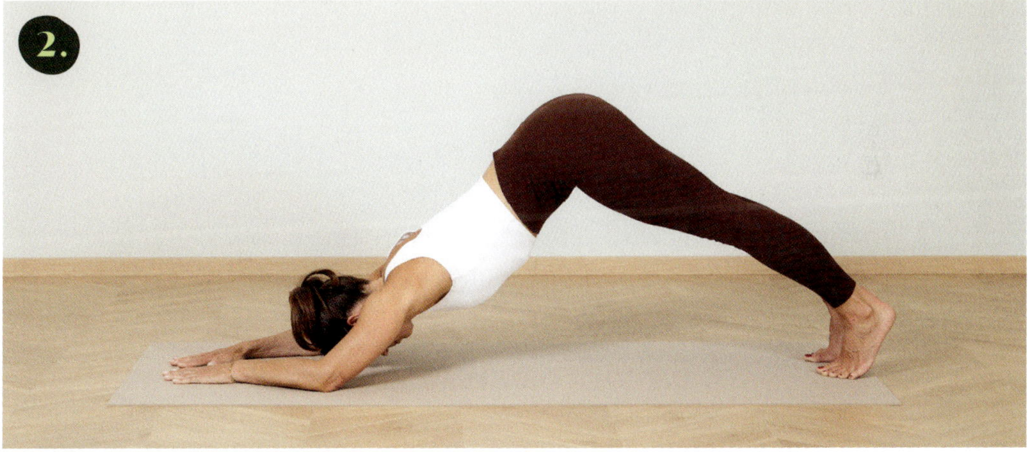

Variante für Einsteigerinnen

Mir ist bewusst, dass die Übung ziemlich anspruchsvoll ist. Baue daher gerne zwischen den Wiederholungen eine Pause ein und lege dabei deine Knie ab.

Umgekehrter Liegestütz mit Armbeugen

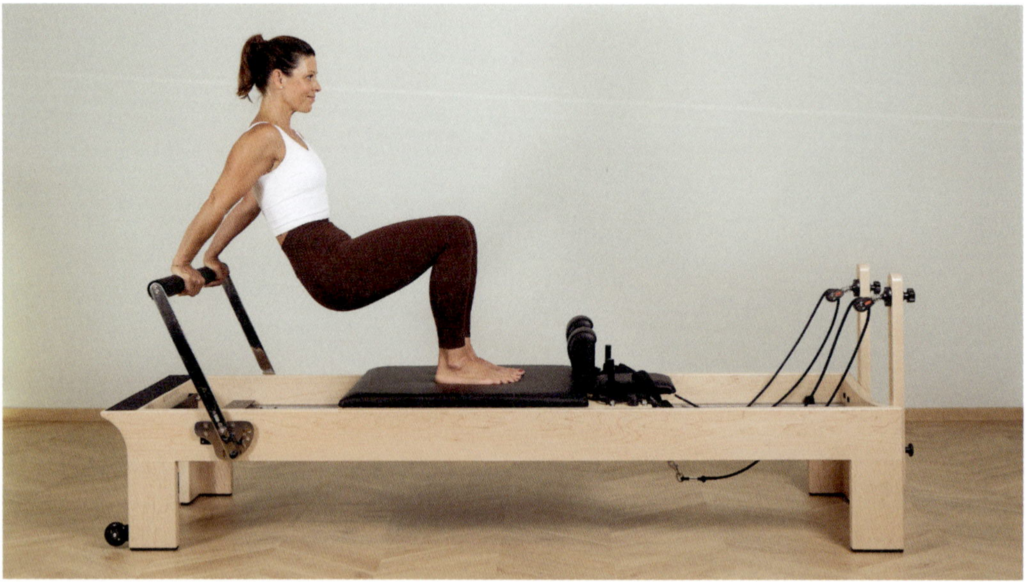

Ich weiß, die nächste Übung wird vermutlich nicht deine Lieblingsübung werden. Aber glaube mir: Sie vereint viele wertvolle Aspekte. Sie öffnet den Brustkorb, dehnt die oft verkürzten Brustmuskeln und bringt gleichzeitig deinen Trizeps zum Arbeiten. Also genau das Gegenteil des klassischen Liegestützes. Eine überraschend gute Kombination.

Intention der Übung: Du stärkst deine Arm-, Schulter- und obere Rückenmuskulatur und öffnest deinen Brustkorb.

Variante für Einsteigerinnen

Führe die gesamte Übung im Sitzen durch – dein Becken bleibt am Boden.

1. Setze dich aufrecht auf die Matte und stelle deine Füße angewinkelt auf. Platziere deine Hände schulterbreit hinter dem Gesäß auf der Matte, die Fingerspitzen zeigen zu den Füßen. Dein Blick ist nach vorne gerichtet. Atme tief ein und bereite dich auf die kommende Übung vor.
2. Mit der Ausatmung aktiviere deine Körpermitte und hebe das Becken an, bis dein Körper eine tischähnliche Form bildet. Atme ein und halte die Position stabil.
3. Beuge die Arme im Ellenbogen, achte darauf, dass deine Ellenbogen nicht zur Seite zeigen, sondern in einer Linie bleiben. Atme aus und strecke die Arme wieder durch.

Wiederhole die Übung 8- bis 10-mal.

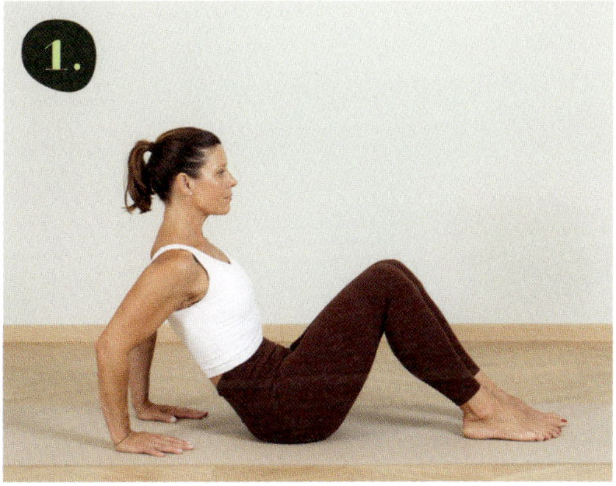

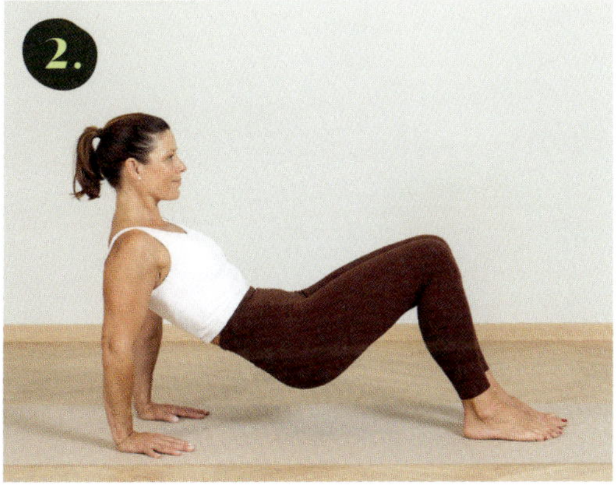

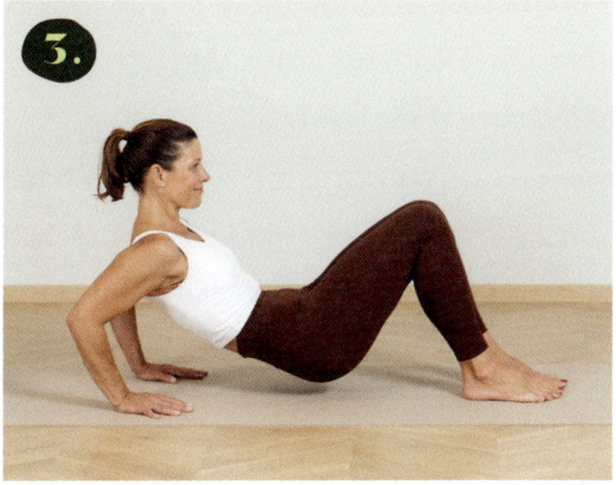

Tipp

Lasse dein Becken nicht fallen und halte deine Gesäß- und Beinmuskulatur aktiv.

Sanfte Rückenstreckung in der Bauchlage

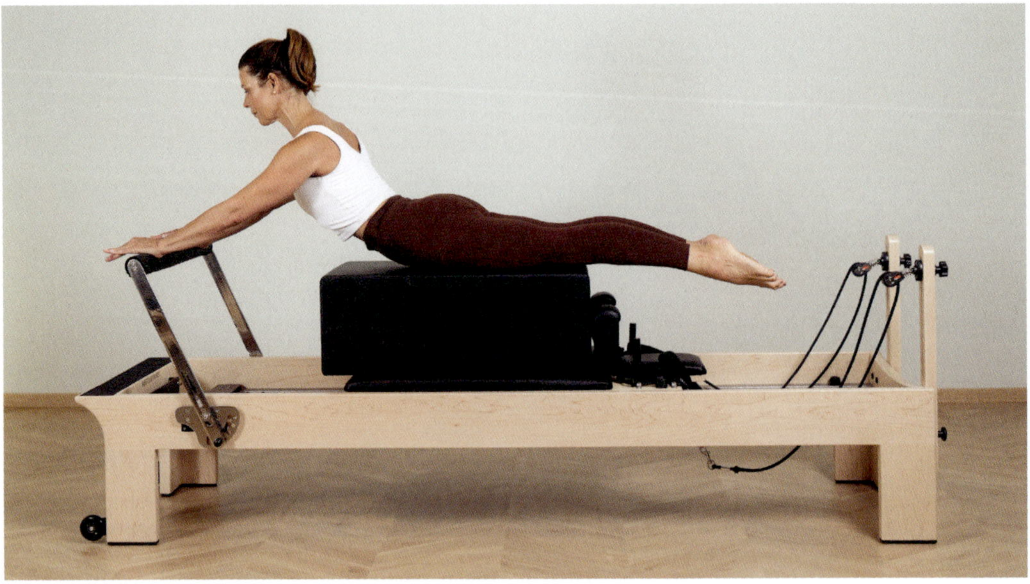

Intention der Übung: Diese Übung verlängert deine Wirbelsäule.

1. Begib dich in Bauchlage, strecke die Beine lang aus, die Füße liegen locker auf. Platziere die Unterarme am Boden, die Ellbogen unter den Schultern. Atme aus und hebe Kopf, Schultern und Brustbein sanft an.
2. Drücke dich leicht mit den Händen in den Boden, ohne die Arme durchzustrecken. Die Schultern bleiben tief und entspannt, der Hals ist lang. Atme ein und halte die Position. Kehre mit der Ausatmung langsam zur Ausgangsposition zurück. Genieße die Dehnung entlang der Wirbelsäule.

Wiederhole die Bewegung mindestens 6-mal oder so oft, wie sie sich für dich gut anfühlt.

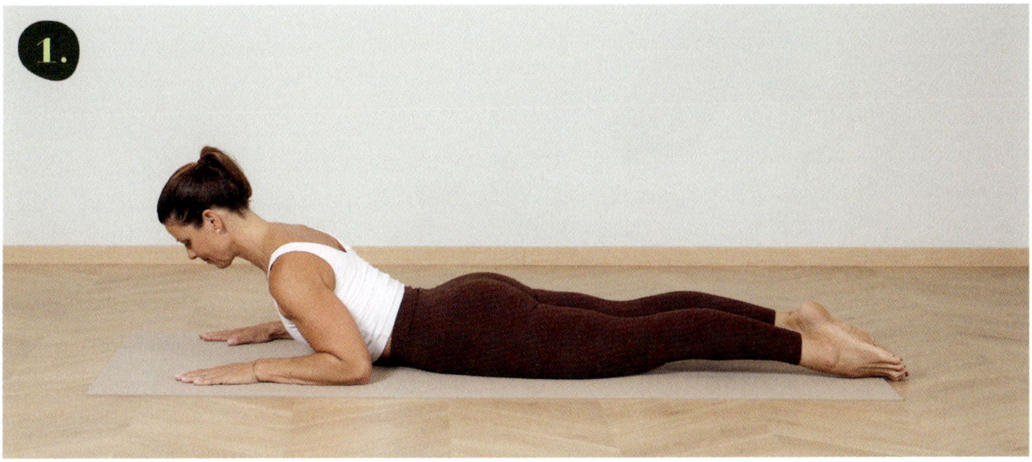
1.

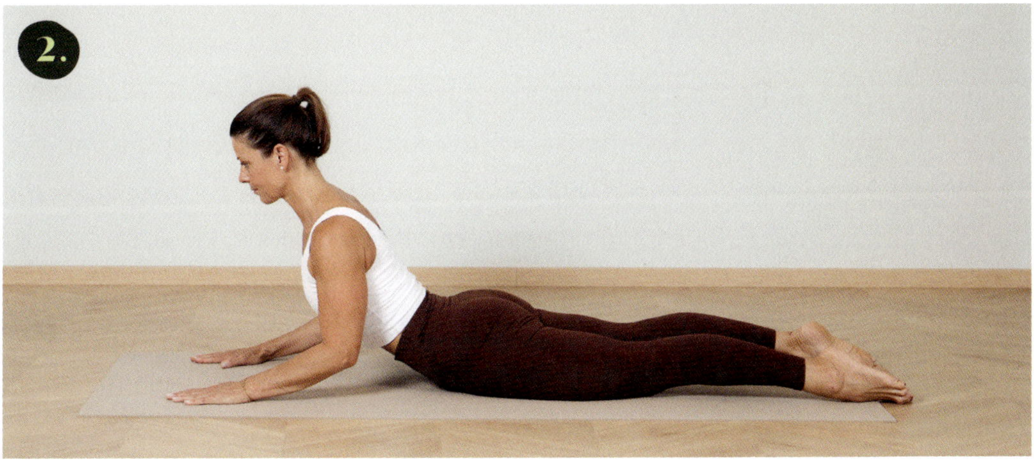
2.

Beckenrolle

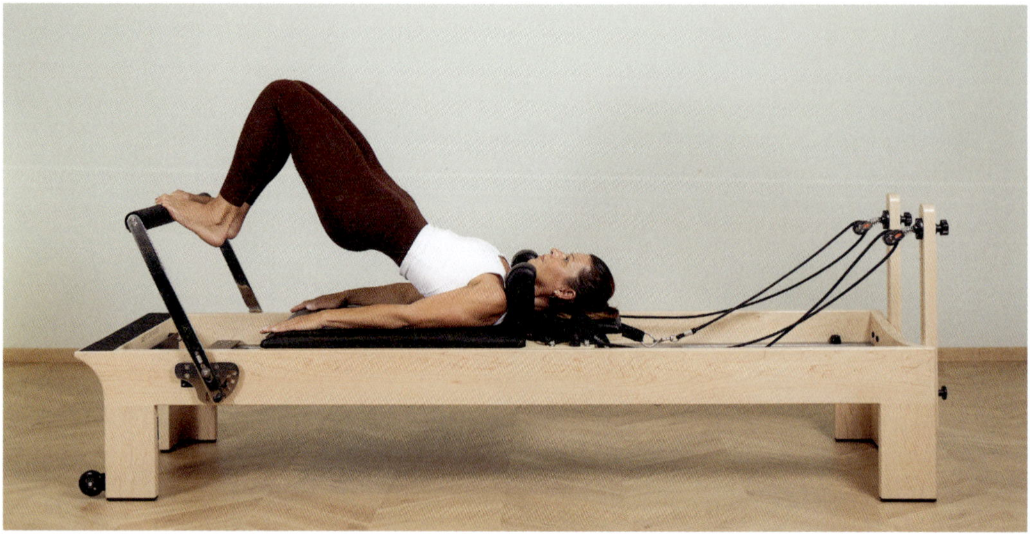

Erinnerst du dich an die Kräftigungsübungen in der Schulterbrückenposition? Bei diesen Übungen lag der Schwerpunkt auf der Kräftigung des Gesäßes und der Oberschenkelrückseite. Jetzt nutzen wir die Schulterbrücke zur Mobilisierung der Wirbelsäule – eine neue Qualität derselben Bewegung.

Intention der Übung: Du mobilisierst die Wirbelsäule mit bewusstem Auf- und Abrollen des Rückens und dehnst die vordere Hüft- und Oberschenkelmuskulatur.

Tipp

Lasse deinen mittleren Rücken und dein Becken beim Abrollen nicht den unteren Rücken überspringen. Mir persönlich fiel es lange schwer, zuerst den unteren Rücken und erst danach das Becken auf der Matte abzulegen. Das bedarf einiger Übung.

1. Beginne in der Rückenlage auf deiner Matte. Stelle die Beine auf und lege deine ausgestreckten Arme entspannt neben den Oberkörper. Deine Wirbelsäule ist lang. Atme tief ein und bereite dich auf die bevorstehende Bewegung vor.
2. Mit der Ausatmung aktiviere deine Körpermitte und kippe dein Becken, ziehe das Schambein Richtung Bauchnabel und beginne, dich Wirbel für Wirbel von der Matte zu lösen – zuerst das Becken, dann nach und nach deine Wirbelsäule bis hin zu den Schulterblättern. Atme ein, stabilisiere deinen Körper und rolle bei der Ausatmung deine Wirbelsäule Wirbel für Wirbel wieder zurück auf die Matte in die Ausgangsposition, lege als Letztes dein Becken wieder ab.

Wiederhole die Bewegung 10- bis 12-mal.

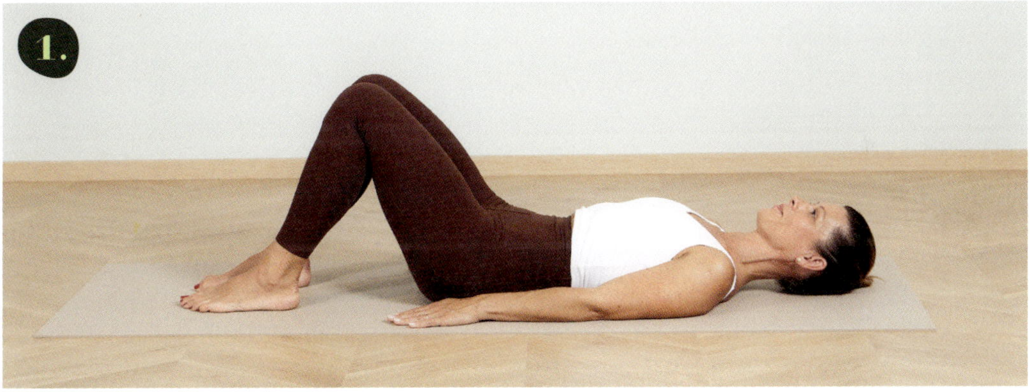

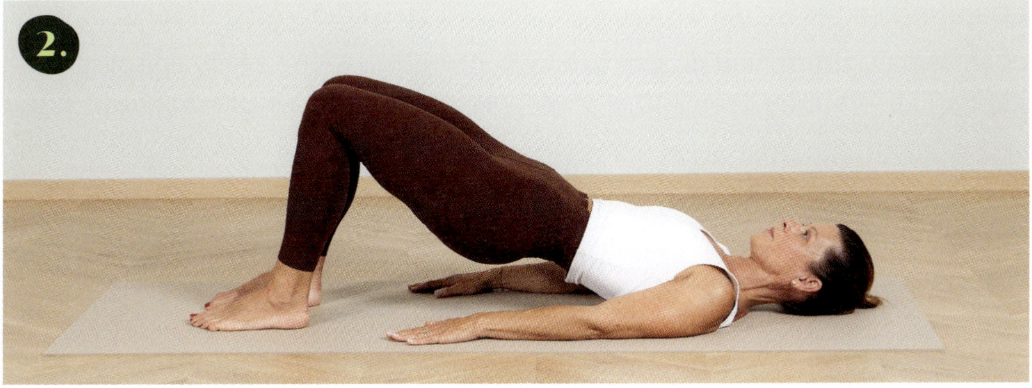

Kreise mit gestrecktem Bein in der Rückenlage

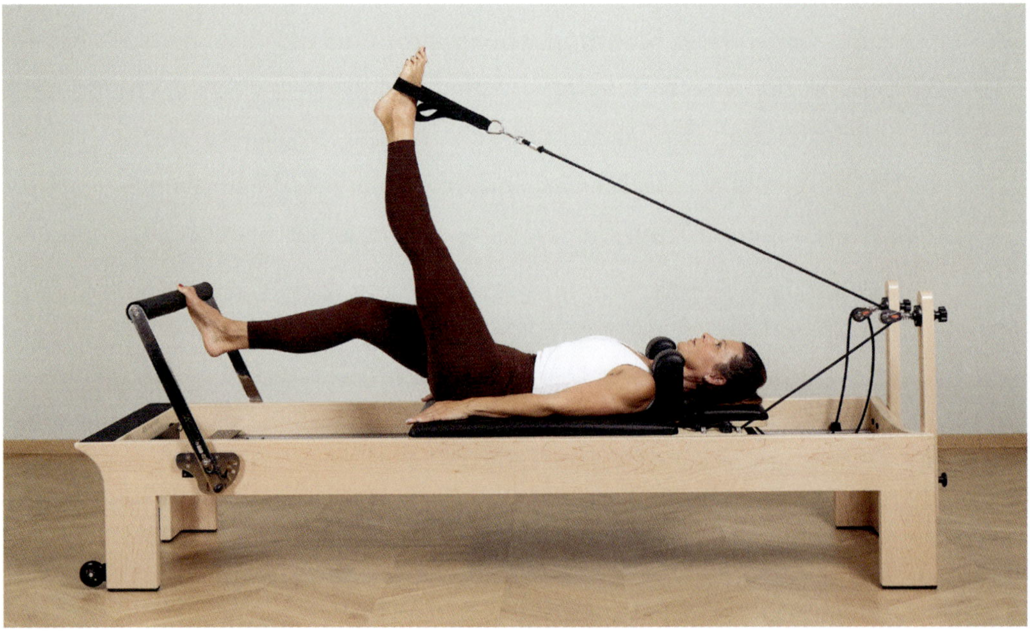

Diese Übung wird oft unterschätzt. Was kann schon dabei sein, ein Bein in der Luft kreisen zu lassen? Doch ich bin mir ziemlich sicher, dass du bald spüren wirst, wie herausfordernd es ist, das Bein ruhig in der Luft zu halten – ganz besonders, wenn es anfängt zu zittern und du gleichzeitig kontrollierte Kreise zeichnen sollst, ohne das Becken zu bewegen. Glaube mir: Diese Übung erfordert mehr Kontrolle, Stabilität und Konzentration, als es auf den ersten Blick erscheint.

Intention der Übung: Bei dieser Übung verbesserst du die Beckenstabilität und natürlich mobilisierst du dein Hüftgelenk.

1. Lege dich in Rückenlage auf die Matte, die Beine ausgestreckt, die Arme seitlich neben dem Körper. Atme tief ein und bereite dich auf die Übung vor.
2. Mit der Ausatmung aktiviere dein Powerhouse und strecke ein Bein kontrolliert nach oben.
3. Atme ein und führe das gestreckte Bein zunächst über die Mitte nach unten.
4. Mit der Ausatmung kreist du das Bein über die Seite in die Ausgangsposition zurück. Halte während der gesamten Bewegung deine Körpermitte und dein Becken stabil. Nach 6 Wiederholungen wechsle die Kreisrichtung: Beginne in der Ausgangsposition und kreise das Bein diesmal mit der Ausatmung über die Seite nach unten und dann wieder hoch.

Wiederhole die Bewegung insgesamt 6-mal pro Richtung und pro Bein.

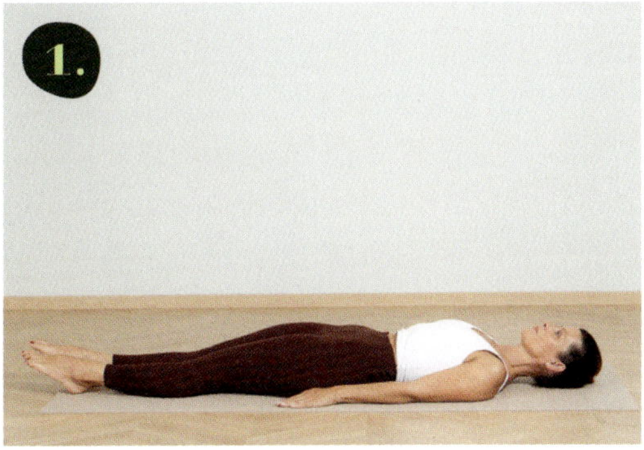

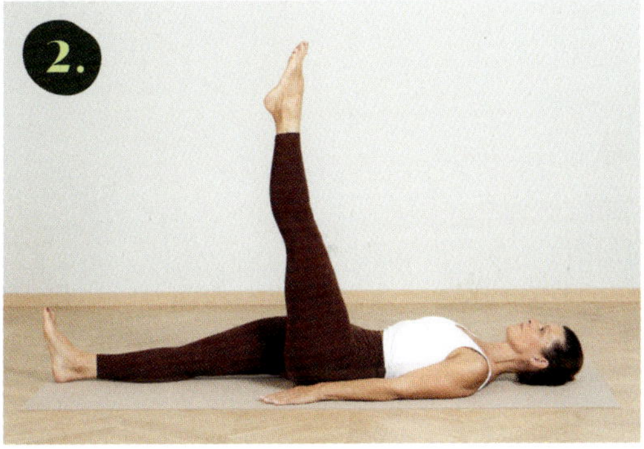

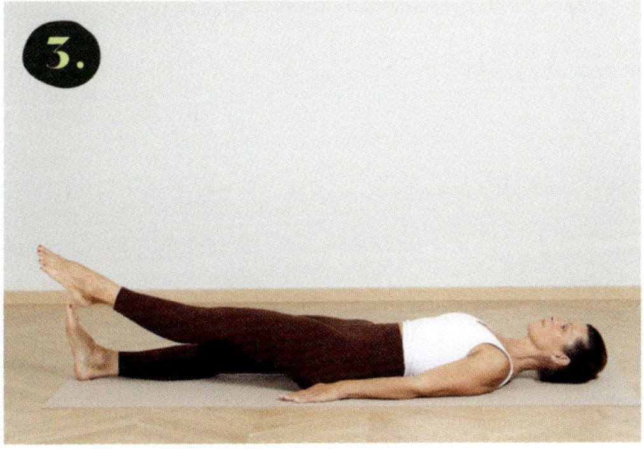

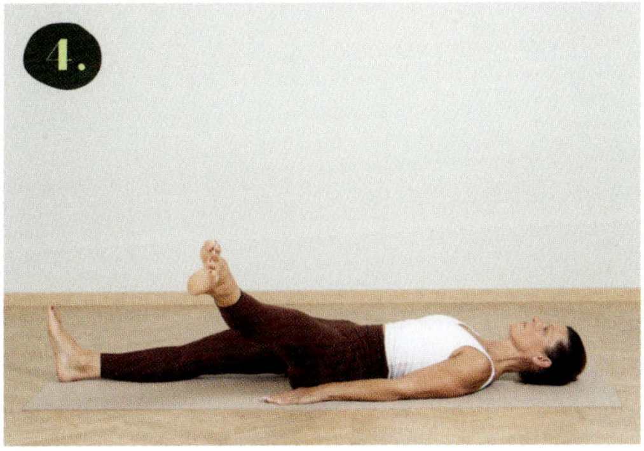

Variante für Einsteigerinnen

Stelle das am Boden liegende Bein angewinkelt auf der Matte auf, um zusätzliche Stabilität zu gewinnen. Lasse das andere Bein dann kreisen wie in Schritt 2-4 der Hauptübung beschrieben.

Tipp

Die Größe der Beinkreise ist nicht entscheidend – wichtiger ist, dass dein Becken stabil bleibt und du deine Körpermitte durchgehend aktivierst. Konzentriere dich darauf, dass du deine Kreise präzise ohne großes Wackeln ziehst.

Dehnung des Beins in der Rückenlage

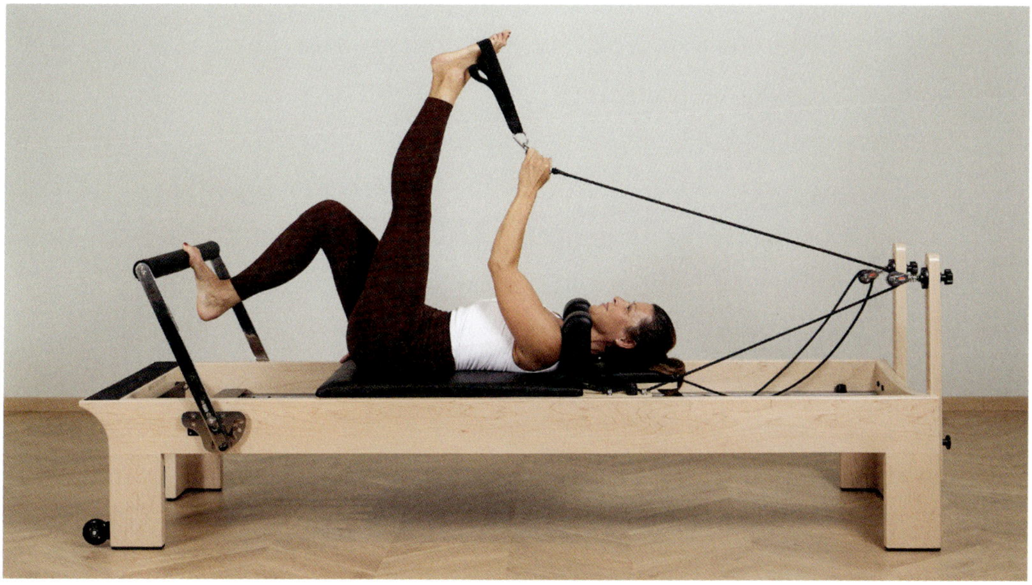

Intention der Übung: Diese Übung ist gut für die Dehnung der Beinrückseite, der Oberschenkelinnen- sowie Außenseite und des Gesäßes, sie dient auch der Verbesserung der Beweglichkeit.

Equipment: Für diese Übung benötigst du ein elastisches Band, Handtuch oder einen Schal, wenn du sonst nichts zur Hand hast.

Tipp

Atme ruhig und gleichmäßig. Halte die Rumpfmuskulatur aktiv. Lass das Knie des gestreckten Beins so weit wie möglich in die Streckung kommen, ohne Druck oder Ziehen.

1. Die Ausgangsposition ist in der Rückenlage auf deiner Matte. Stelle beide Beine parallel zueinander auf. Aktiviere deine Körpermitte, indem du die Bauchdecke nach innen ziehst und deinen Beckenboden aktivierst.
2. Mit der Ausatmung hebe das Bein, lege das elastische Band um den Fuß und strecke das Bein aus der gebeugten Position nach oben zur Decke aus. Ziehe das Band leicht zu dir, ohne das Becken zu kippen. Spüre die Dehnung entlang der Beinrückseite.
3. Lasse das gestreckte Bein nun kontrolliert zur Seite wandern, so weit es dir möglich ist, ohne die Beckenstabilität zu verlieren. Das Knie des Standbeins bleibt zur Decke ausgerichtet. Halte die Position für ein paar Atemzüge und spüre die Dehnung in der Beininnenseite.
4. Führe das gestreckte Bein anschließend über die Körpermitte zur Gegenseite – leicht schräg über das andere Bein. Auch hier bleibt das Becken stabil. Du spürst die Dehnung verstärkt in der Außenseite deines Beins oder Gesäßes.
5. Lege das Band um die Zehen und strecke das Bein, während du die Ferse kraftvoll nach vorne schiebst. Wiederhole die Bewegungen dann mit dem anderen Bein.

Wiederhole die Übung insgesamt 4- bis 6-mal pro Bein.

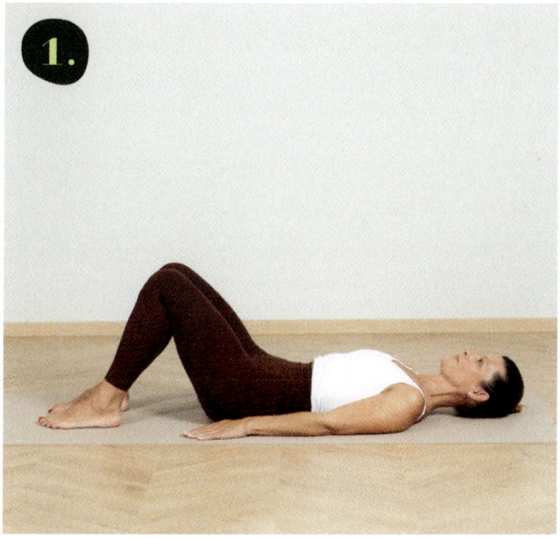
1.

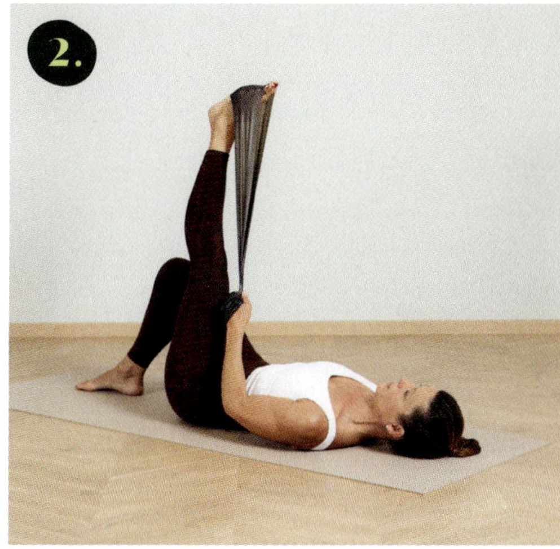
2.

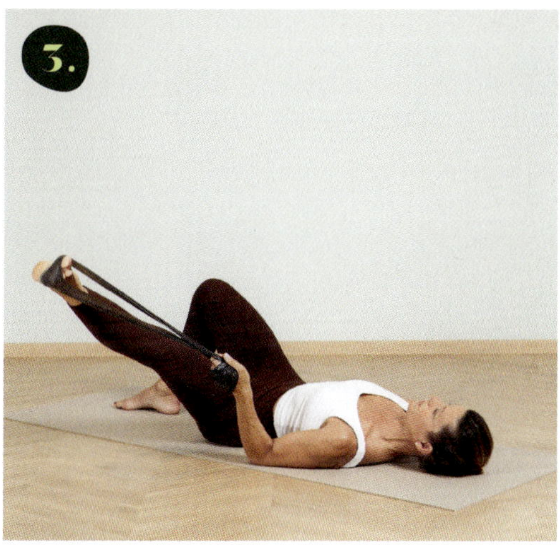
3.

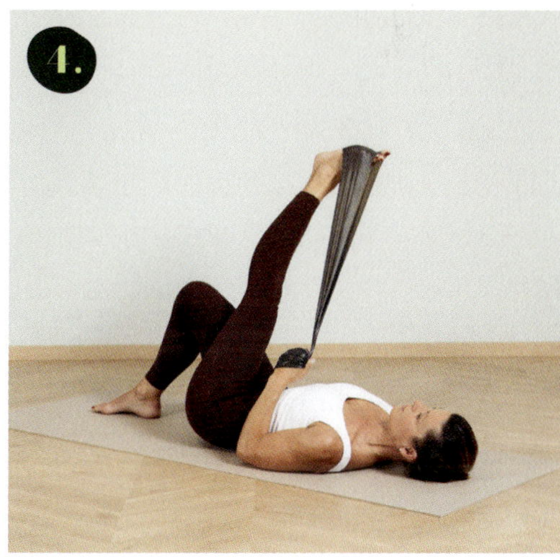
4.

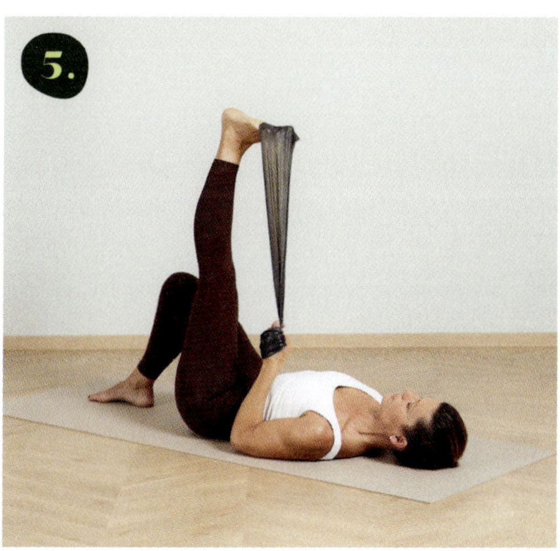
5.

Fußarbeit in der Rückenlage

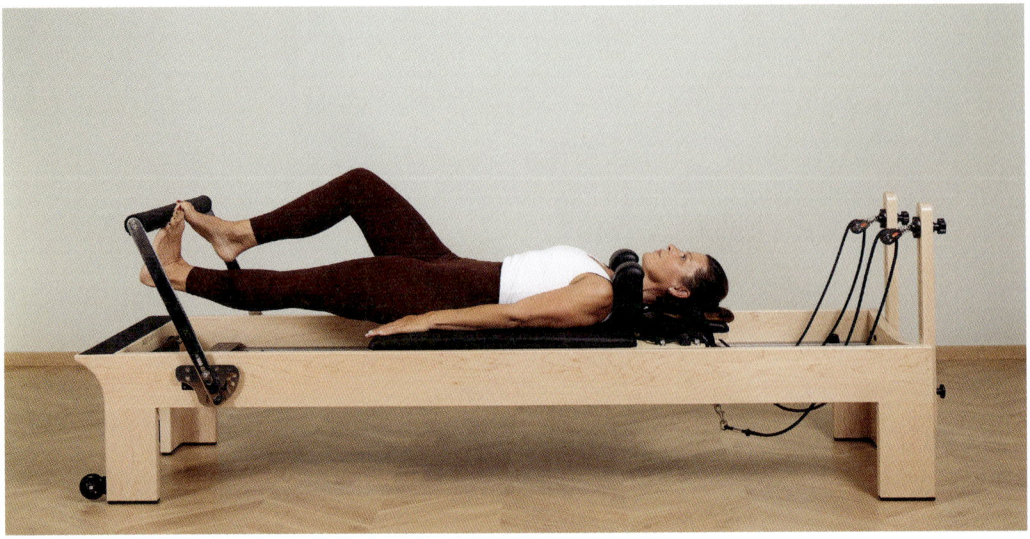

Die Kräftigung und Mobilisierung unserer Füße wird oft unterschätzt, dabei bilden sie eine wichtige Grundlage für die Körperhaltung und Bewegung. Im Reformer-Training gibt es viele Übungen, die dieses Fundament stärken. Mit dieser Übung möchte ich dir zeigen, wie wichtig stabile und bewegliche Füße für Balance und die Gesundheit von Knie, Hüfte, Wirbelsäule, Schultern und deinem gesamten Körper sind.

Intention der Übung: Du aktivierst deine Fuß- und Beinmuskulatur. Und wie du bestimmt merken wirst, wird auch deine Bauchmuskulatur beansprucht.

Tipp

Wenn du möchtest, kannst du nach Schritt 4 gerne deinen Oberkörper kurz ablegen.

1. Du beginnst in der Rückenlage auf deiner Matte. Stelle deine Füße angewinkelt auf. Atme tief ein und bereite dich auf die Übung vor.
2. Atme aus, hebe deinen Kopf und die Schulter vom Boden ab. Führe die Arme angewinkelt hinter die Ohren. Halte die Position und hebe nun die Beine in die Table-Top-Position. Atme ein und bereite dich auf die folgenden Bewegungen vor.
3. Mit der nächsten Ausatmung strecke beide Beine schräg über den Boden aus. Die Beine sind geschlossen – Knie und Fußknöchel berühren sich. Die Füße sind dabei gestreckt.
4. Atme ein und strecke die Fersen kraftvoll durch. Wechsle im Rhythmus deiner Atmung 6-mal zwischen Flex und Point, während deine Beine ausgestreckt bleiben. Führe dann die Beine zurück in die Table-Top-Position.

Wiederhole die gesamte Bewegung 8- bis 10-mal in einem fließenden Ablauf.

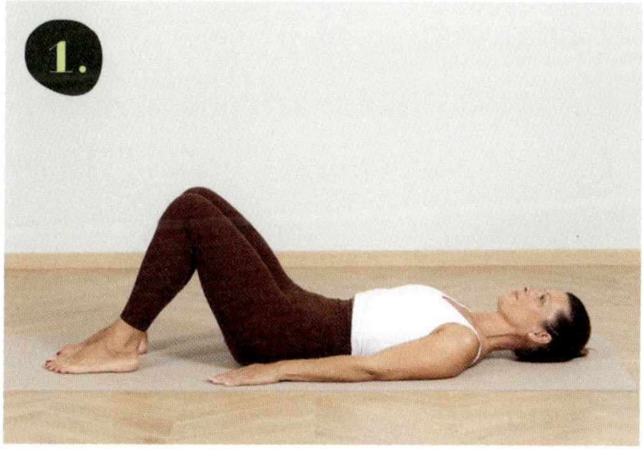

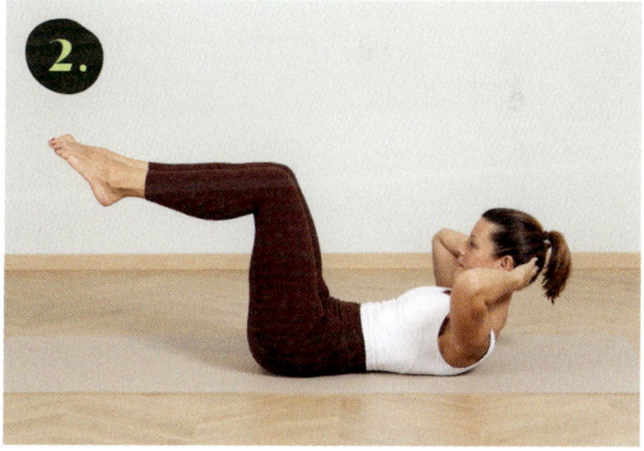

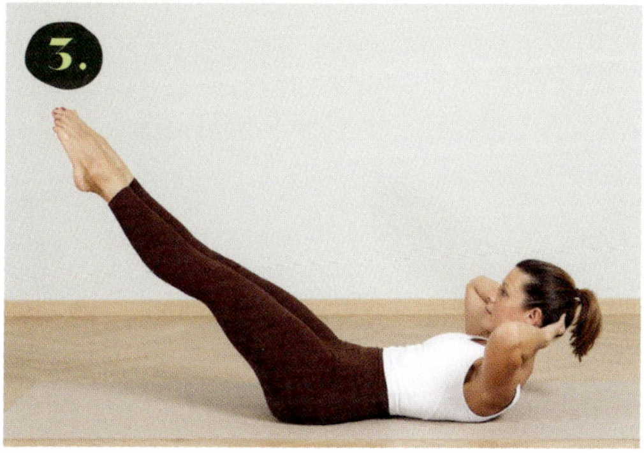

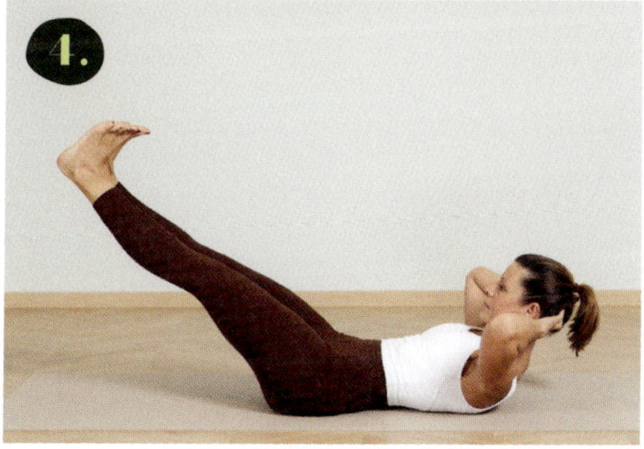

Wirbelsäulendrehung im Kniestand

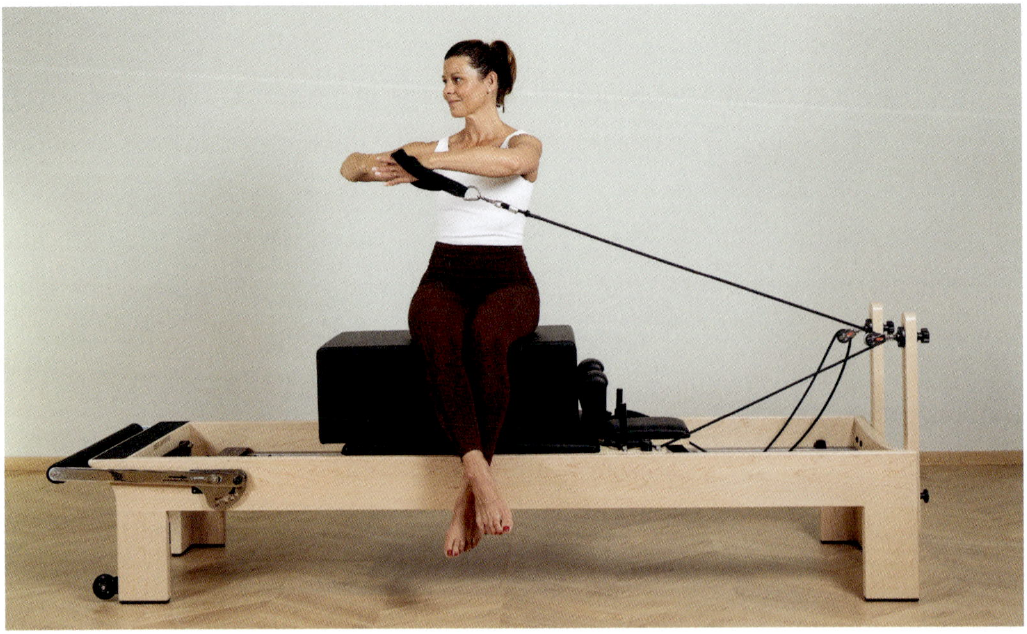

Wir haben bereits viele Übungen gemacht, in denen die Wirbelsäule nach vorne gebeugt, gestreckt oder zur Seite geneigt wurde. Eine Bewegungsrichtung fehlt jedoch noch – die Drehung der Wirbelsäule. Die nächsten beiden Übungen konzentrieren sich daher darauf.

Intention der Übung: Du mobilisierst deine Wirbelsäule in der Rotation.

1. Beginne im aufrechten Kniestand, deine Beine sind hüftbreit. Führe nun deine Arme angewinkelt hinter den Kopf, die Ellenbogen zeigen nach außen. Lasse deine Schultern dabei entspannt. Atme tief ein und spüre die Länge der Wirbelsäule.
2. Aktiviere mit der Ausatmung dein Powerhouse und rotiere deinen Oberkörper aus der Taille heraus zur Seite, dein Blick folgt der Drehung. Das Becken bleibt dabei stabil, die Hüftknochen zeigen nach vorne und die Ellenbogen bleiben auf einer Linie. Atme ein und komme kontrolliert zurück.
3. Atme aus und wechsle die Richtung deiner Rotation.

Wiederhole die Bewegung 8- bis 10-mal pro Seite.

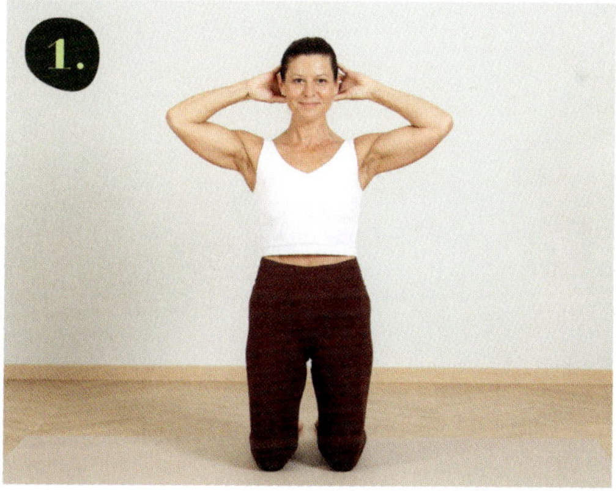

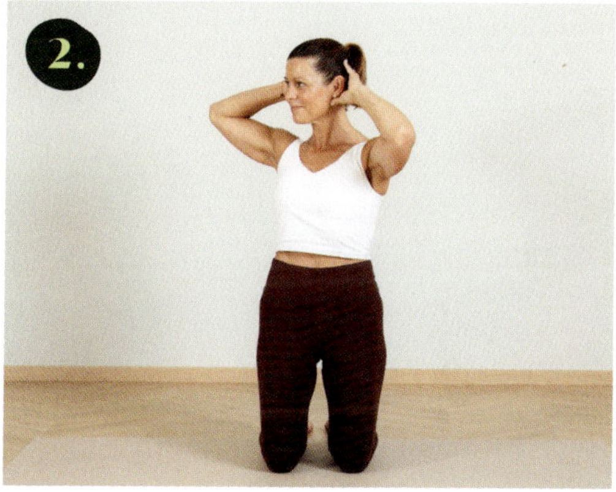

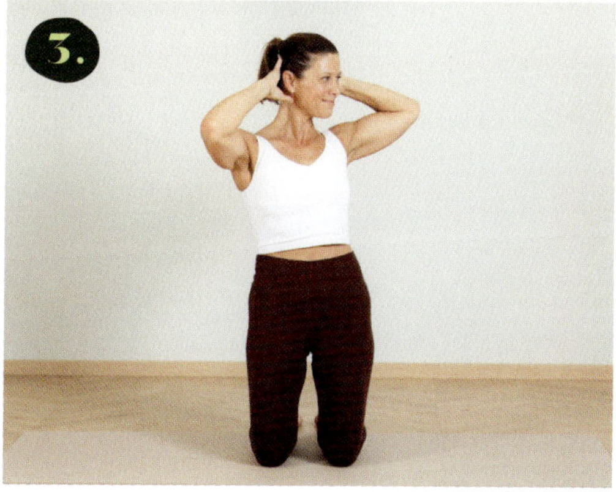

Variante

Equipment: Für diese Variante benötigst du ein Handtuch.

1. Halte im aufrechten Kniestand ein Handtuch mit Spannung zwischen deinen Händen. Durch das leichte Ziehen an beiden Enden des Handtuchs entsteht eine Spannung in Armen und Schultern. Das hilft, die Arme aktiv auf Schulterhöhe zu halten. Es verhindert gleichzeitig, dass die Schultern hochgezogen werden, sorgt für mehr Präzision bei der Rotation aus der Brustwirbelsäule und verhindert eine unerwünschte Drehung aus Armen oder Schultern.
2. Rotiere dann wie in der Hauptübung beschrieben zu beiden Seiten.

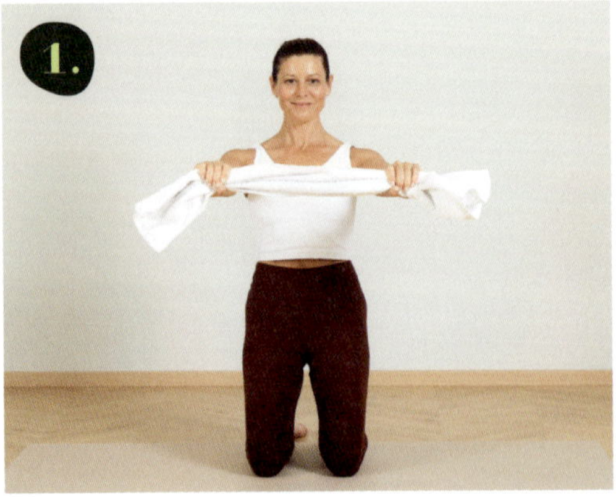

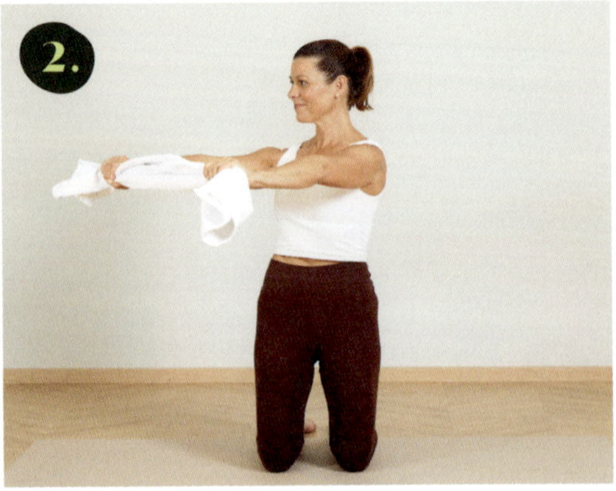

Tipp

Die Bewegung entsteht ausschließlich aus deiner Körpermitte, arbeite daher kontrolliert aus dem Rumpf heraus. Solltest du Beschwerden in den Knien haben, setze dich gerne in einen Schneidersitz.

Wirbelsäulendrehung in der Rückenlage

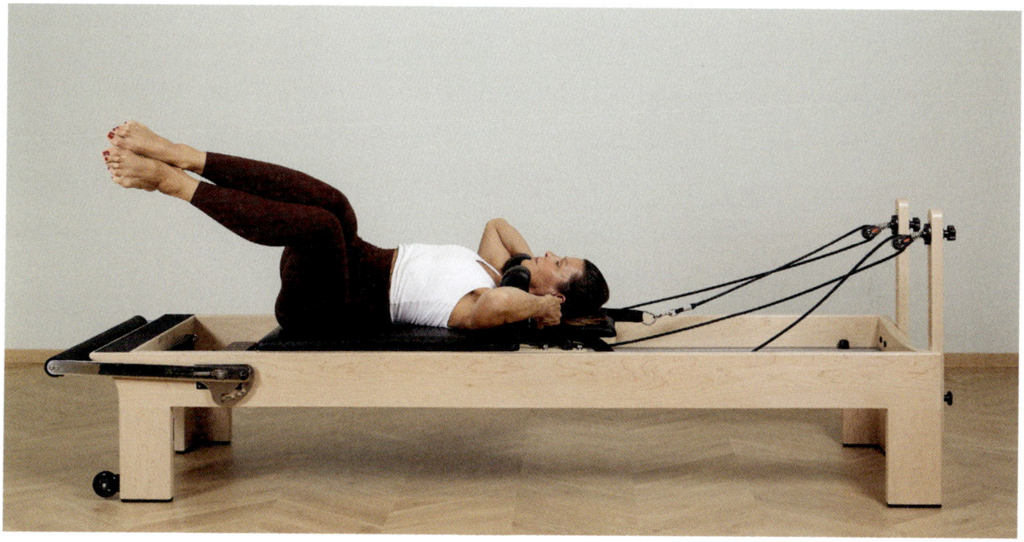

Intention der Übung: Diese Übung sorgt für die Mobilisation der Wirbelsäule, insbesondere in der Rotation.

Tipp

Für eine zusätzliche Dehnung kannst du den Kopf entgegengesetzt zur Beinbewegung drehen – so entstehen eine Rotation und eine schöne Dehnung im Halswirbelsäulenbereich, was ich persönlich als besonders angenehm empfinde.

1. Lege dich in Rückenlage, die Beine angewinkelt und parallel aufgestellt, die Arme auf Brusthöhe zur Seite ausgestreckt mit den Handflächen nach oben. Aktiviere bewusst dein Powerhouse, die Wirbelsäule liegt am Boden auf. Hebe mit der Ausatmung deine Beine in die Table-Top-Position und denke dabei an die Sicherheitsposition. Atme tief ein und bereite dich auf die Übung vor.
2. Atme aus und spüre, wie sich deine tiefe Rumpfmuskulatur aktiviert. Führe beide Beine kontrolliert zu einer Seite. Dein Becken darf dabei mitdrehen, achte aber darauf, dass deine Schultern auf der Matte bleiben – so entsteht eine angenehme Dehnung. Die Arme dienen der Stabilisierung. Atme ein und drehe zurück zur Mitte.
3. Wechsle die Seite und genieße die sanfte Drehung der Wirbelsäule.

Wiederhole die Übung 4- bis 6-mal pro Seite.

Variante für Fortgeschrittene

Für mehr Intensität strecke die Beine in der Rotationsposition zur Seite aus und halte einen Moment inne. Beuge sie anschließend wieder und kehre in die Mitte zurück. Wechsle anschließend die Seite.

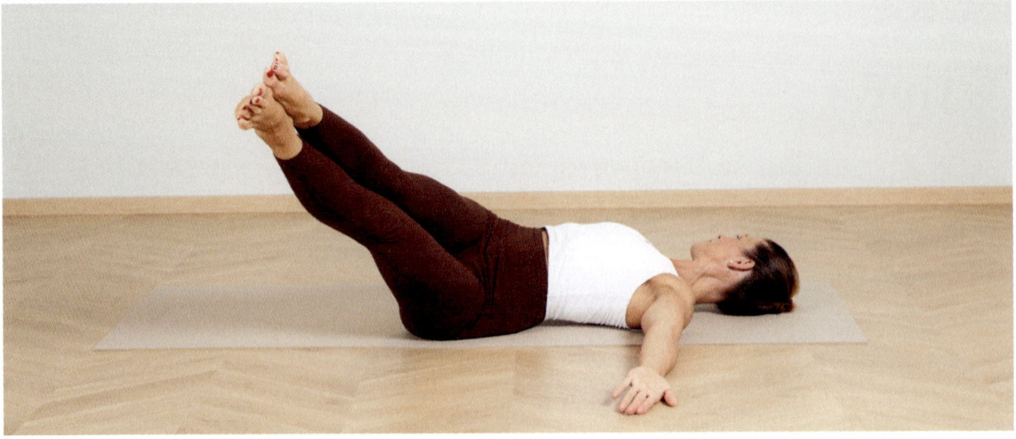

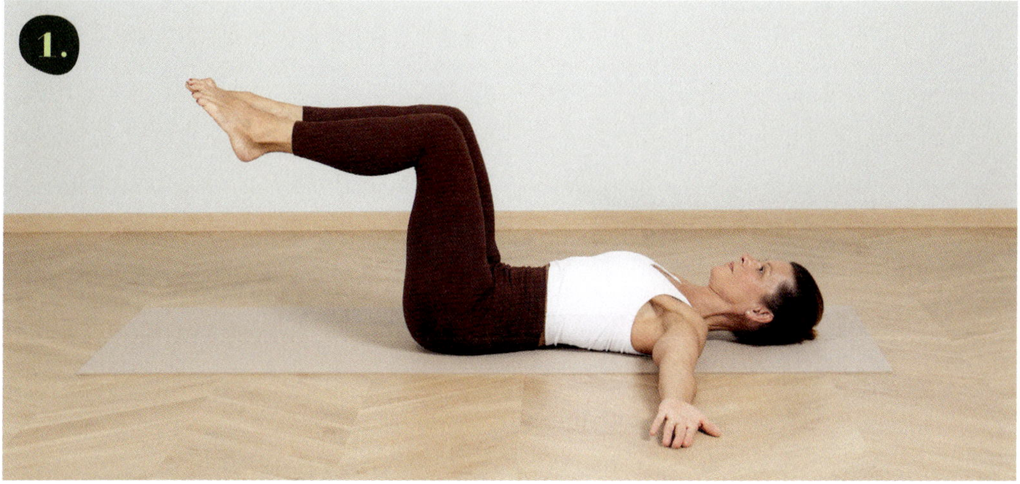
1.

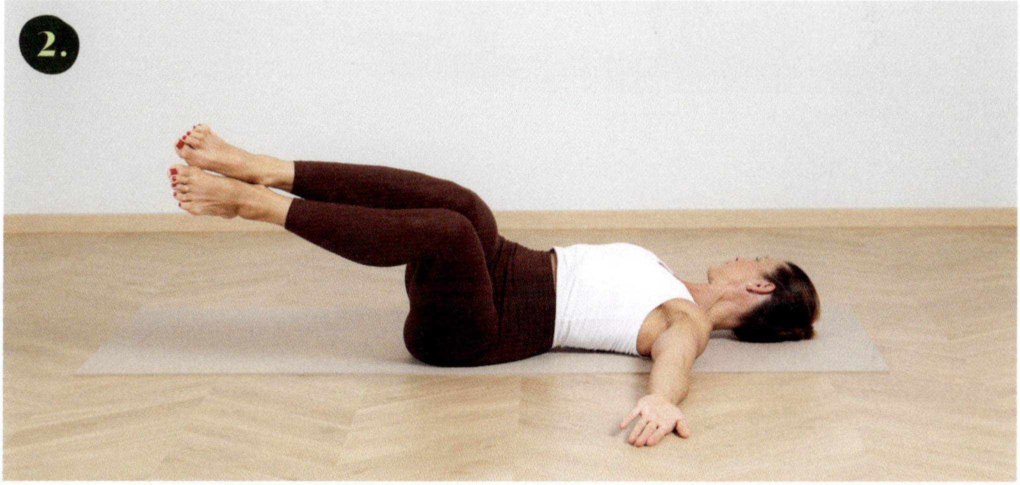
2.

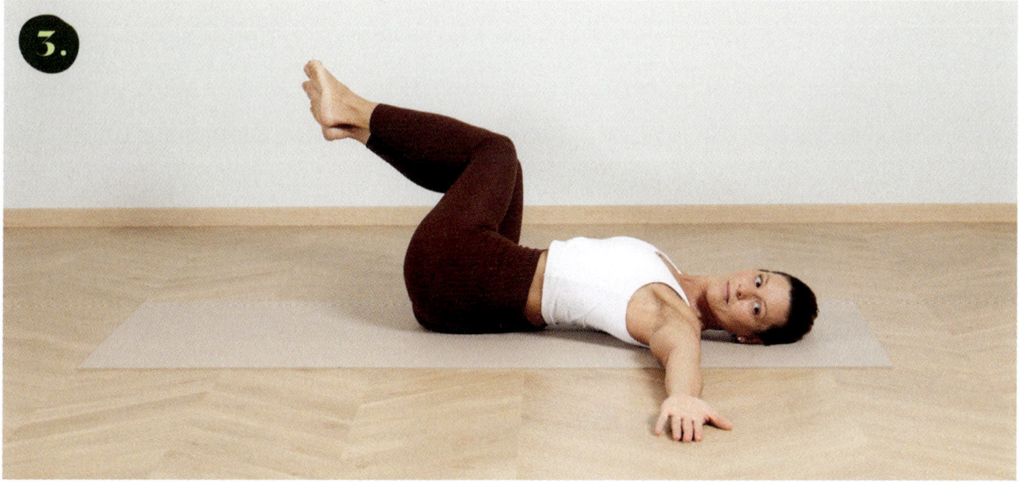
3.

Wirbelsäulenmobilisation in der Vierfüßlerposition

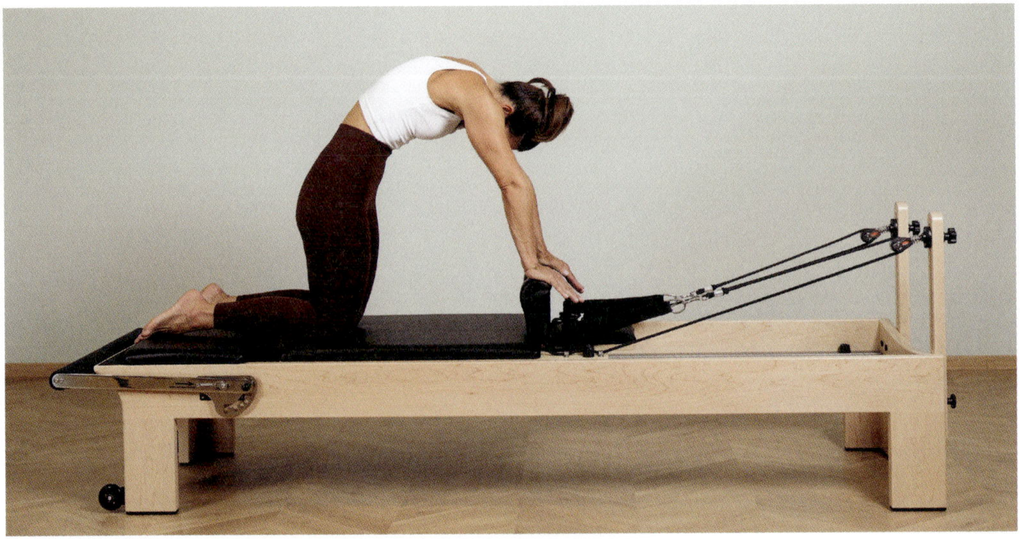

Intention der Übung: Du mobilisierst die gesamte Wirbelsäule und stärkst außerdem deine Körpermitte.

1. Beginne mit allen Vieren auf deiner Matte. Platziere deine ausgestreckten Arme unter den Schultern. Drücke dich aktiv vom Boden weg, um deine Schulter- und Rückenmuskulatur zu aktivieren. Deine Beine sind unter deinen Hüftgelenken. Atme tief ein und bereite dich auf die Bewegung vor.
2. Atme aus, aktiviere deine Körpermitte und kippe leicht dein Becken, sodass sich dein Schambein deinem Bauchnabel annähert. Beginne deine Wirbelsäule Wirbel für Wirbel nach oben aufzurollen. Dein Blick richtet sich zu den Oberschenkeln, während sich deine Schulterblätter auseinanderziehen. Atme ein und halte die Position.

3. Beim Ausatmen führst du die Gegenbewegung durch. Rolle deine Wirbelsäule Wirbel für Wirbel kontrolliert nach unten ab – beginne mit dem Becken, gefolgt von deinem unteren, mittleren und oberen Rücken. Ziehe die Schulterblätter zueinander, während dein Blick zur Decke wandert. Spürst du zusätzlich eine schöne Dehnung an der Vorderseite deines Halses? Halte die Position wieder für einen Atemzug.

Wiederhole die Bewegung 8- bis 10-mal.

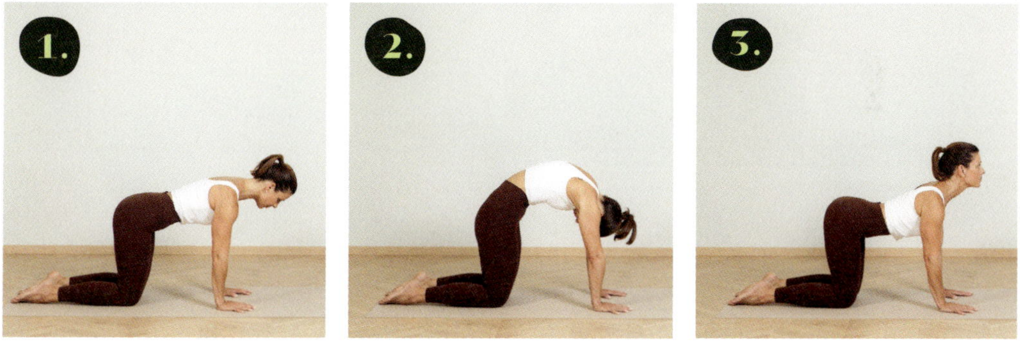

Variante für Fortgeschrittene

Du kannst gerne die Bewegungen in einem schnelleren Atemrhythmus ausführen.

Tipp

In der Rundrückenposition rollst du dein Schambein zum Brustbein, um die Rundung der Wirbelsäule zu verstärken. Vergiss nicht, in der Gegenbewegung dein Powerhouse aktiv zu halten, um ein Hohlkreuz zu vermeiden.

Kindposition mit runder Wirbelsäule

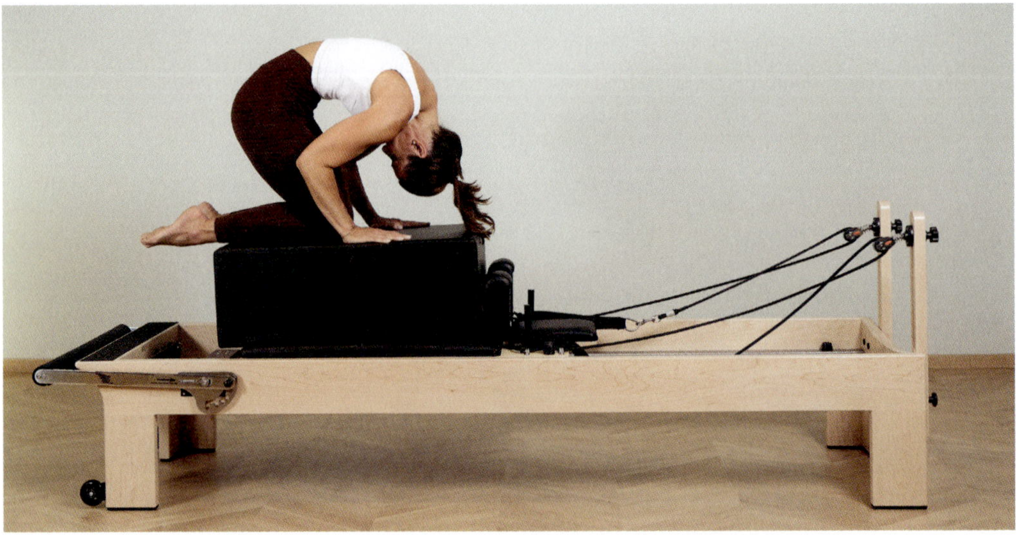

Intention der Übung: Du mobilisierst deine Wirbelsäule und dehnst deine Rückenmuskulatur.

1. Bei dieser Übung beginnst du wieder in der Vierfüßlerposition.
2. Platziere deine Hände leicht vor deinen Schultern, etwas breiter als deine Knie. Senke dein Gesäß in Richtung Fersen, als würdest du dich daraufsetzen, wobei du dich aber nicht auf den Fersen absetzt. Atme aus, ziehe dein Schambein nach oben Richtung Bauchnabel und deine Bauchdecke nach innen – aktiviere dabei deine Körpermitte. Runde deine gesamte Wirbelsäule ab. Deine Stirn zeigt in Richtung Knie. Bleibe für einige Atemzüge in dieser Position.

Wiederhole die Bewegung 4- bis 6-mal.

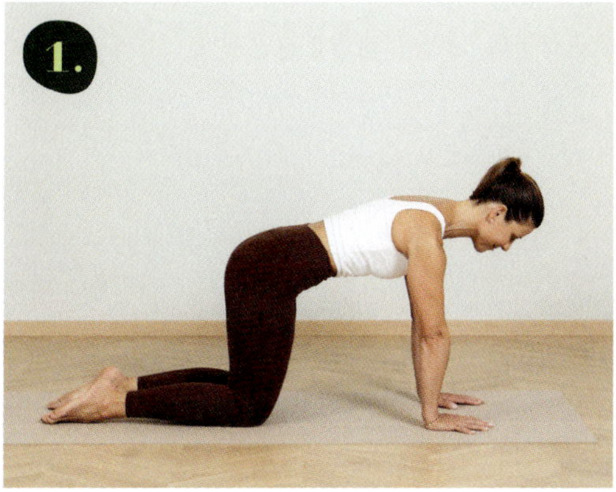

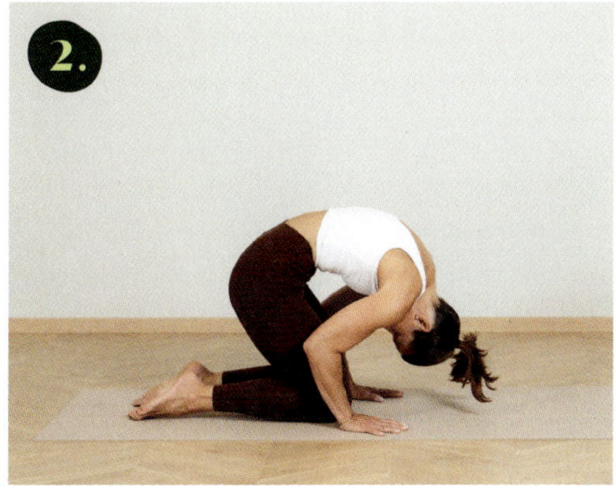

Tipp

Mache dich ganz rund, als wolltest du dich wie ein Igel einrollen.

Variante

1. Für mehr Dehnung in deinem seitlichen Rücken und deinen Schultern strecke deinen linken Arm schräg nach vorne rechts aus, setze die Fingerspitzen sanft auf und wandere mit kleinen Schritten noch etwas weiter, um die Dehnung zu intensivieren.
2. Wechsle danach die Seite.

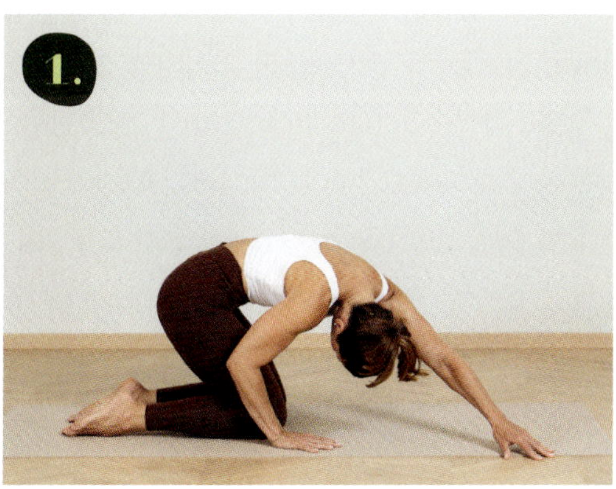

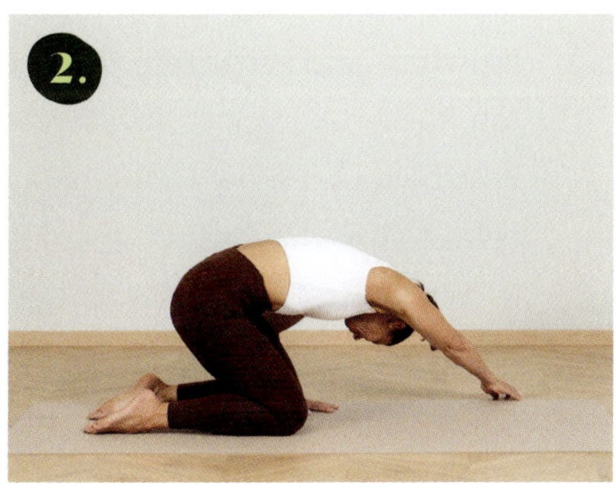

Halbe Rolle nach hinten

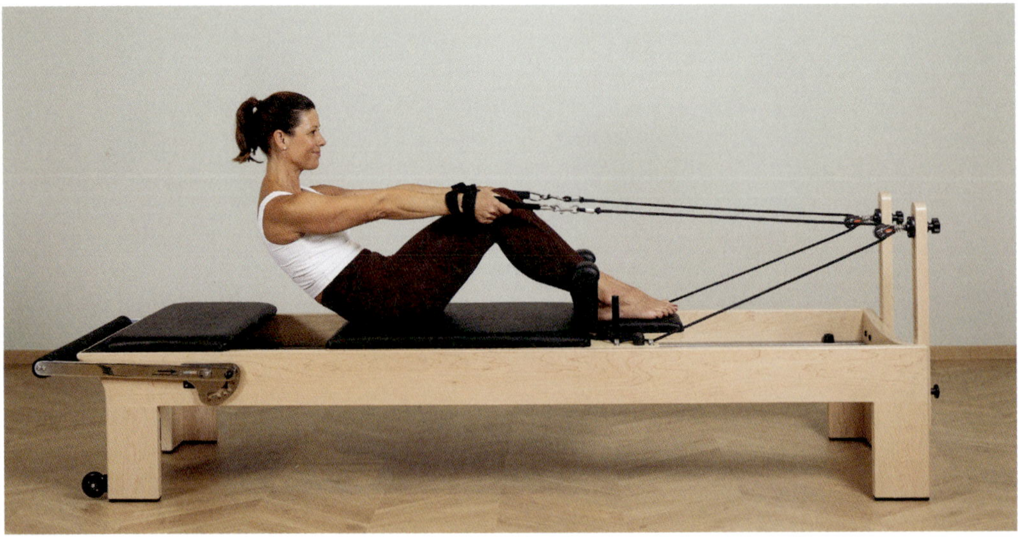

Intention der Übung: Mit dieser Übung lernst du das kontrollierte Abrollen der Wirbelsäule und aktivierst dabei deine Tiefenmuskulatur.

1. Setze dich aufrecht auf deine Matte und umarme deine Beine locker. Atme tief ein, aktiviere deine Körpermitte, richte dich bewusst auf und bereite dich auf die Bewegung vor.
2. Mit der Ausatmung aktiviere deine Körpermitte, neige dein Kinn Richtung Brustbein und verlängere damit deinen Nacken. Versuche, deinen gesamten Rücken komplett abzurunden. Rolle dein Schambein sanft Richtung Brustbein und führe den Oberkörper kontrolliert nach hinten. Atme ein, halte dich in der abgerundeten Position. Mit der nächsten Ausatmung rolle dich kontrolliert nach vorne zurück in deine Ausgangsposition und richte dich wieder auf.

Wiederhole die Bewegung 8-mal.

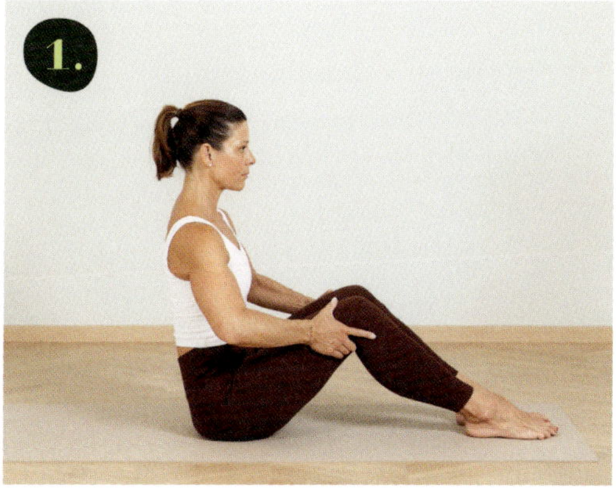

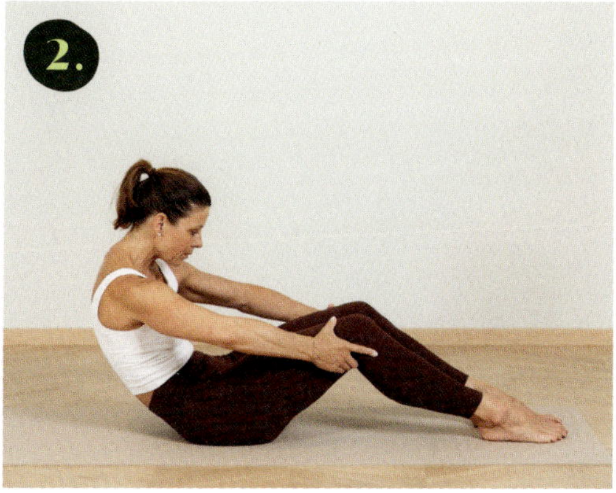

Tipp

Wenn du möchtest, setzte dich auf ein Polster oder eine zusammengefaltete Decke. So bleibt dein Rücken in Verlängerung und du kannst dich besser ausrichten.

Vielleicht magst du deine Wirbel spüren? Lege eine Hand kurz auf deinen unteren Rücken und spüre, ob sich in diesen Bereich deine Wirbelsäule abrundet.

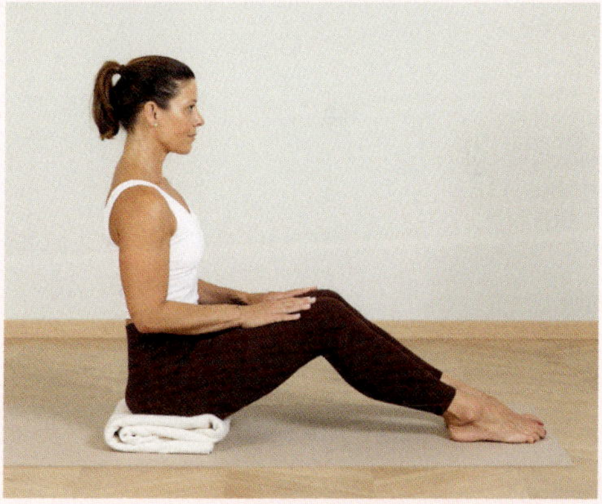

Wirbelsäulenstretch aus dem Sitz

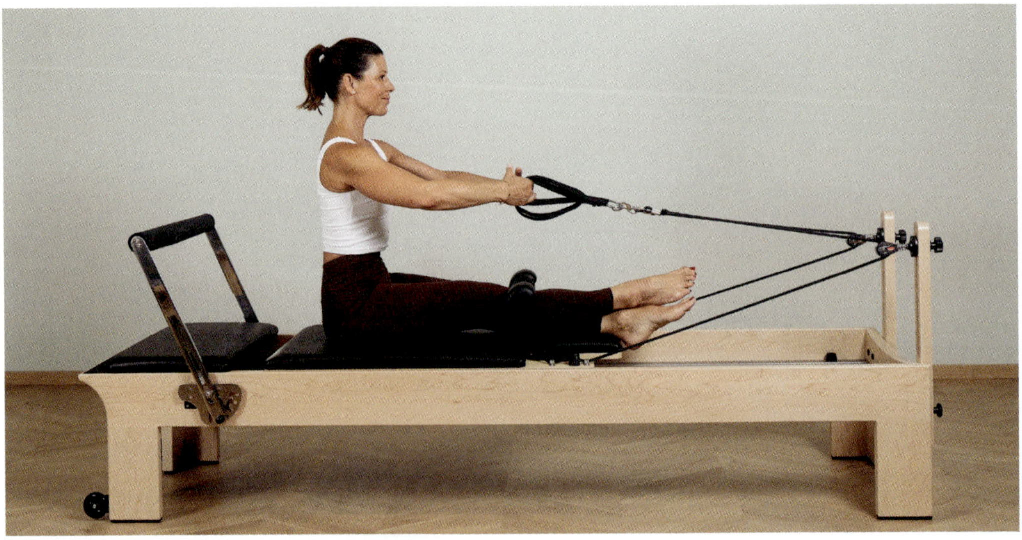

Intention der Übung: Du mobilisierst deine Wirbelsäule und dehnst deine Rücken- und Beinmuskulatur.

Tipp

Bei der Übung geht es nicht darum, wie weit du mit den Händen kommst oder wie nahe dein Oberkörper an die Beine herankommt. Dein Ziel ist eine schön abgerundete Wirbelsäule.

Ziehe deine Bauchdecke nach innen und dein Schambein nach oben – so rundest du deine Lendenwirbelsäule gut ab.

1. Beginne in aufrechtem Sitz, strecke die Beine geöffnet nach vorne aus und lege die Hände auf die Oberschenkel. Deine Schultern bleiben entspannt. Atme tief ein, richte deine Wirbelsäule noch einmal bewusst auf und bereite dich auf die Bewegung vor.
2. Atme aus, aktiviere die Körpermitte und senke das Kinn zur Brust. Rolle die Wirbelsäule Wirbel für Wirbel ab, das Becken bleibt stabil. Halte die Rundung für eine Einatmung und richte dich mit der nächsten Ausatmung langsam wieder auf.

Wiederhole die Bewegung 8- bis 10-mal.

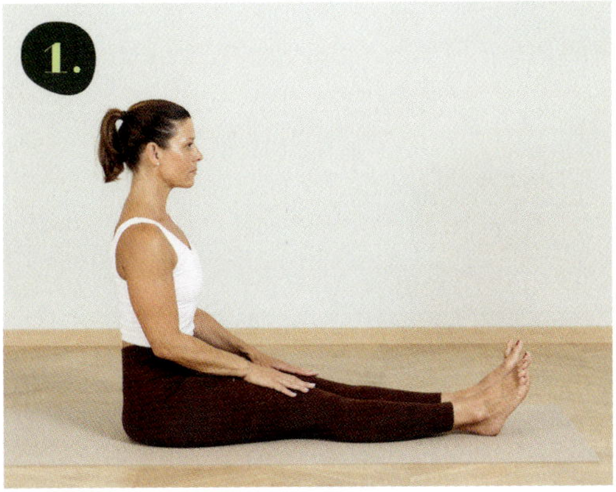

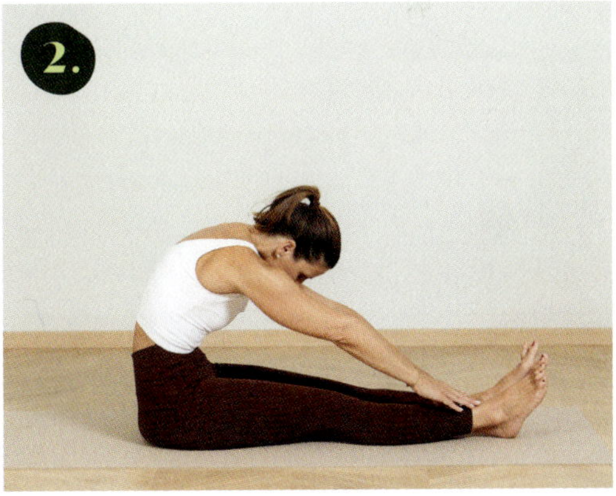

Variante für Einsteigerinnen

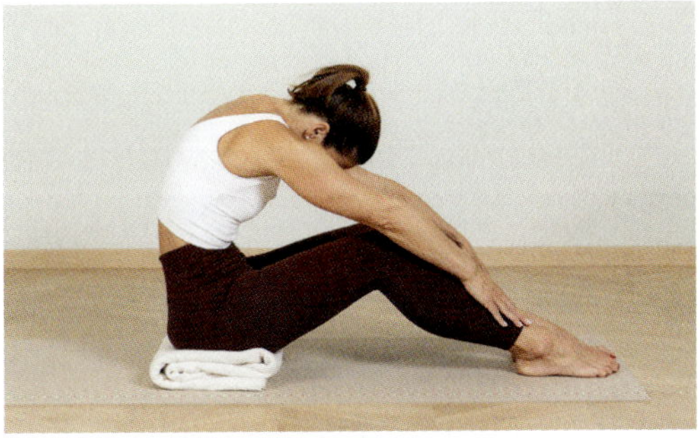

Wenn dir das Sitzen in dieser Position unangenehm ist, setze dich auf ein Kissen oder eine gefaltete Decke, sodass dein Becken leicht erhöht ist. Alternativ kannst du auch deine Beine während der gesamten Übung beugen. Dein Rücken sollte gut aufgerichtet sein. Rolle dann in der sitzenden Position deine Wirbelsäule wie in Schritt 2 der Hauptübung beschrieben ab.

Position der Meerjungfrau

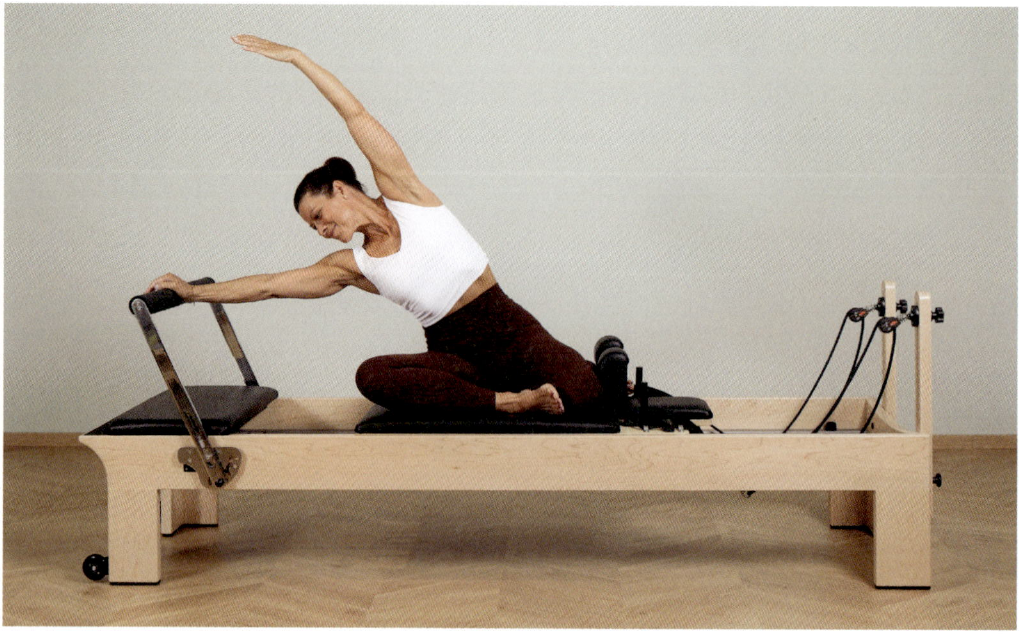

Intention der Übung: Die Übung dehnt deine seitliche Rumpfmuskulatur.

1. Setze dich in den Schneidersitz, bringe dein rechtes Bein angewinkelt auf deine rechte Seite mit dem Schienbein nach außen. Dein linker Fuß liegt am rechten Oberschenkel, sodass deine Beine den Buchstaben »Z« bilden. Die linke Hand liegt seitlich neben dir, die Fingerspitzen zeigen von dir weg. Richte deine Wirbelsäule lang aus und aktiviere die Körpermitte. Atme ein und ziehe den rechten Arm nach oben in die Länge.
2. Atme aus, neige den Oberkörper nach links und führe den rechten Arm über den Kopf in die Dehnung. Der linke Arm ist leicht gebeugt und stützt dich dabei am Boden. Mit der Einatmung richte dich wieder auf.

Wiederhole die Übung 8- bis 10-mal und wechsle dann die Seite.

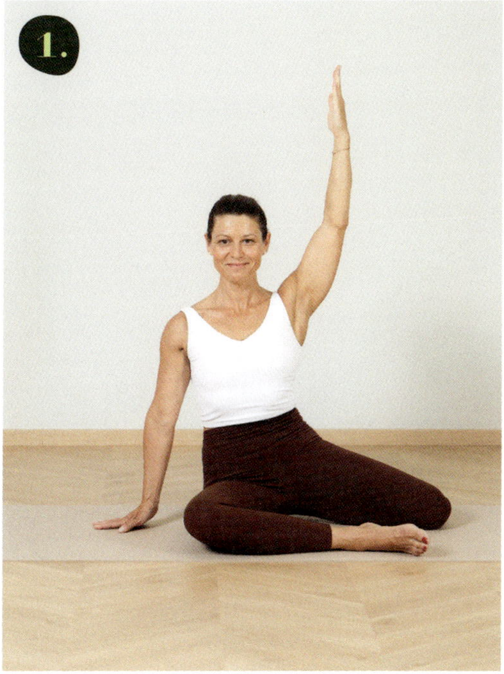

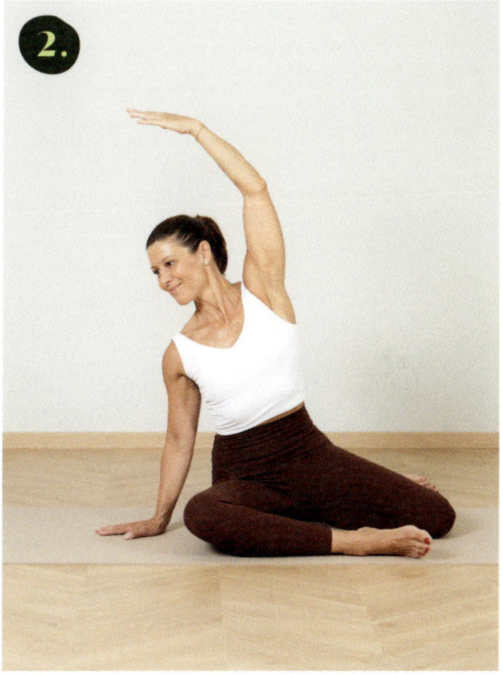

Variante für Einsteigerinnen

Wenn die Position für dich unangenehm ist, setze dich stattdessen erhöht auf ein Polster oder bleibe im klassischen Schneidersitz. Alternativ kannst du deine Beine leicht angewinkelt vor dir aufgestellt lassen.

Tipp

Drücke während der Seitbeuge leicht mit dem linken Arm gegen den Boden und verstärke damit die Dehnung. Achte darauf, dass dein Becken in Kontakt mit dem Boden bleibt. Konzentriere dich darauf, es nicht mit anzuheben, wenn du dich zur Seite neigst.

Dehnung des Hüftbeugers im Stand

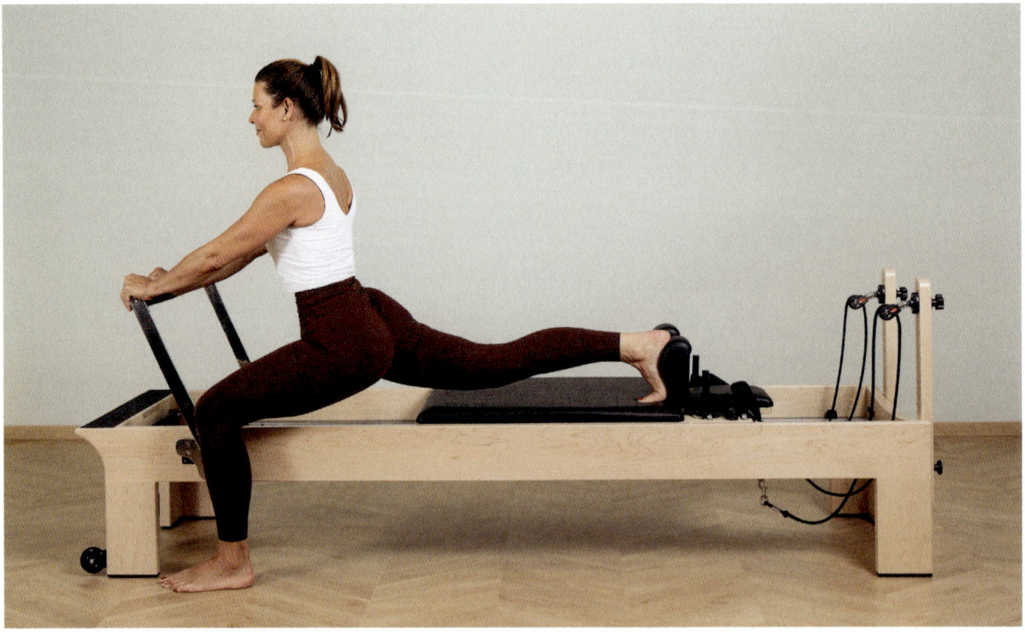

Intention der Übung: Dein Hüftbeuger wird im Stand gedehnt.

1. Stelle dich aufrecht hin. So wie in allen bisherigen Übungen achte wieder darauf, dass deine Schultern tief und entspannt sind. Der Blick ist nach vorne gerichtet. Mache einen großen Ausfallschritt mit einem Bein nach hinten, beuge gleichzeitig dein Standbein. Wie tief du mit deinem Becken gehst, ist sehr individuell. Dein hinteres Bein kann ausgestreckt oder aber auch gebeugt sein. Wenn du möchtest, hebe deine ausgestreckten Arme über den Kopf zur Decke.
2. Kippe leicht dein Becken nach hinten. Versuche gleichzeitig dein Ausfallschritt-Bein auszustrecken und dabei deine Ferse in Richtung Boden zu bringen. Bleibe für einige Momente, konzentriere dich auf deine Atmung und genieße die Dehnung. Anschließend wechsele die Seiten.

Wiederhole die Dehnung 3- bis 4-mal pro Seite.

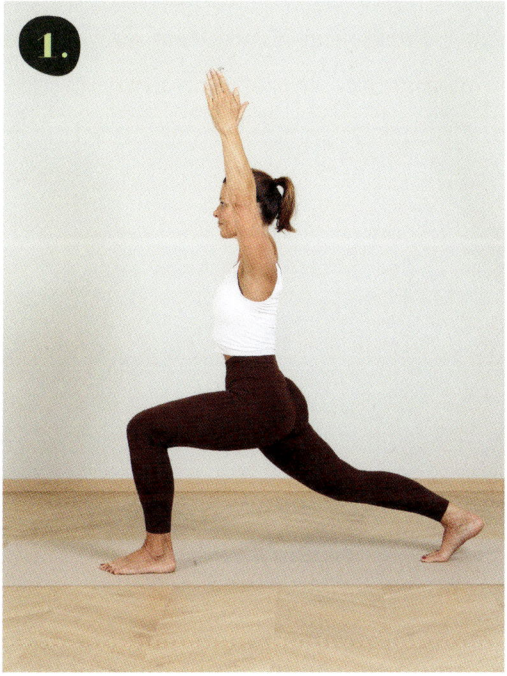

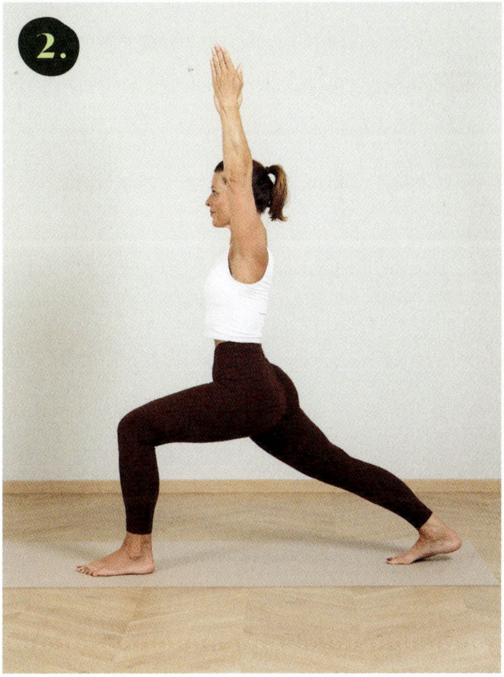

Abrollen aus dem Stand

Diese Variante kannst du gerne immer am Ende deiner Trainingseinheit vor der Abschlussübung durchführen. Ich habe sie auch in die Workout-Reihe eingebaut, hier kommt sie allerdings ab und zu auch am Anfang des Trainings vor.

Intention der Übung: Du mobilisierst deine Wirbelsäule und dehnst den ganzen hinteren Körperbereich.

1. Beginne im aufrechten Stand.
2. Rolle nun deine Wirbelsäule Wirbel für Wirbel nach unten ab.
3. Erst mit dem Kopf und der Halswirbelsäule, dann mit dem oberen, mittleren und schließlich mit dem unteren Rücken.
4. Sobald du unten angekommen bist, kannst du die Aktivierung und die Pilates-Atmung loslassen. Atme in deinem natürlichen Rhythmus weiter und lasse deine Arme locker nach unten aushängen. Atme dann ein und rolle wieder Wirbel für Wirbel nach oben. Als Letztes richtest du deine Schulter und danach deinen Kopf auf.

Wiederhole die Bewegung 4- bis 6-mal.

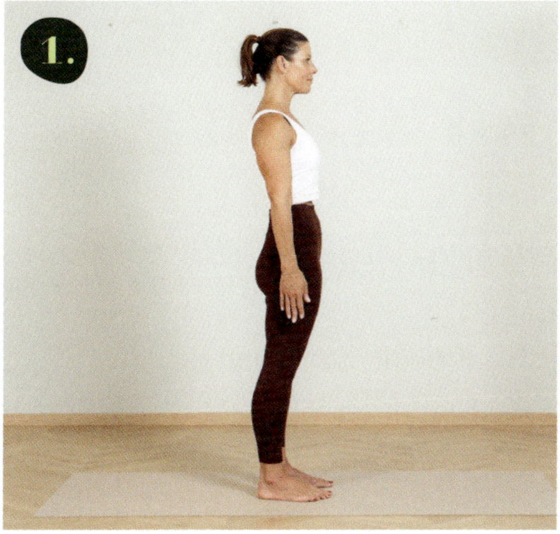

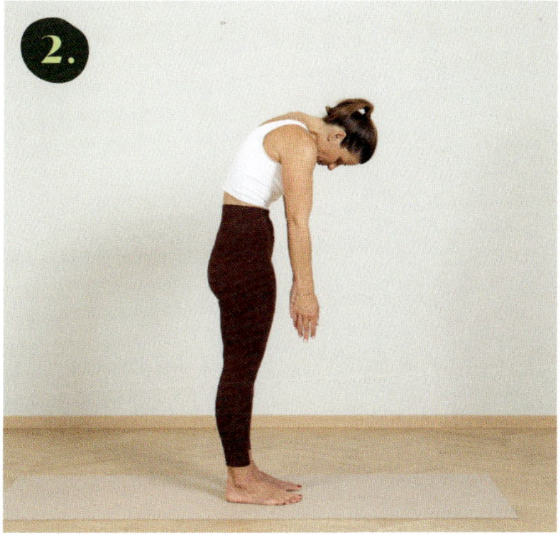

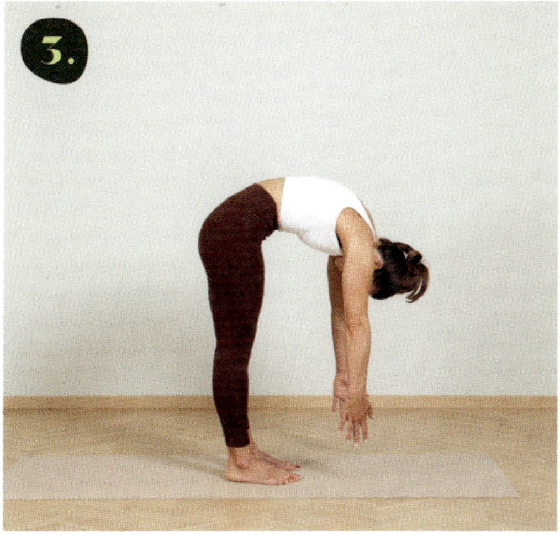

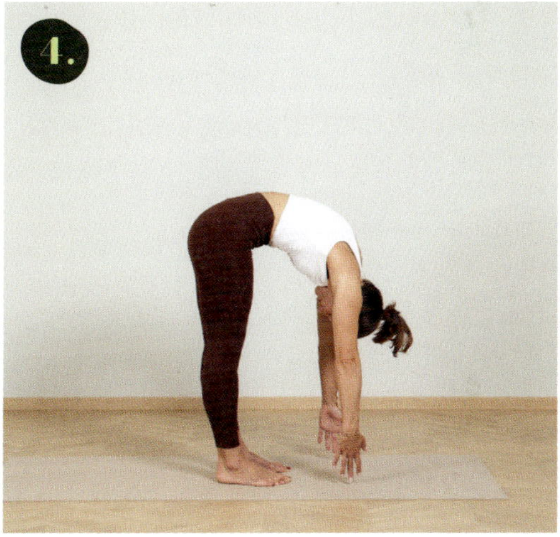

Variante für Einsteigerinnen

Du kannst deine Beine leicht beugen oder beim Abrollen die Handflächen sanft an den Oberschenkeln entlangführen – das erleichtert die Bewegung und schützt den unteren Rücken.

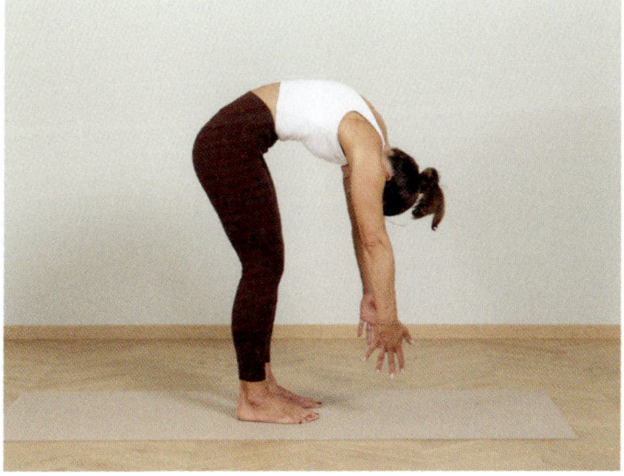

Ganzkörperdehnung in die Länge im Stand

Intention der Übung: Mit dieser Übung verlängerst du deinen gesamten Körper.

1. Stelle dich aufrecht hin, wenn möglich auf deine Zehenspitzen.
2. Strecke beide Arme über den Kopf nach oben in Richtung Decke. Ziehe nun abwechselnd leicht an einem Arm, dann am anderen, als würdest du dich in die Länge ziehen. So intensivierst du die Dehnung in Schultern, Armen und der seitlichen Rückenmuskulatur.

Wiederhole die Dehnung 2- bis 3-mal.

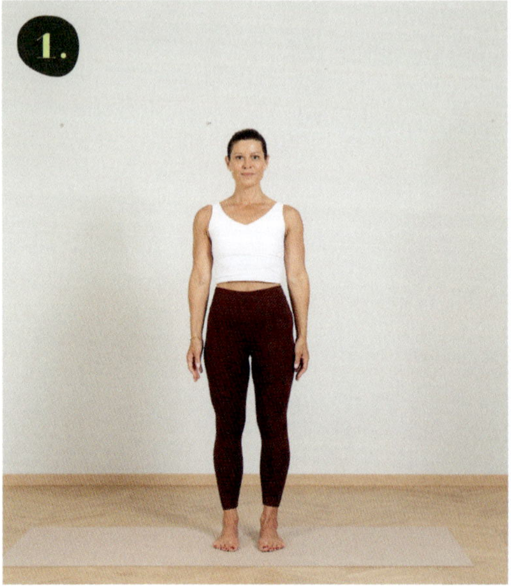

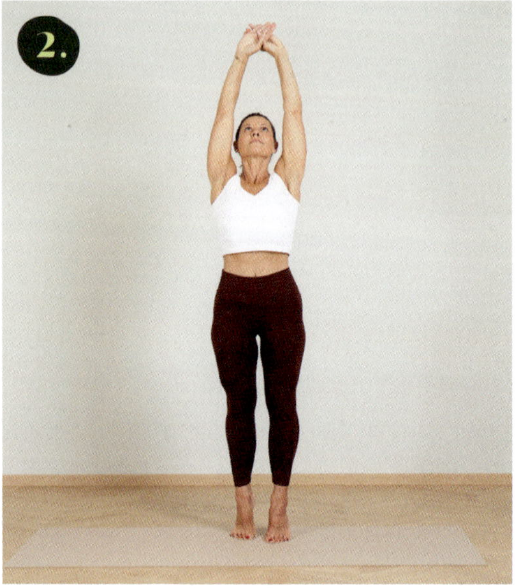

Dehnung des Hüftbeugers in der Rückenlage

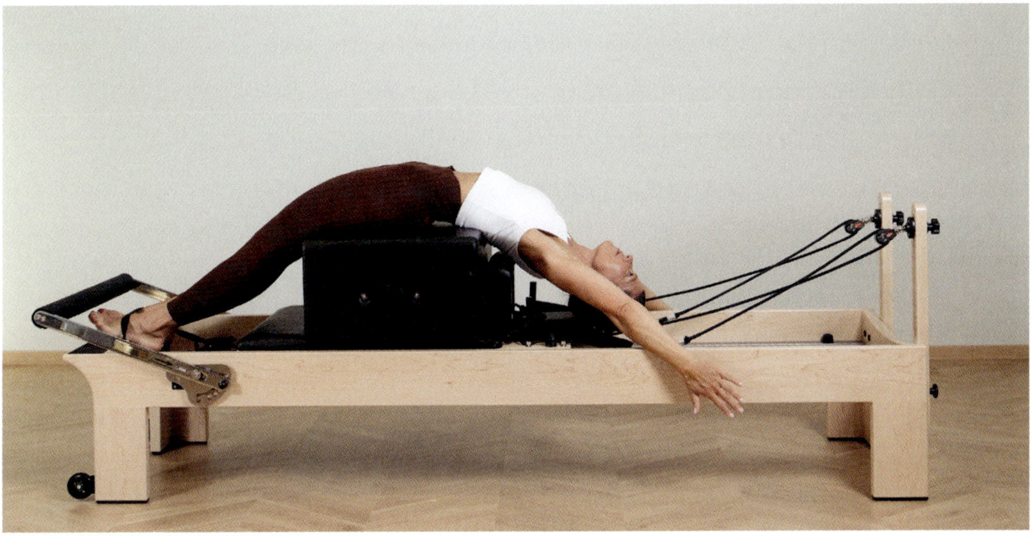

Dies ist eine meiner liebsten Dehnübungen auf dem Reformer – und auch auf der Matte möchte ich auf keinen Fall auf sie verzichten!

Intention der Übung: Diese Übung ist gut für die Dehnung des Hüftbeugers und der vorderen Oberschenkelmuskulatur und für die Öffnung des Brustkorbs.

Equipment: Du brauchst ein kleines Kissen, eine gerollte Decke, einen Yogablock oder ein Handtuch.

1. Lege dich in Rückenlage, die Beine ausgestreckt – alternativ kannst du sie angewinkelt lassen, wenn das für dich angenehmer ist. Platziere ein Kissen unter dem Becken, sodass es angehoben ist und der untere Rücken entspannt bleibt. Lege die Arme entspannt über dem Kopf ab oder lasse sie leicht gebeugt und lege sie auf Schulterhöhe ab. Genieße die Öffnung der Hüfte und die Dehnung der Oberschenkelvorderseite.
2. Zur Intensivierung der Dehnung strecke ein Bein in die Länge und ziehe das andere mit beiden Händen dicht zu dir heran. Bleibe einige Atemzüge in der Position, solange es angenehm ist, und wiederhole dann mit dem anderen Bein.

Wiederhole die Bewegung insgesamt 4- bis 6-mal pro Bein.

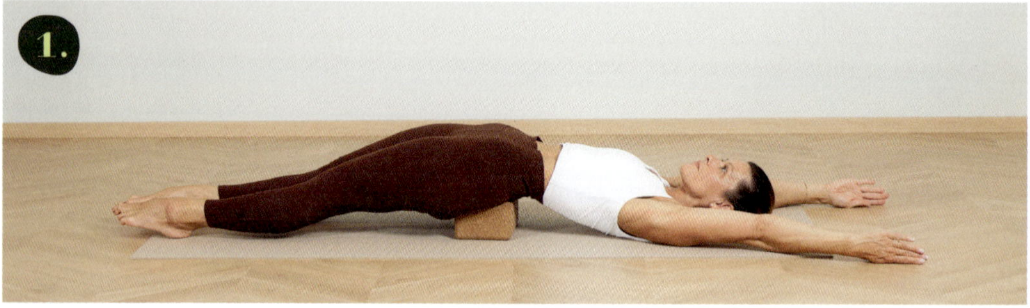

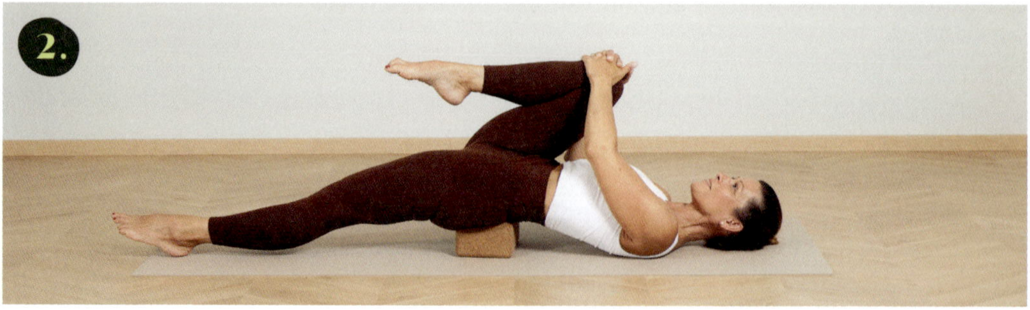

Tipp

Wenn du noch mehr Dehnung spüren möchtest, erhöhe die Unterlage unter deinem Kreuzbein.

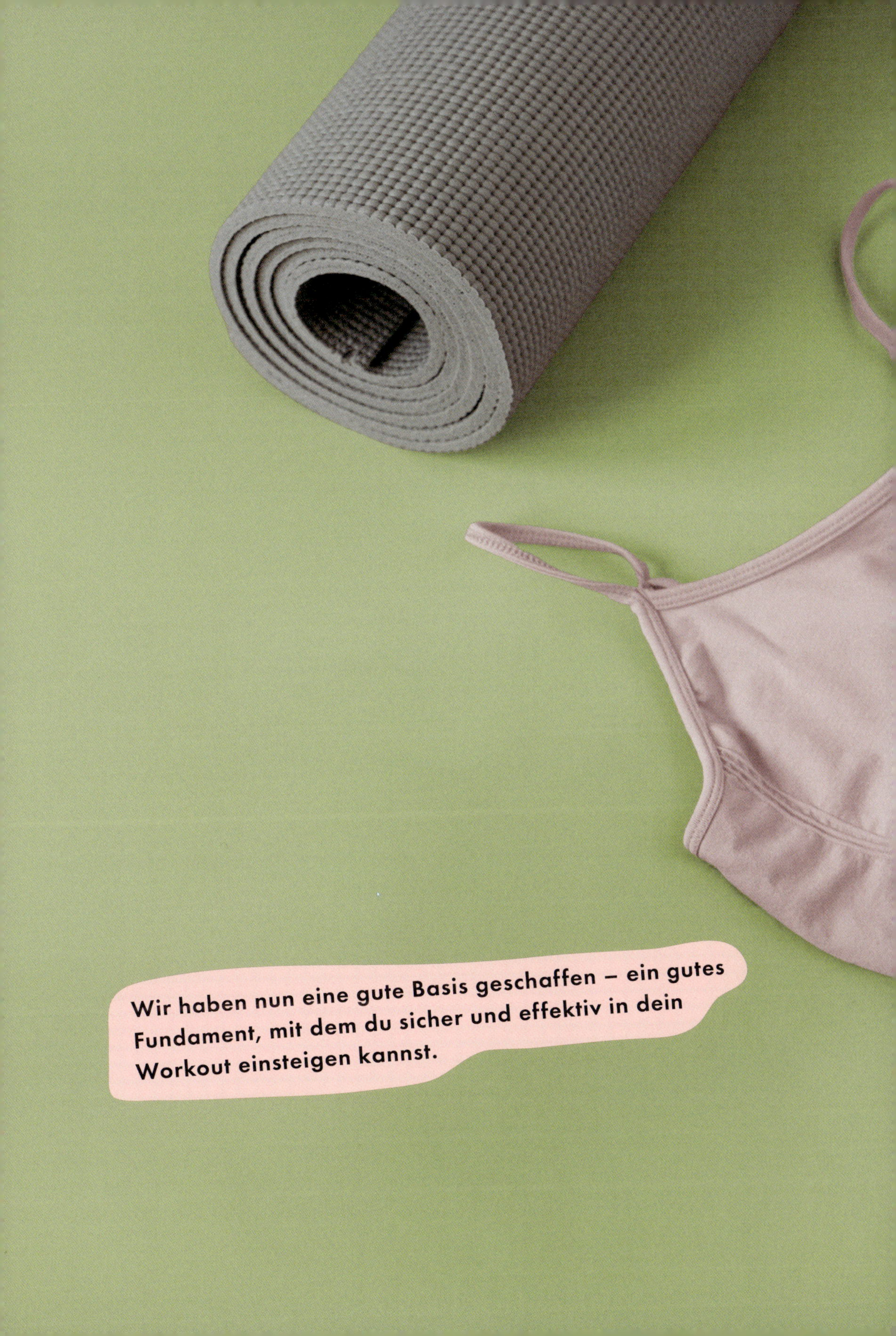

Wir haben nun eine gute Basis geschaffen – ein gutes Fundament, mit dem du sicher und effektiv in dein Workout einsteigen kannst.

Trainingspläne

Kapitel

3

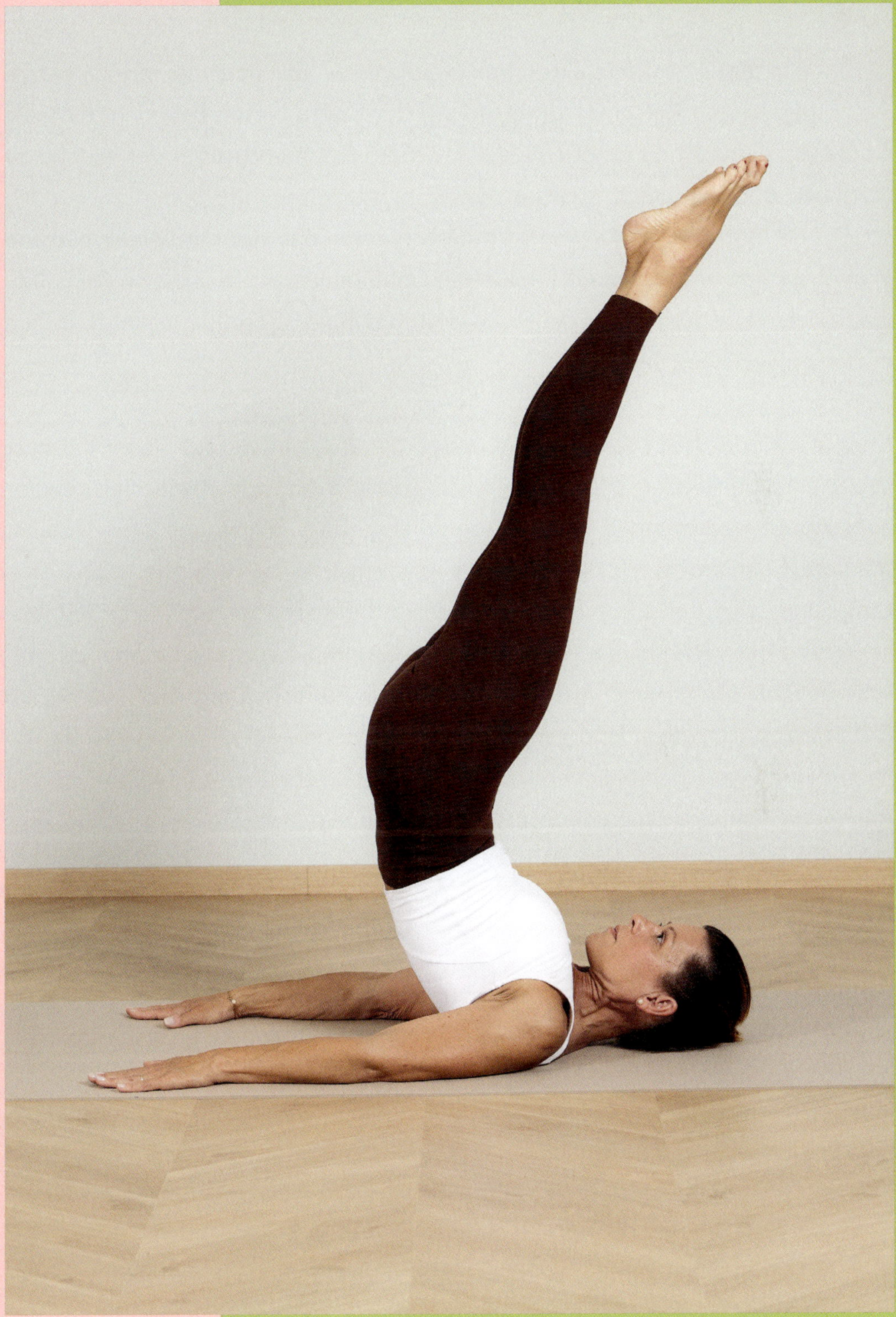

Über die Gestaltung eines Trainingsplans, der dir über mehrere Wochen die besten Reformer-Übungen auf der Matte bietet, habe ich mir viele Gedanken gemacht. Es empfiehlt sich in jedem Fall, mehrmals in der Woche zu trainieren und zusätzlich tägliche Bewegungseinheiten, am besten an der frischen Luft, einzubauen. Du kannst natürlich gerne das von mir vorgeschlagene Wochenprogramm individuell mit kleinen Einheiten ergänzen und erweitern. Gestalte deinen persönlichen Plan so, dass dir das Training Freude macht und dass es deinen Vorlieben entspricht.

Meiner Meinung nach sollte ein gesundes Training, das wir auf Dauer in unser Leben einbauen wollen, nicht als ein Muss, sondern am Ende als eine lieb gewonnene Routine empfunden werden. Wenn ich gefragt werde, wie oft ich selbst trainiere, beantworte ich die Frage mit »mehrmals in der Woche«, wobei sich Länge und Intensität schon unterscheiden, und das aus mehreren Gründen. Mal liegt es an der verfügbaren Zeit, mal ist der Grund die körperliche oder psychische Befindlichkeit, manchmal ist es einfach ein herrlicher Tag, den man nur im Freien verbringen kann. Und genauso solltest auch du dein Training gestalten – nach deinen ganz persönlichen Vorlieben und Gegebenheiten, wobei dich die folgenden Trainingspläne gut unterstützen können.

Personalisiertes Training

Ich habe zwei verschiedene Trainingsprogramme entworfen, eins für Einsteigerinnen und eins für Fortgeschrittene. Starte zunächst mit den Einstiegs-Workouts und steigere dich nach Bedarf, indem du zum fortgeschrittenen Training übergehst. Pilates-Profis können auch direkt mit den anspruchsvolleren Übungen beginnen.

In den Trainingsprogrammen sind verschiedene Trainingsschwerpunkte enthalten, wobei jedem Tag, also jeder Trainingseinheit, ein anderer Schwerpunkt zugeordnet ist. Wundere dich nicht, dass du bei jedem Schwerpunkt auch Übungen findest, die nicht den jeweiligen Schwerpunkt ansprechen. Das liegt einerseits daran, dass im Pilates grundsätzlich verschiedene Muskelgruppen aktiviert werden – über die Ganzheitlichkeit haben wir ja bereits gesprochen – und andererseits die Abfolge im Training immer strukturiert sein sollte. Es ist beispielsweise wichtig, dass in jeder Einheit die Wirbelsäule ausreichend mobilisiert wird. Auch das Powerhouse muss bei jedem Schwerpunkt aktiviert werden. Nur so kann Pilates-Training seinen ganzheitlichen Ansatz zur Wirkung bringen.

Alle Kombinationen der Übungen sind nur als Vorschlag gedacht und können natürlich auch variiert werden. Auch die Reihenfolge der Schwerpunkte ist unverbindlich. Mit den hier vorgestellten Plänen kannst du in jedem Fall dein Training abwechslungsreich gestalten, damit du zum Beispiel nicht drei Tage hintereinander nur deinen Oberkörper trainierst. Es kann sein, dass dir an manchen Tagen dein vorgeschlagenes Pensum nicht ausreicht. Ergänze dein Training dann einfach mit Übungen, die dir besonders viel Spaß machen, oder mit den Zusatz-Workouts, die du nach Belieben dazunehmen kannst. Wenn du also intensiver trainieren möchtest, füge die zusätzlichen Einheiten einfach noch hinzu oder kombiniere nach Belieben. Und auch wenn du ganz bestimmte Bedürfnisse hast, weil du zum Beispiel viel sitzt, mal eben schnell in der Mittagspause etwas für dich tun willst, mehr Beweglichkeit oder Kraft brauchst oder einfach ein entspannendes Workout durchführen oder eine Abendroutine einfügen möchtest, wirst du in den Zusatz-Workouts fündig.

Auch die Pausentage kannst du individuell und nach deinem persönlichen Rhythmus festlegen. Höre gut auf deinen Körper, dann kannst du nichts falsch machen. Ich persönlich verbringe meine freie Zeit sehr gerne draußen – ob beim Fahrradfahren, Spazieren, Schwimmen oder Joggen. Bewegung im Freien ist vor allem für die Pausentage sehr sinnvoll, aber auch an den Trainingstagen nie verkehrt.

Zur Erinnerung

Bitte führe vor jedem Training die beiden Vorbereitungsübungen durch, denn das richtige Warm-Up ist immer sehr wichtig.

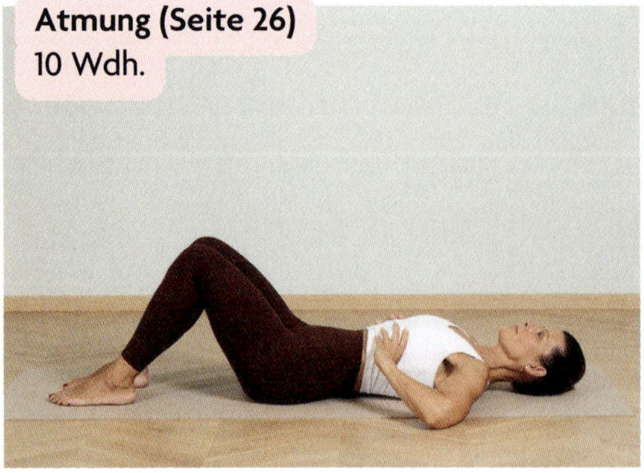

Atmung (Seite 26)
10 Wdh.

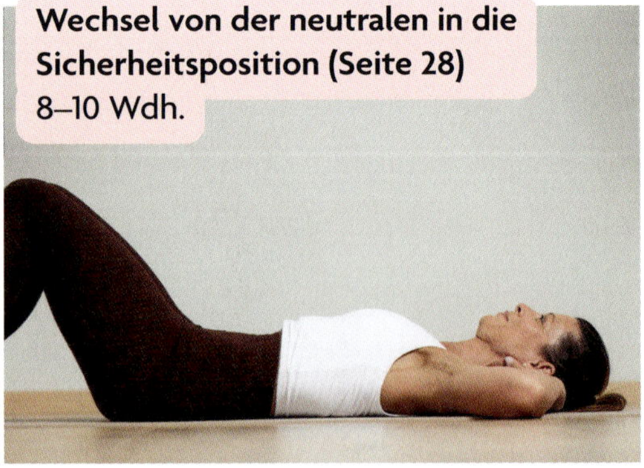

Wechsel von der neutralen in die Sicherheitsposition (Seite 28)
8–10 Wdh.

Führe außerdem nach jedem Training die Abschlussübung durch, damit dein Körper gedehnt wird und du in einen Zustand der Ruhe und Entspannung kommst.

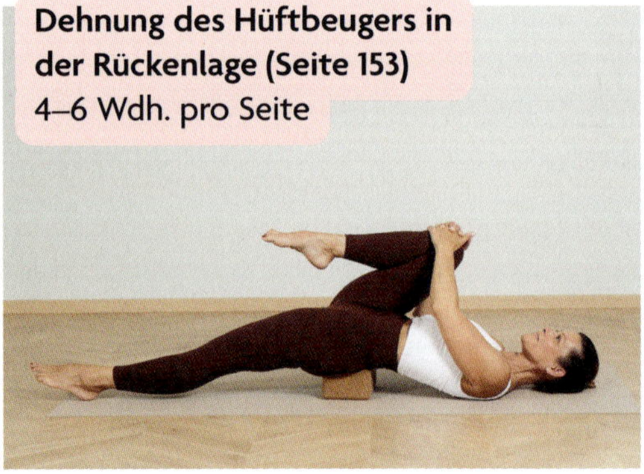

Dehnung des Hüftbeugers in der Rückenlage (Seite 153)
4–6 Wdh. pro Seite

Einsteigerinnen

Woche

1

Kräftigung der Bauchmuskulatur

1.
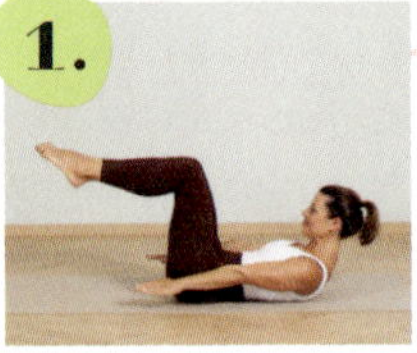
Hundert (Seite 30)
10 Wdh.

2.
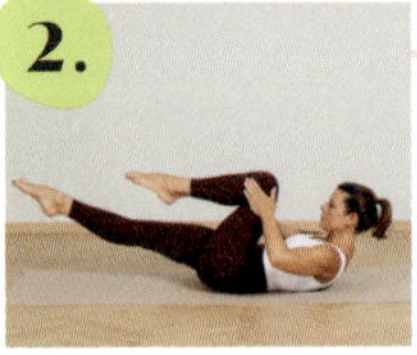
Einbeinige Streckung (Seite 32)
6 Wdh. pro Seite

3.
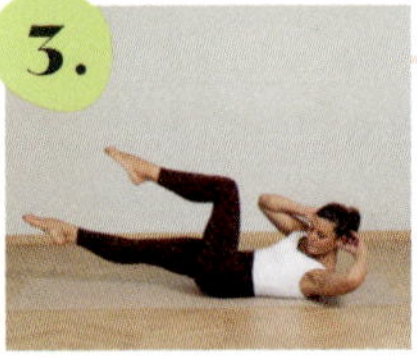
Rumpfrotation mit Beinwechsel (Seite 36)
6 Wdh. pro Seite

4.
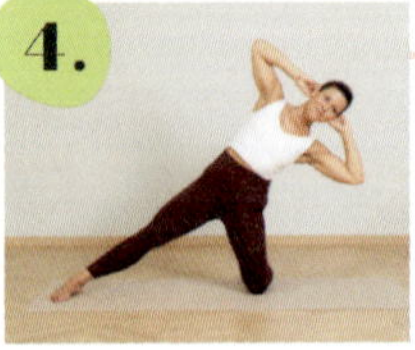
Seitliche Rumpfbeuge (1. Seite) (Seite 52)
8 Wdh.

5.
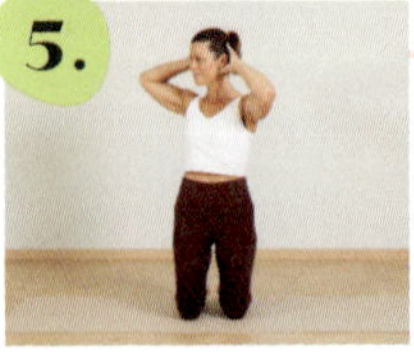
Wirbelsäulendrehung im Kniestand (Seite 132)
8–10 Wdh. pro Seite

6.
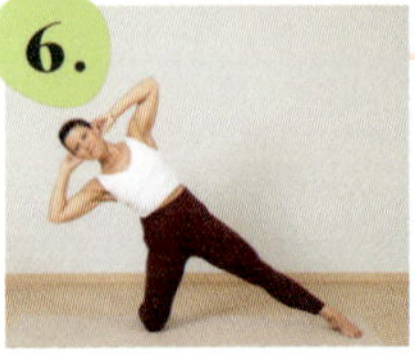
Seitliche Rumpfbeuge (2. Seite) (Seite 52)
8 Wdh.

7.
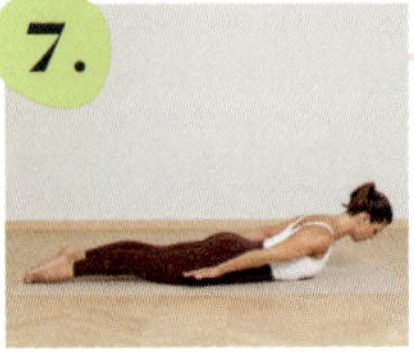
Rückenstreckung (Seite 66)
8–10 Wdh.

8.
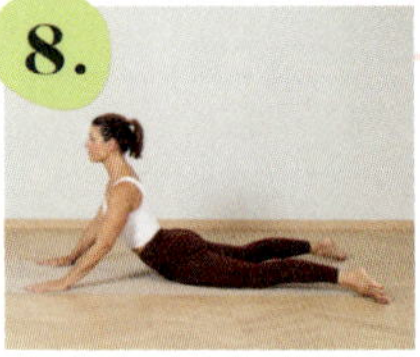
Schwan (Seite 68)
8–10 Wdh.

9.
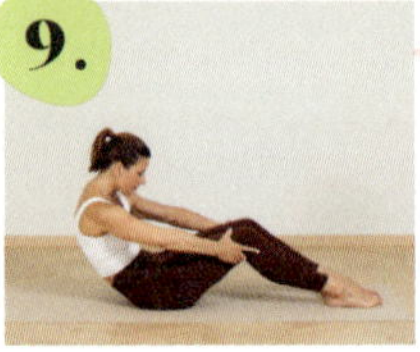
Halbe Rolle nach hinten (Seite 142)
8 Wdh.

10.
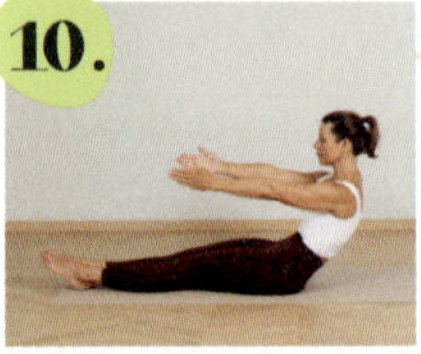
Abrollen und Aufrollen (Seite 44)
8–10 Wdh.

11.
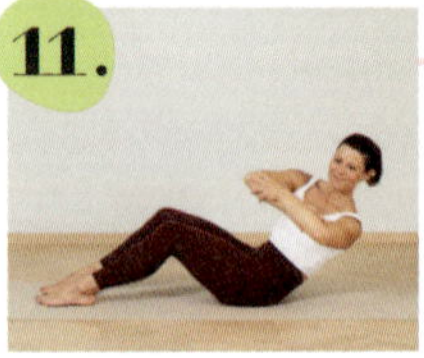
Drehung aus der aufgerichteten Sitzposition (Seite 50)
6–8 Wdh. pro Seite

12.
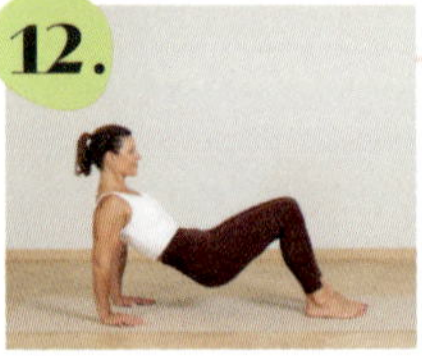
Umgekehrter Liegestütz mit Armbeugen (Seite 118)
8–10 Wdh.

13.
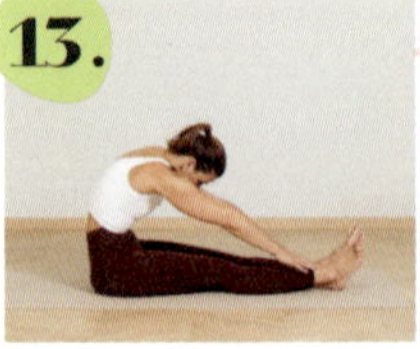
Wirbelsäulenstretch aus dem Sitz (Seite 144)
8–10 Wdh.

Gesäß und Beine stärken

1. 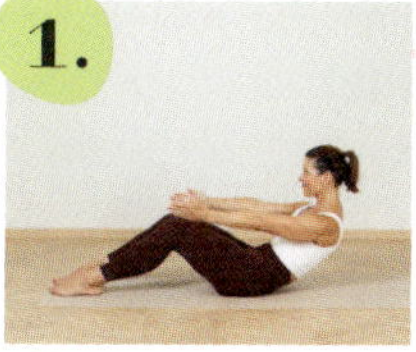

Rundrückenposition (Seite 46)
8–10 Wdh.

2. 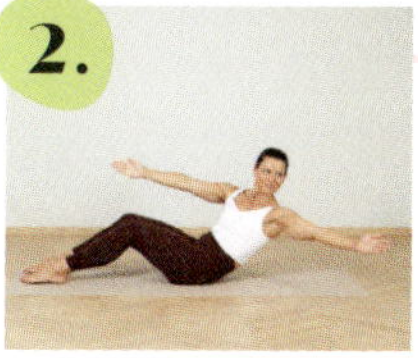

Sitzdrehung mit Rundrücken und Armführung (Seite 48)
6 Wdh. pro Seite

3. 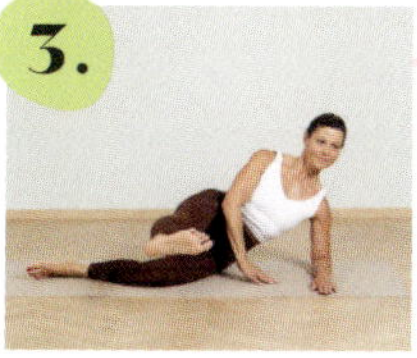

Seitliches Beinheben und Kicken nach vorne (1. Seite) (Seite 90)
8 Wdh.

4. 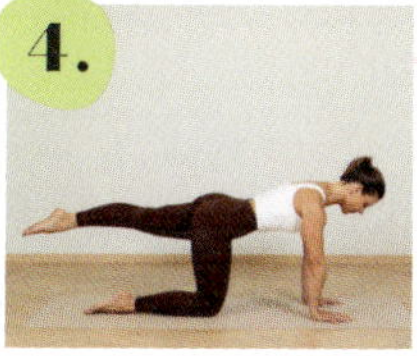

Vierfüßlerstand mit Beinheben (Seite 93)
8–10 Wdh. pro Seite

5. 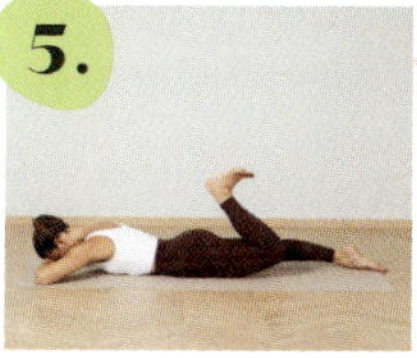

Beinbeugen in der Bauchlage (Seite 82)
6–8 Wdh. pro Seite

6. 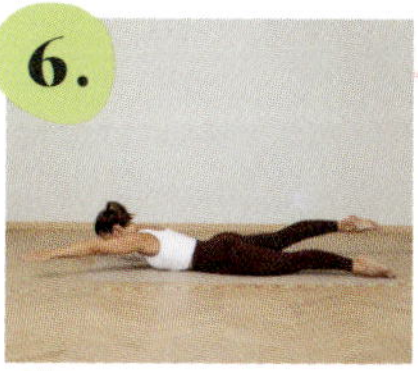

Schwimmbewegung in der Bauchlage (Seite 72)
6 Wdh. pro Seite

7. 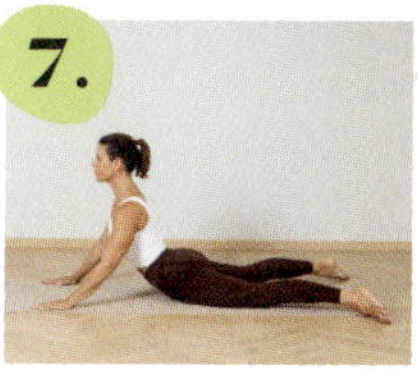

Schwan (Seite 68)
8–10 Wdh.

8. 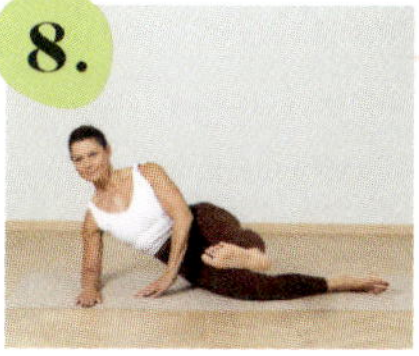

Seitliches Beinheben und Kicken nach vorne (2. Seite) (Seite 90)
8 Wdh.

9. 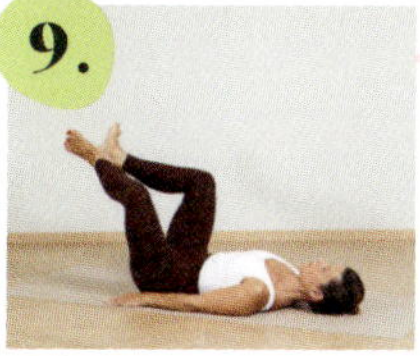

Beinöffnung in der Rückenlage (Seite 78)
10–12 Wdh.

10. 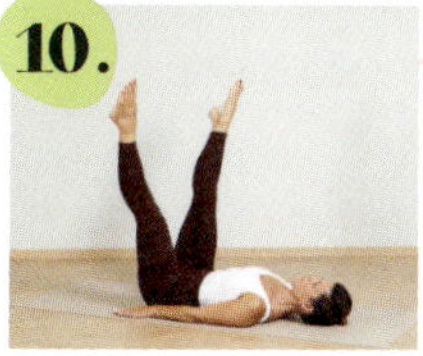

Beinkreise in der Rückenlage (Seite 80)
5 Wdh. pro Richtung

11. 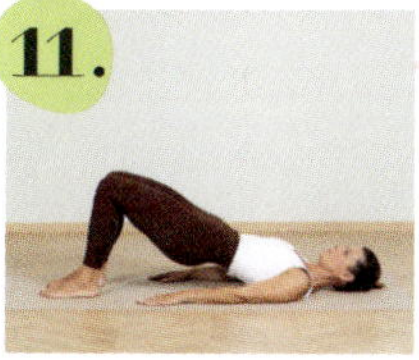

Schulterbrücke (Seite 85)
12 Wdh.

12. 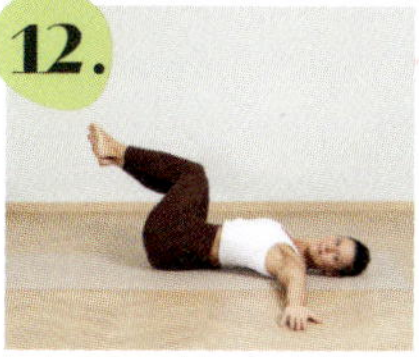

Wirbelsäulendrehung in der Rückenlage (Seite 135)
4–6 Wdh. pro Seite

Tag 3
Pause

Training für einen sicheren Stand und gutes Gleichgewicht

1.

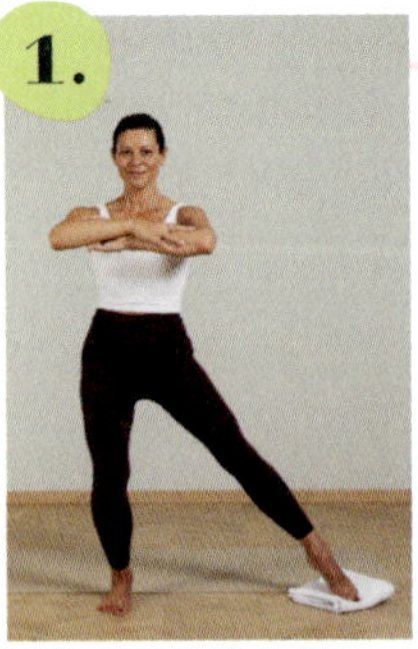

Seitliches Gleiten mit einem Bein (Seite 96)
10 Wdh. pro Seite

2.

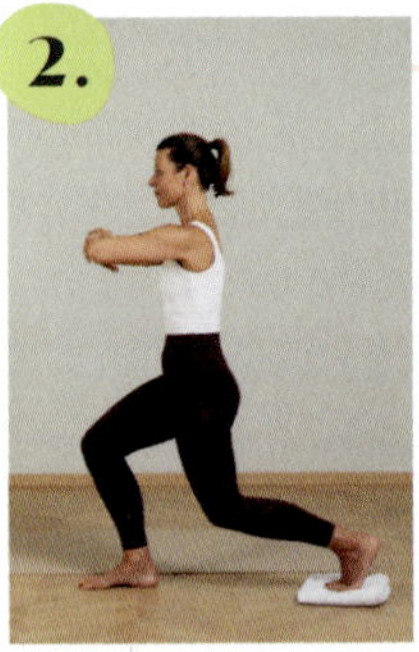

Ausfallschritt nach hinten im Stand (Seite 99)
10 Wdh. pro Seite

3.

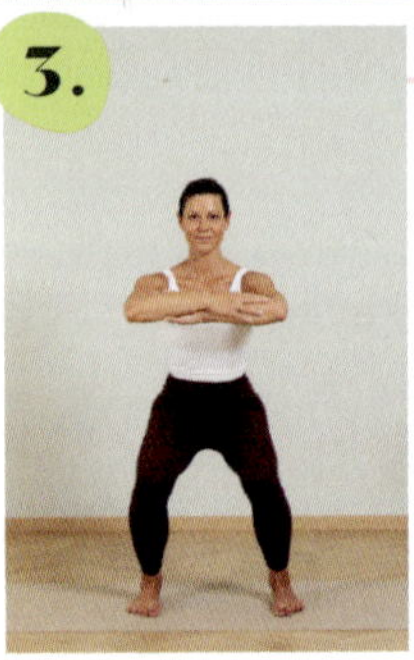

Kniebeugen im Stand (Seite 102)
10 Wdh. pro Seite

4.

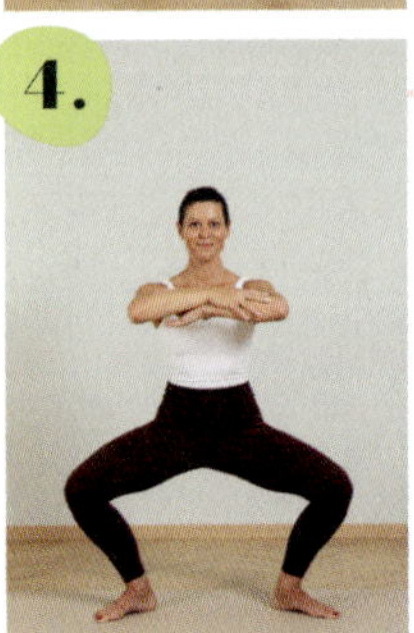

Kniebeugen im Stand mit Außenfußrotation (Seite 105)
10 Wdh.

5.

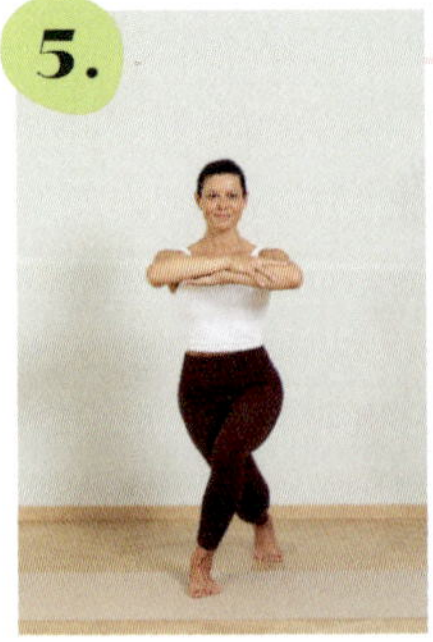

Knicks-Ausfallschritt (Seite 108)
10–12 Wdh.

6.

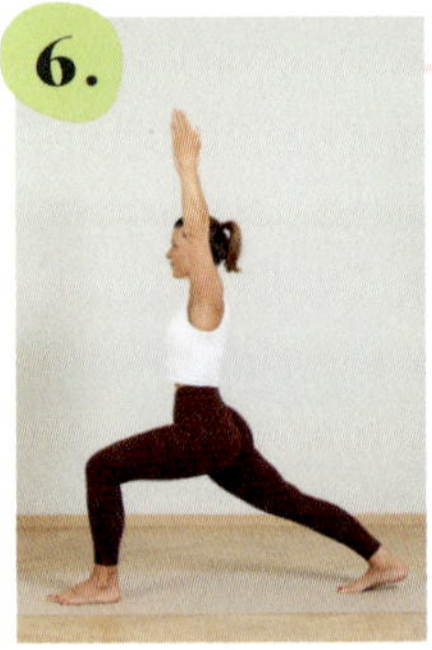

Dehnung des Hüftbeugers im Stand (Seite 148)
3–4 Wdh. pro Seite

7.

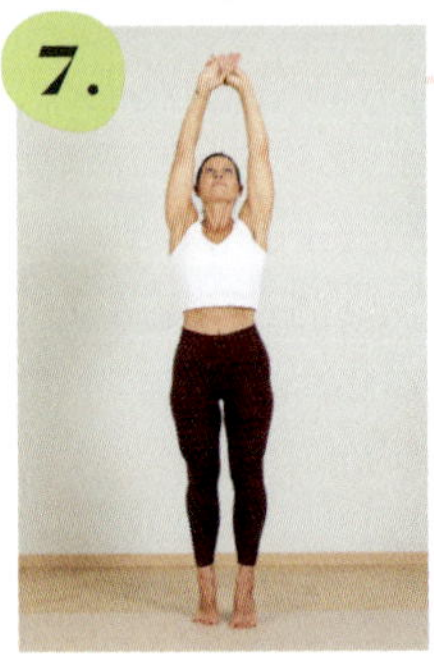

Ganzkörperdehnung in die Länge im Stand (Seite 152)
2–3 Wdh.

8.

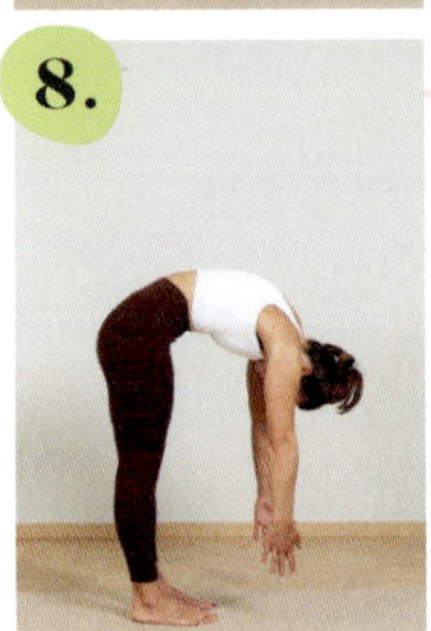

Abrollen aus dem Stand (Seite 150)
4–6 Wdh.

Ganzkörper-mobilisation

1.

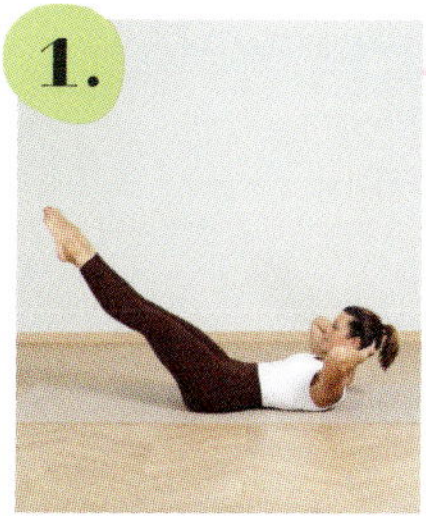

Fußarbeit in der Rückenlage (Seite 130)
8–10 Wdh.

2.

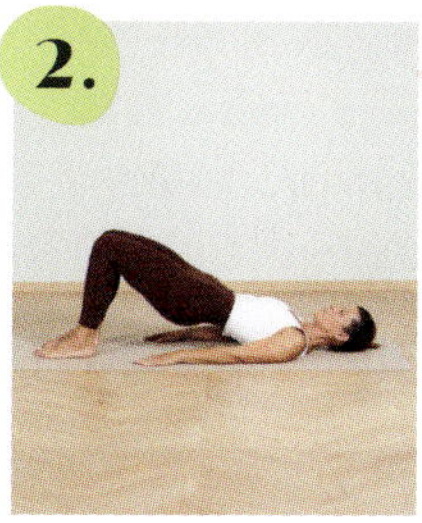

Beckenrolle (Seite 122)
10–12 Wdh.

3.

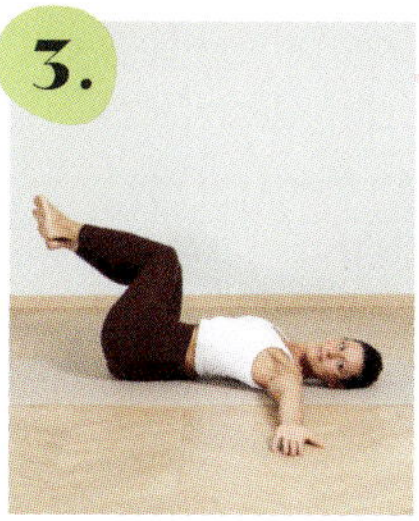

Wirbelsäulendrehung in der Rückenlage (Seite 135)
4–6 Wdh. pro Seite

4.

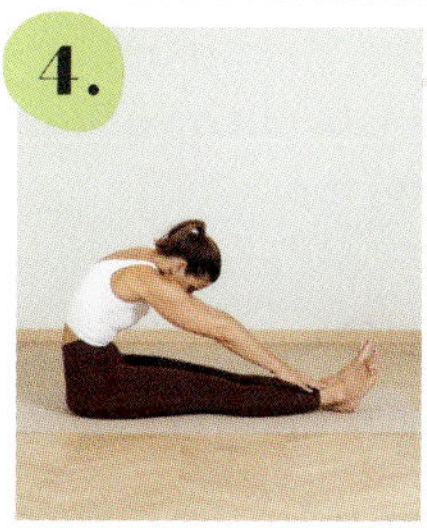

Wirbelsäulenstretch aus dem Sitz (Seite 144)
8–10 Wdh.

5.

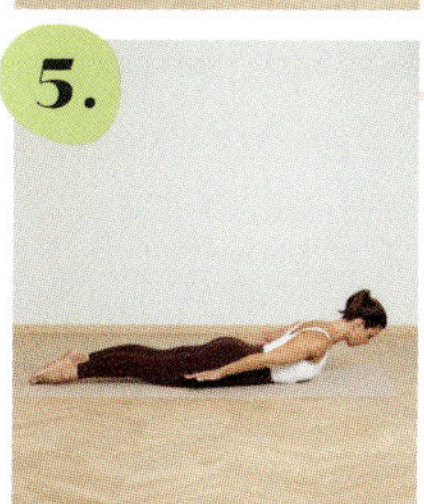

Rückenstreckung (Seite 66)
8–10 Wdh.

6.

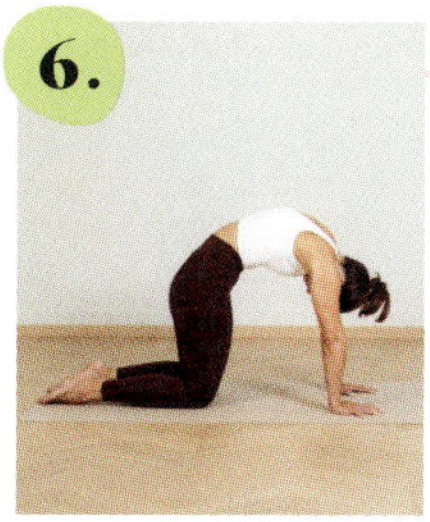

Wirbelsäulenmobilisation in der Vierfüßlerposition (Seite 138)
8–10 Wdh.

7.

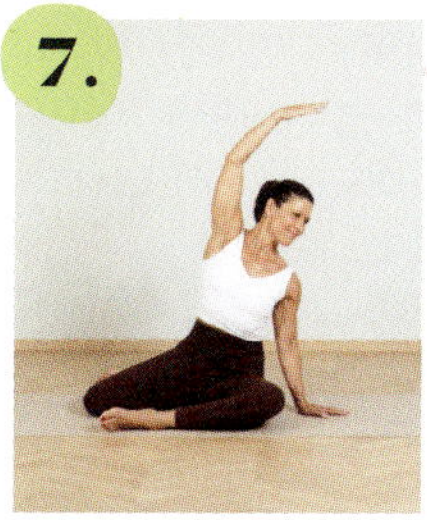

Position der Meerjungfrau (1. Seite) (Seite 146)
8–10 Wdh.

8.

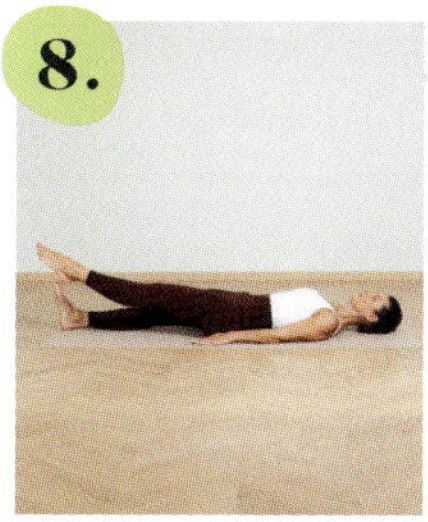

Kreise mit gestrecktem Bein in der Rückenlage (Seite 124)
6 Wdh. pro Richtung und Seite

9.

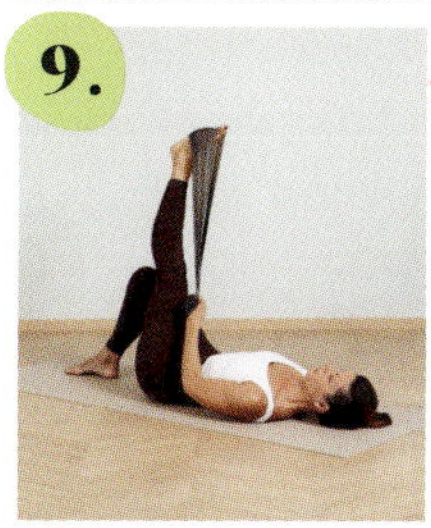

Dehnung des Beins in der Rückenlage (Seite 127)
4–6 Wdh. pro Seite

10.

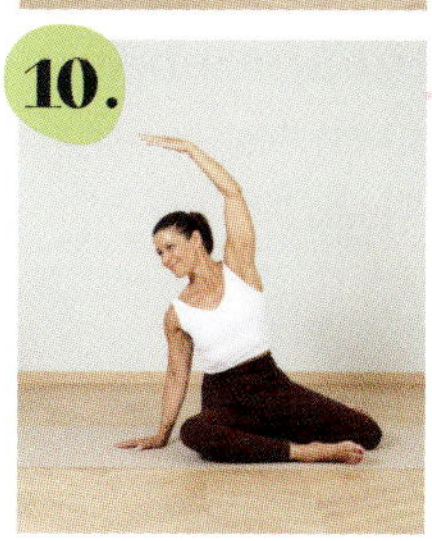

Position der Meerjungfrau (2. Seite) (Seite 146)
8–10 Wdh.

Kräftigung des gesamten Körpers

1.

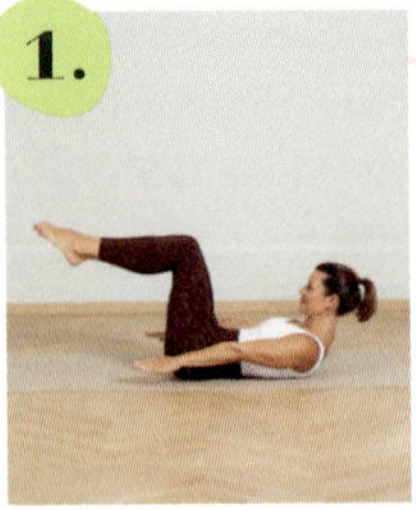

Hundert (Seite 30)
10 Wdh.

2.

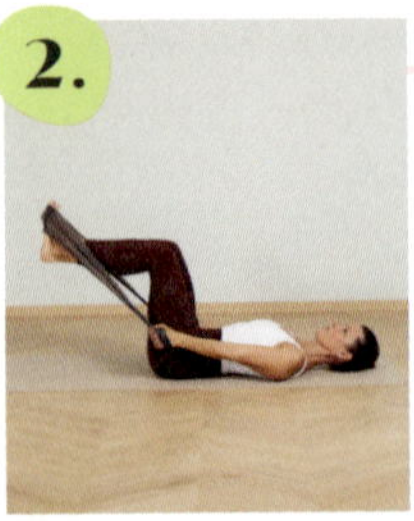

Trizepsdrücken in der Rückenlage (Seite 74)
8–12 Wdh.

3.

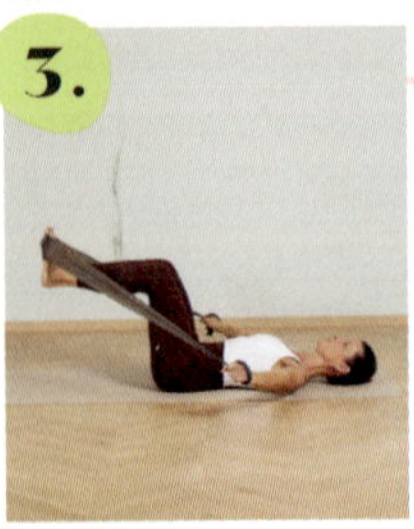

Seitliches Bandziehen in der Rückenlage (Seite 76)
10–12 Wdh.

4.

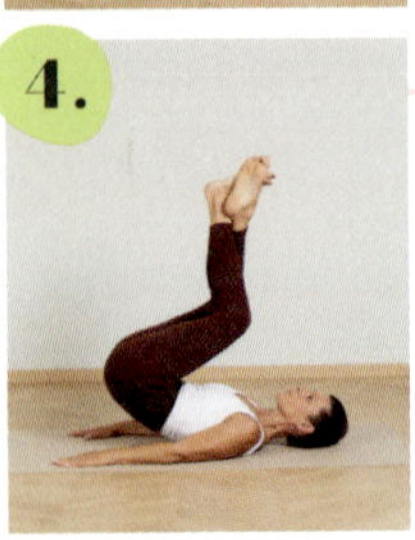

Kurze Wirbelsäulenrolle mit angewinkelten Beinen (Seite 38)
8–10 Wdh.

5.

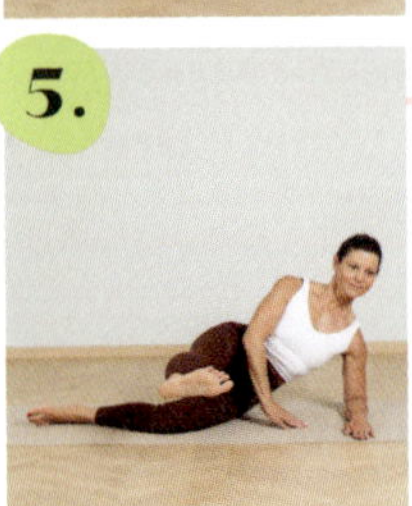

Seitliches Beinheben und Kicken nach vorne (1. Seite) (Seite 90)
8 Wdh.

6.

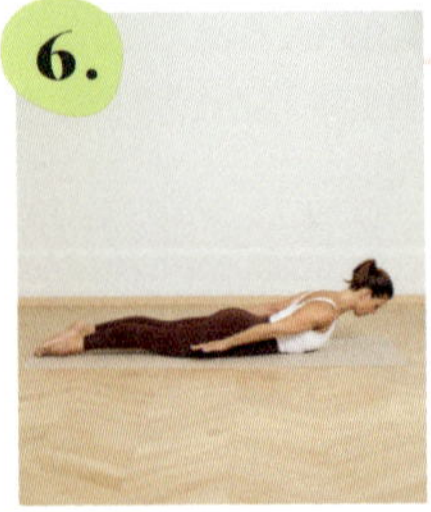

Rückenstreckung (Seite 66)
8–10 Wdh.

7.

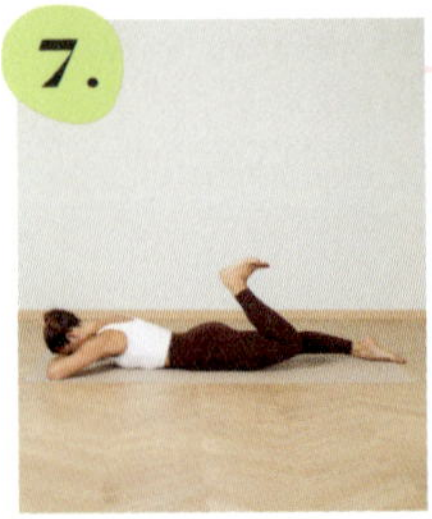

Beinbeugen in der Bauchlage (Seite 82)
6–8 Wdh. pro Seite

8.

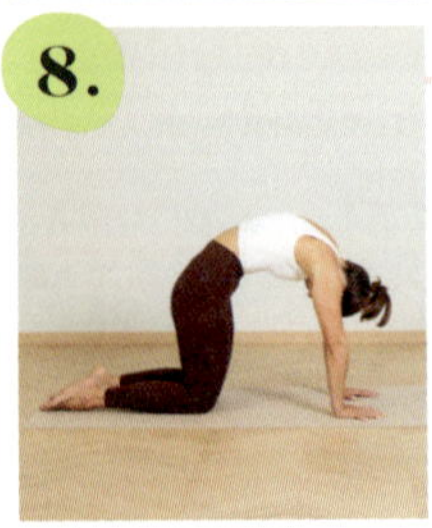

Wirbelsäulenmobilisation in der Vierfüßlerposition (Seite 138)
8–10 Wdh.

9.

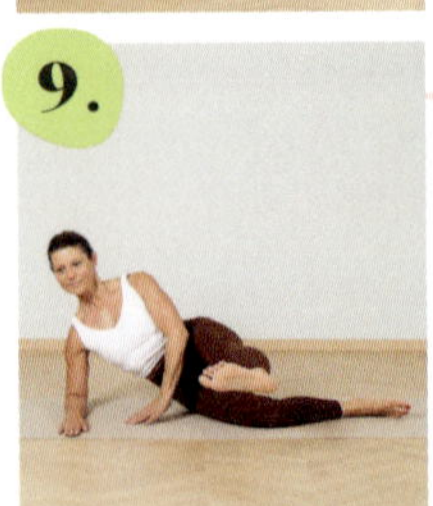

Seitliches Beinheben und Kicken nach vorne (2. Seite) (Seite 90)
8 Wdh.

10.

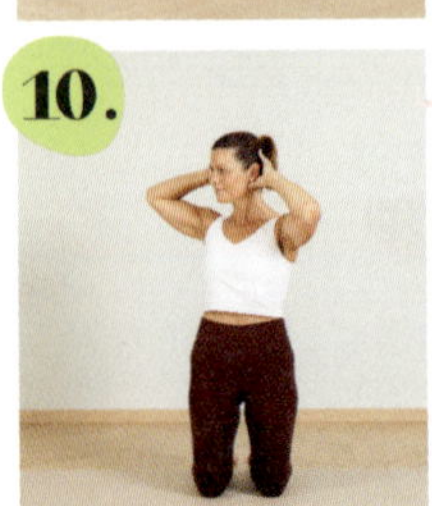

Wirbelsäulendrehung im Kniestand (Seite 132)
8–10 Wdh. pro Seite

11.

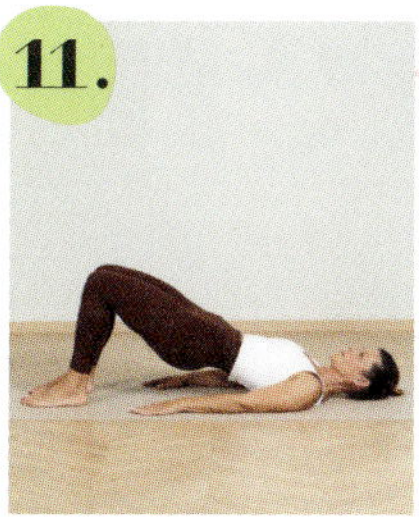

Schulterbrücke (Seite 85)
12 Wdh.

12.

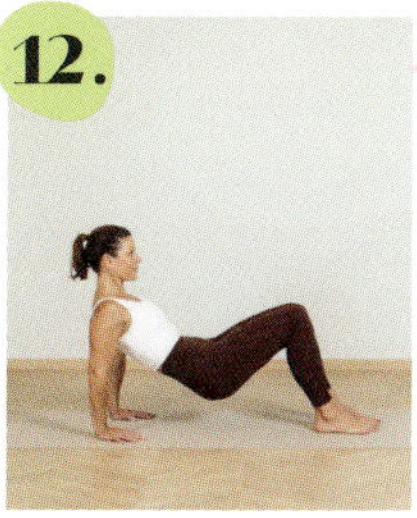

Umgekehrter Liegestütz mit Armbeugen (Seite 118)
8–10 Wdh.

13.

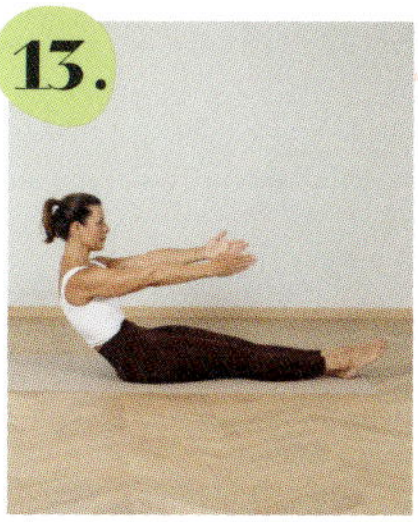

Abrollen und Aufrollen (Seite 44)
8–10 Wdh.

14.

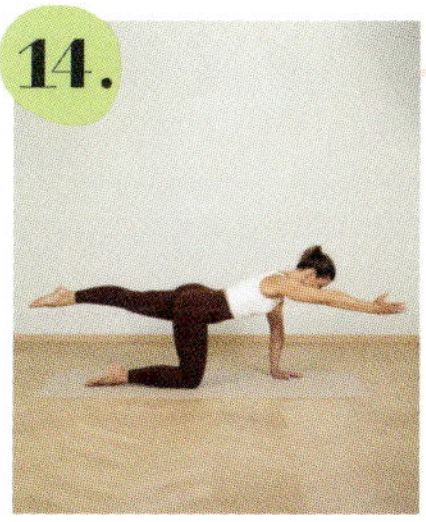

Vierfüßlerstand mit diagonalem Bein- und Armheben (Seite 95)
6 Wdh. pro Seite

15.

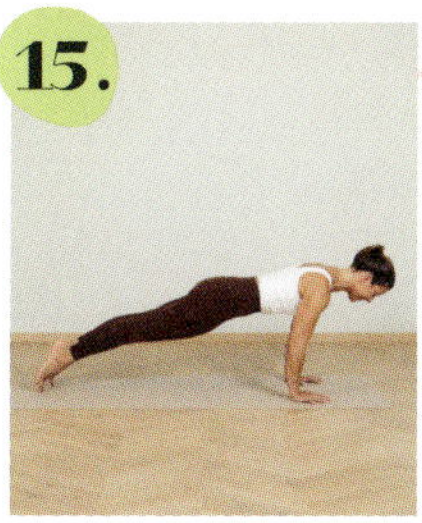

Langes Strecken in der Liegestützposition (Seite 111)
8–10 Wdh.

Tag 7
Pause

Hinweis

Wenn du bereits leicht fortgeschritten bist, kannst du ab dieser Woche gerne auch die Varianten für Fortgeschrittene der einzelnen Übungen durchführen, sofern diese bei den Übungen angegeben sind.

Einsteigerinnen

Woche

2

Übungen für einen starken Oberkörper

1.
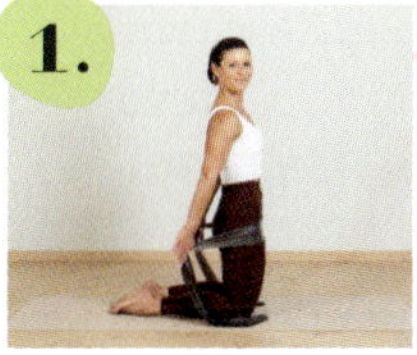

Brustöffnung im Kniestand (Seite 58)
10–12 Wdh.

2.
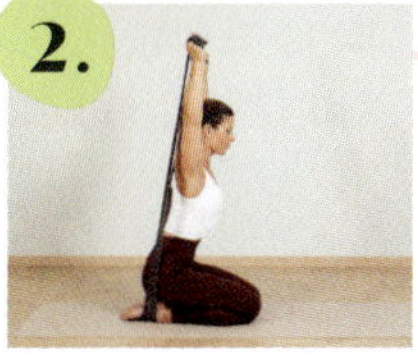

Trizepsarbeit im Fersensitz (Seite 62)
10–12 Wdh.

3.
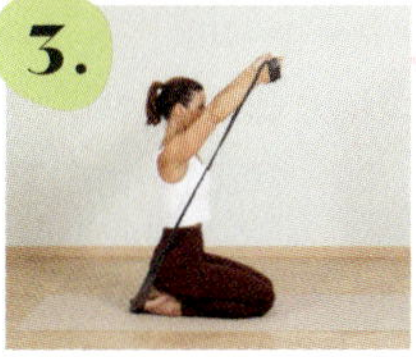

Armkreisen im Fersensitz (Seite 64)
6 Wdh. pro Richtung

4.
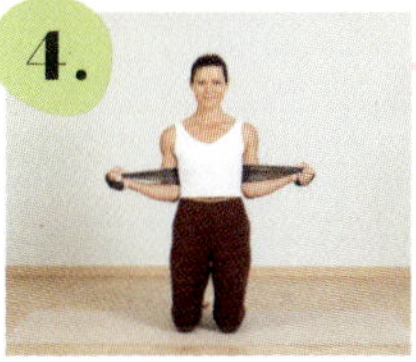

Außenrotation der Schulter im Kniestand (Seite 55)
8–10 Wdh.

5.
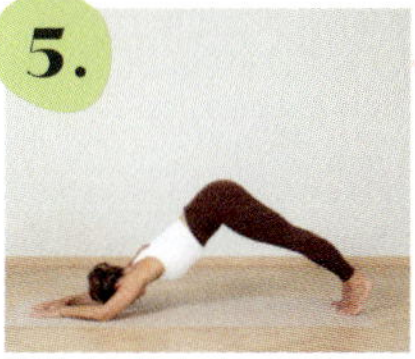

Unterarmstütz zur umgekehrten V-Position (Seite 116)
8–10 Wdh.

6.
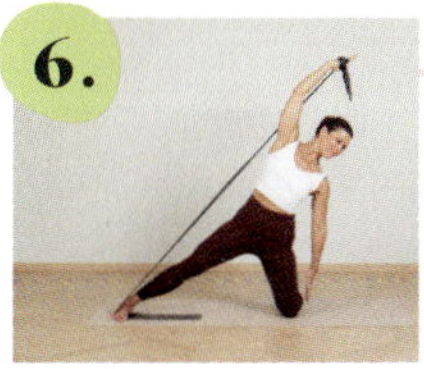

Seitliches Bandziehen im Kniestand (1. Seite) (Seite 60)
6–8 Wdh.

7.
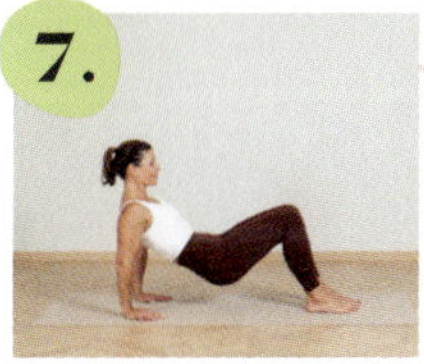

Umgekehrter Liegestütz mit Armbeugen (Seite 118)
8–10 Wdh.

8.
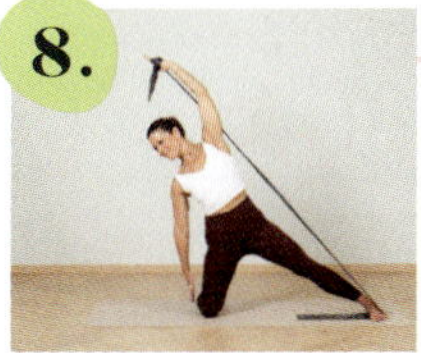

Seitliches Bandziehen im Kniestand (2. Seite) (Seite 60)
6–8 Wdh.

9.
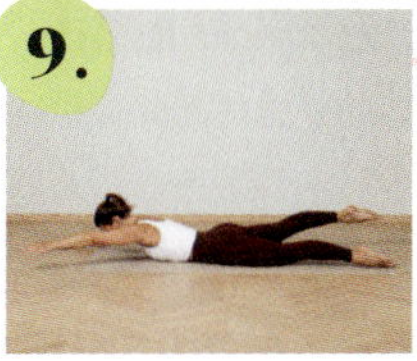

Schwimmbewegung in der Bauchlage (Seite 72)
6 Wdh. pro Seite

10.
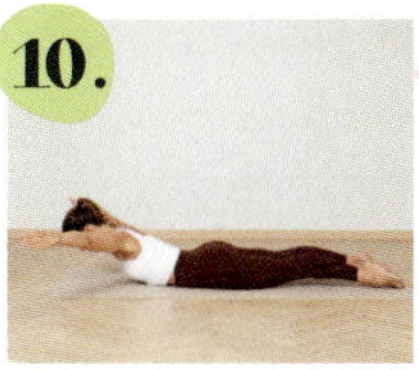

Armzug in der Bauchlage (Seite 70)
8 Wdh.

11.
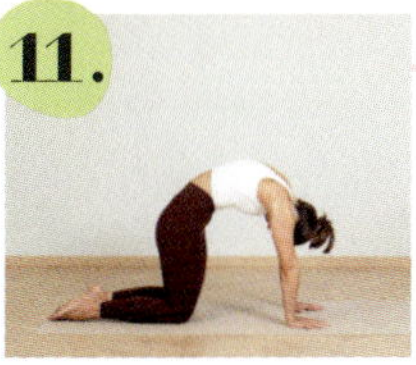

Wirbelsäulenmobilisation in der Vierfüßlerposition (Seite 138)
8–10 Wdh.

12.
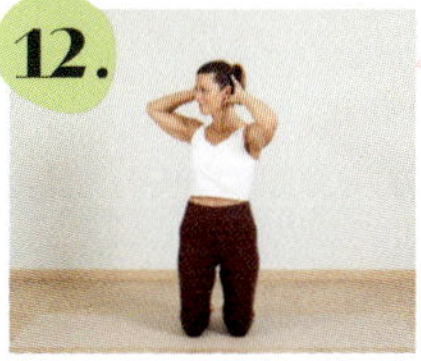

Wirbelsäulendrehung im Kniestand (Seite 132)
8–10 Wdh. pro Seite

13.
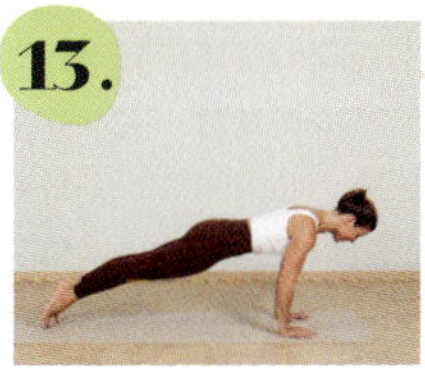

Langes Strecken in der Liegestützposition (Seite 111)
8–10 Wdh.

Tag 2

Gesäß und Beine stärken

1.
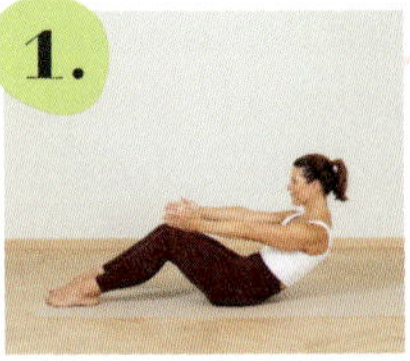
Rundrückenposition (Seite 46)
8–10 Wdh.

2.
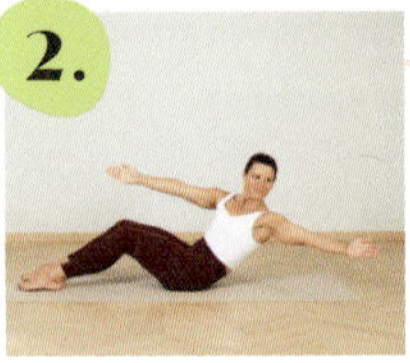
Sitzdrehung mit Rundrücken und Armführung (Seite 48)
6 Wdh. pro Seite

3.
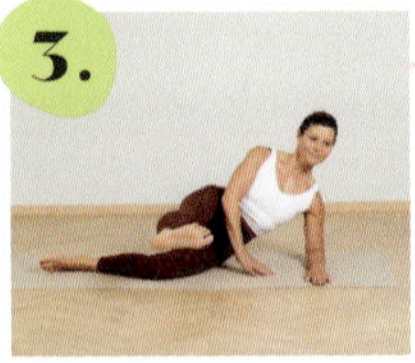
Seitliches Beinheben und Kicken nach vorne (1. Seite) (Seite 90)
8 Wdh.

4.
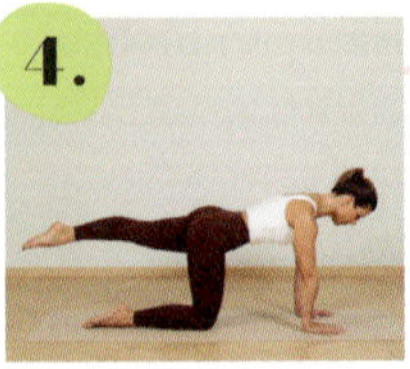
Vierfüßlerstand mit Beinheben (Seite 93)
8–10 Wdh. pro Seite

5.
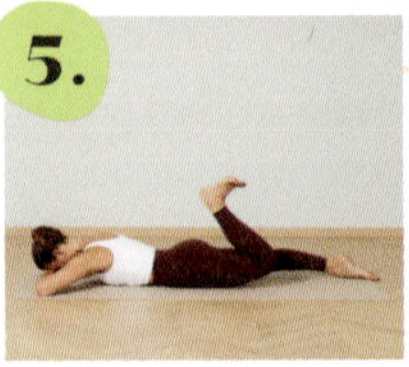
Beinbeugen in der Bauchlage (Seite 82)
6–8 Wdh. pro Seite

6.
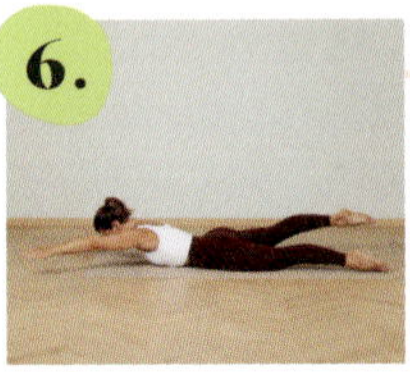
Schwimmbewegung in der Bauchlage (Seite 72)
6 Wdh. pro Seite

7.
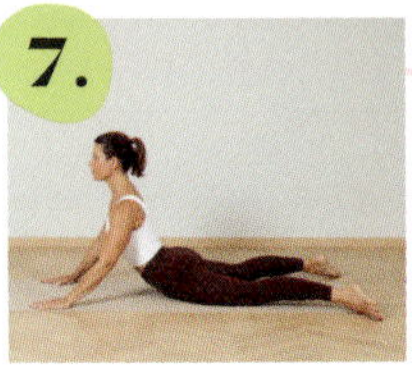
Schwan (Seite 68)
8–10 Wdh.

8.
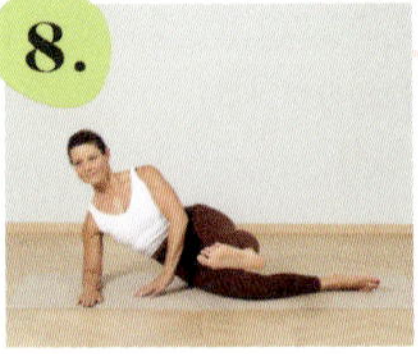
Seitliches Beinheben und Kicken nach vorne (2. Seite) (Seite 90)
8 Wdh.

9.
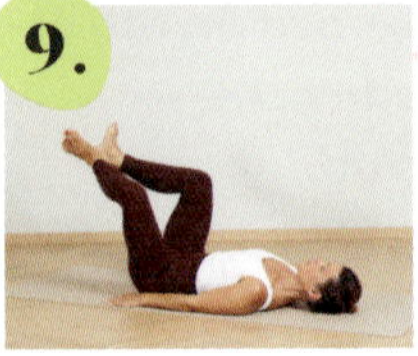
Beinöffnung in der Rückenlage (Seite 78)
10–12 Wdh.

10.
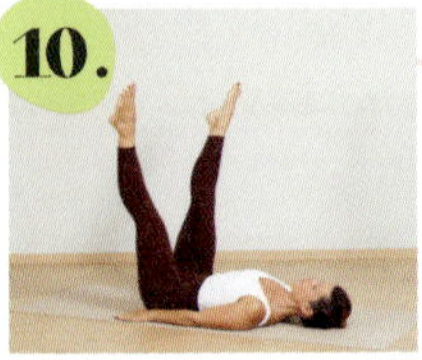
Beinkreise in der Rückenlage (Seite 80)
5 Wdh. pro Richtung

11.
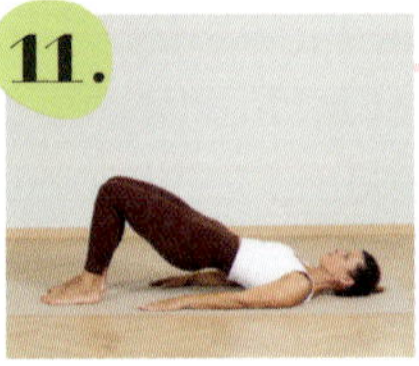
Schulterbrücke (Seite 85)
12 Wdh.

12.
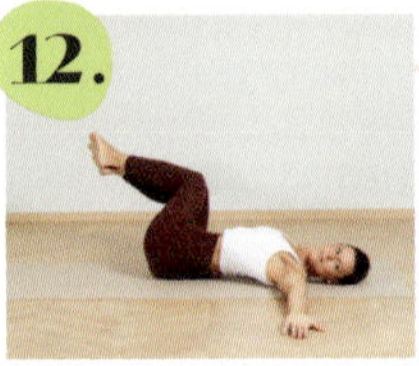
Wirbelsäulendrehung in der Rückenlage (Seite 135)
4–6 Wdh. pro Seite

Tag 3 Pause

Kräftigung der Bauchmuskulatur

1.

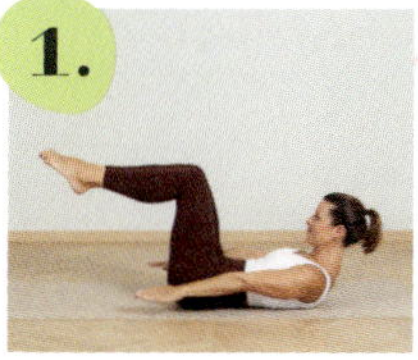

Hundert (Seite 30)
10 Wdh.

2.

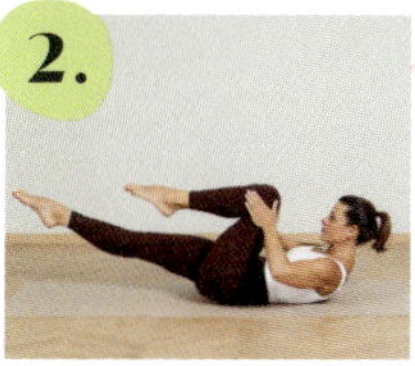

Einbeinige Streckung (Seite 32)
6 Wdh. pro Seite

3.

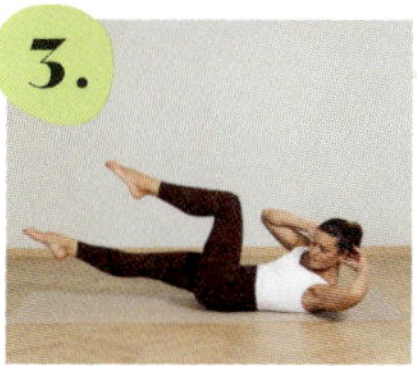

Rumpfrotation mit Beinwechsel (Seite 36)
6 Wdh. pro Seite

4.

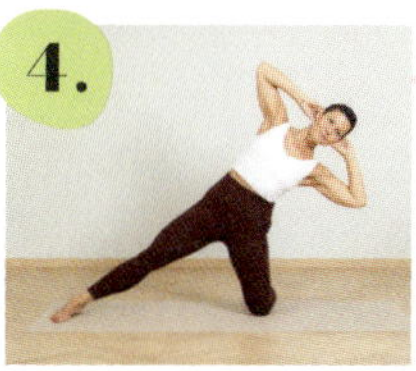

Seitliche Rumpfbeuge (1. Seite) (Seite 52)
8 Wdh.

5.

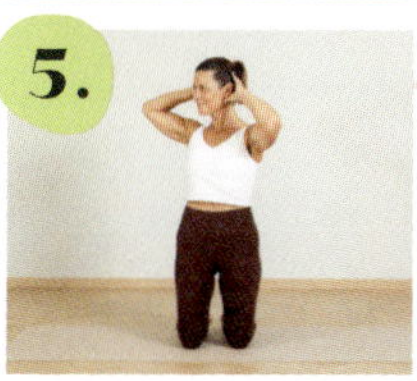

Wirbelsäulendrehung im Kniestand (Seite 132)
8–10 Wdh. pro Seite

6.

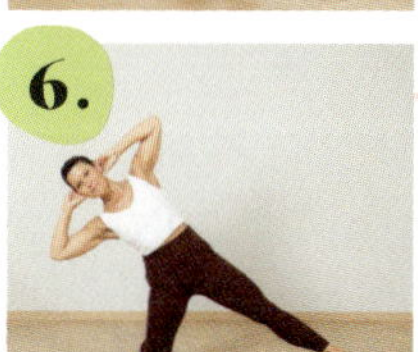

Seitliche Rumpfbeuge (2. Seite) (Seite 52)
8 Wdh.

7.

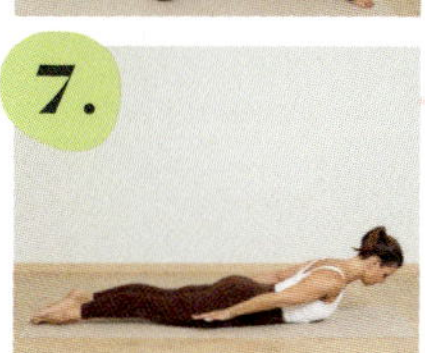

Rückenstreckung (Seite 66)
8–10 Wdh.

8.

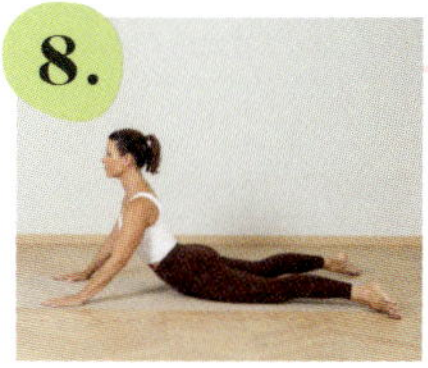

Schwan (Seite 68)
8–10 Wdh.

9.

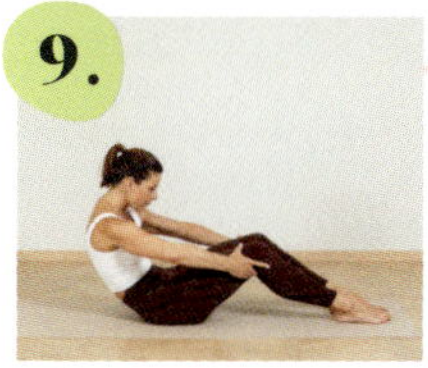

Halbe Rolle nach hinten (Seite 142)
8 Wdh.

10.

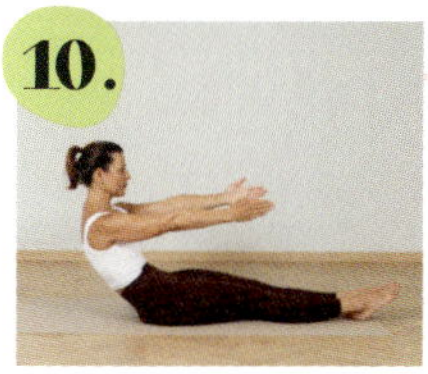

Abrollen und Aufrollen (Seite 44)
8–10 Wdh.

11.

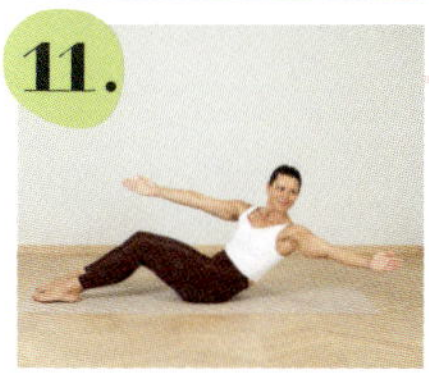

Sitzdrehung mit Rundrücken und Armführung (Seite 48)
6 Wdh. pro Seite

12.

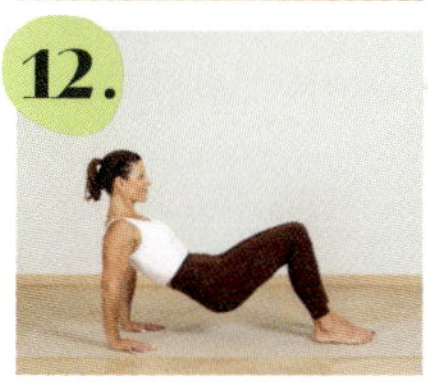

Umgekehrter Liegestütz mit Armbeugen (Seite 118)
8–10 Wdh.

13.

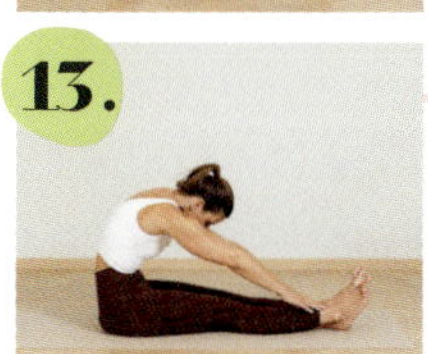

Wirbelsäulenstretch aus dem Sitz (Seite 144)
8–10 Wdh.

Training für einen sicheren Stand und gutes Gleichgewicht

1.

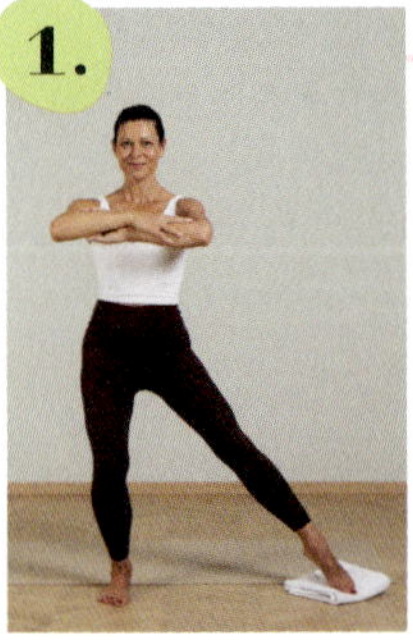

Seitliches Gleiten mit einem Bein (Seite 96)
10 Wdh. pro Seite

2.

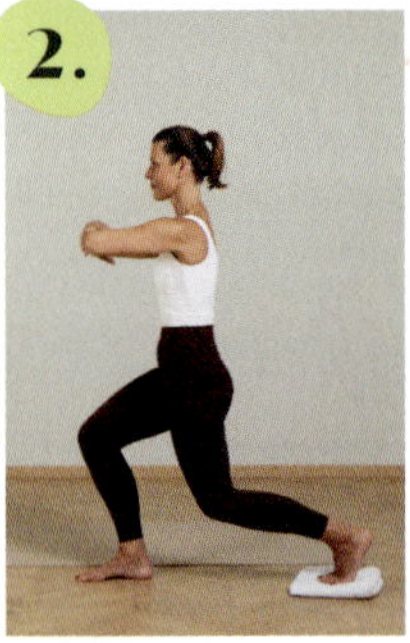

Ausfallschritt nach hinten im Stand (Seite 99)
10 Wdh. pro Seite

3.

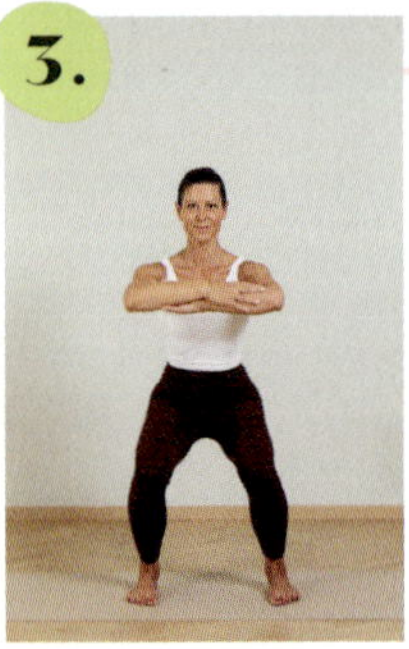

Kniebeugen im Stand (Seite 102)
10 Wdh. pro Seite

4.

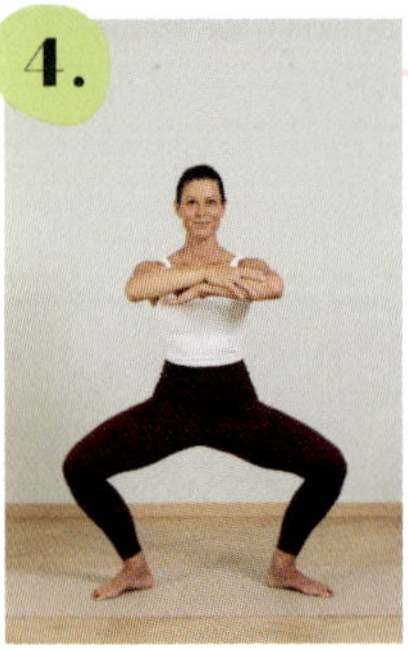

Kniebeugen im Stand mit Außenfußrotation (Seite 105)
10 Wdh.

5.

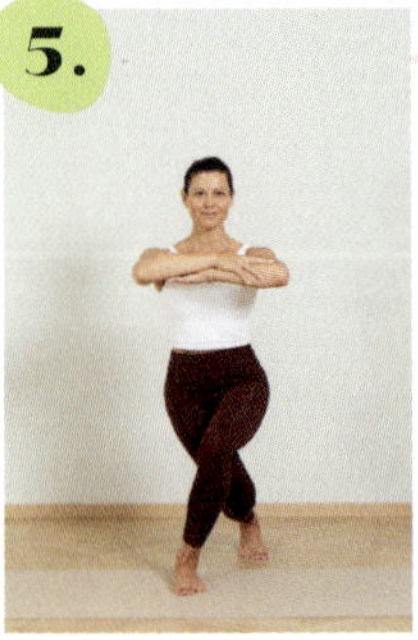

Knicks-Ausfallschritt (Seite 108)
10–12 Wdh.

6.

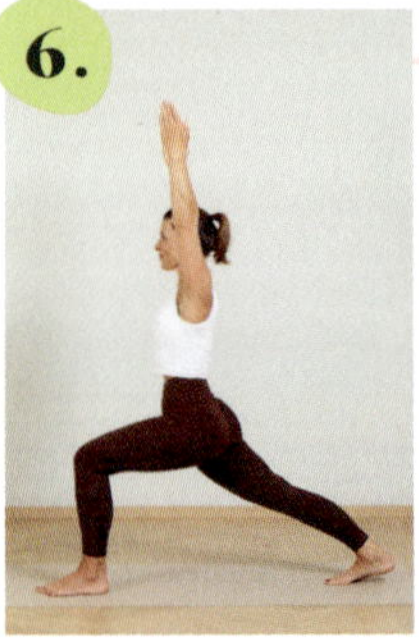

Dehnung des Hüftbeugers im Stand (Seite 148)
3–4 Wdh. pro Seite

7.

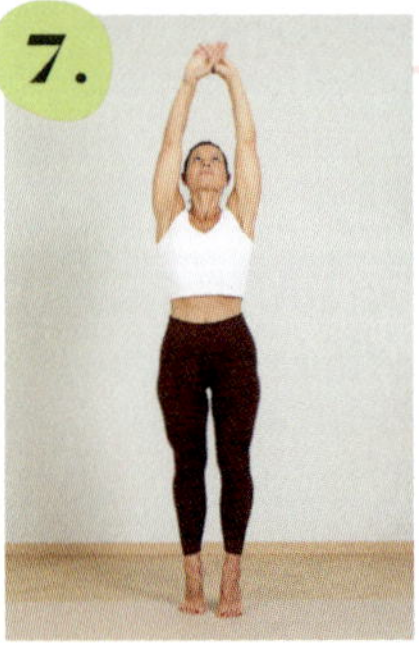

Ganzkörperdehnung in die Länge im Stand (Seite 152)
2–3 Wdh.

8.

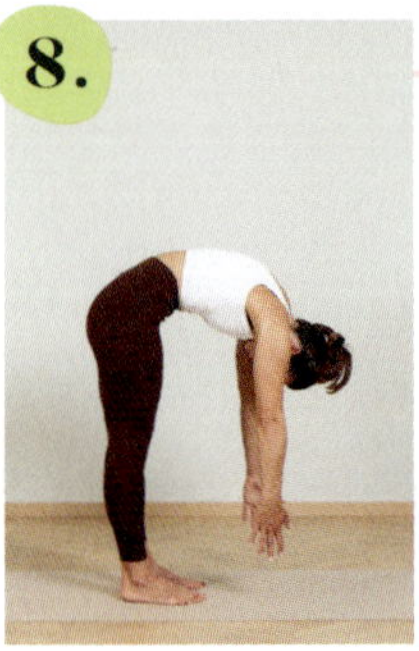

Abrollen aus dem Stand (Seite 150)
4–6 Wdh.

Ganzkörper-mobilisation

1.
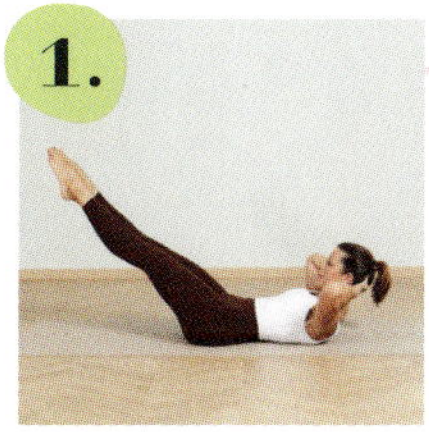
Fußarbeit in der Rückenlage (Seite 130)
8–10 Wdh.

2.
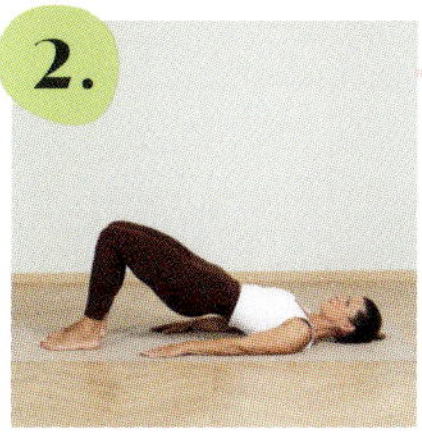
Beckenrolle (Seite 122)
10–12 Wdh.

3.
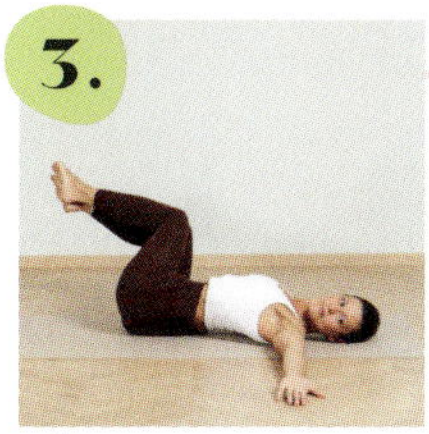
Wirbelsäulendrehung in der Rückenlage (Seite 135)
4–6 Wdh. pro Seite

4.
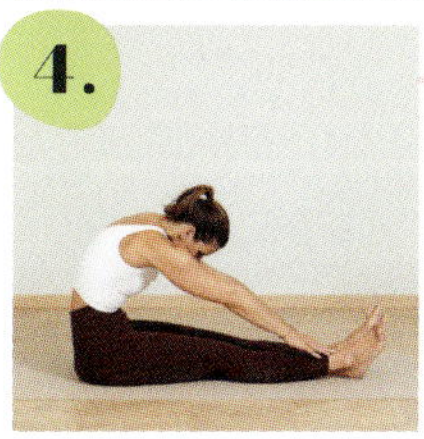
Wirbelsäulenstretch aus dem Sitz (Seite 144)
8–10 Wdh.

5.
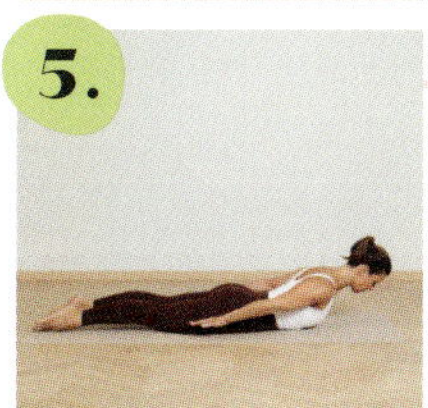
Rückenstreckung (Seite 66)
8–10 Wdh.

6.
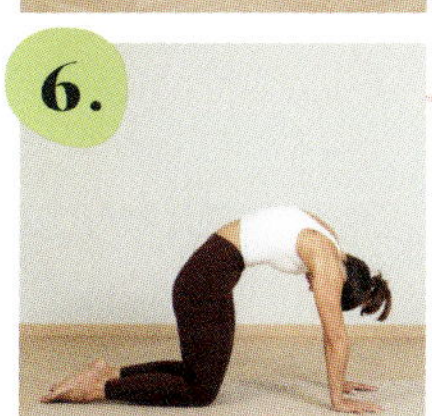
Wirbelsäulenmobilisation in der Vierfüßlerposition (Seite 138)
8–10 Wdh.

7.
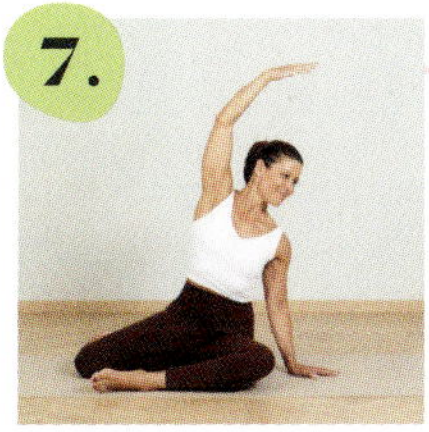
Position der Meerjungfrau (1. Seite) (Seite 146)
8–10 Wdh.

8.
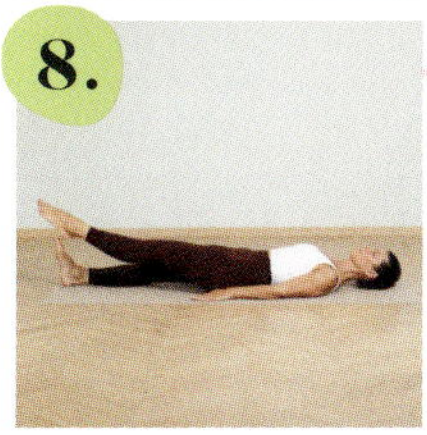
Kreise mit gestrecktem Bein in der Rückenlage (Seite 124)
6 Wdh. pro Richtung und Seite

9.
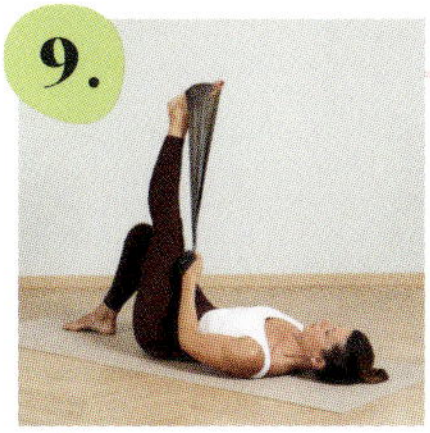
Dehnung des Beins in der Rückenlage (Seite 127)
4–6 Wdh. pro Seite

10.
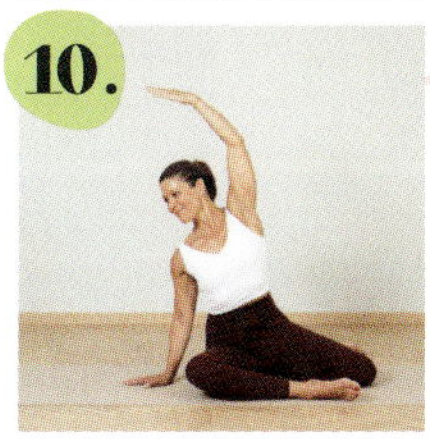
Position der Meerjungfrau (2. Seite) (Seite 146)
8–10 Wdh.

Tag 7 Pause

Einsteigerinnen

Woche

3

Kräftigung des gesamten Körpers

1.

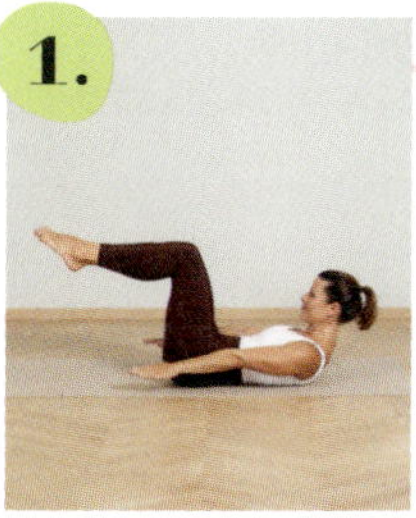

Hundert (Seite 30)
10 Wdh.

2.

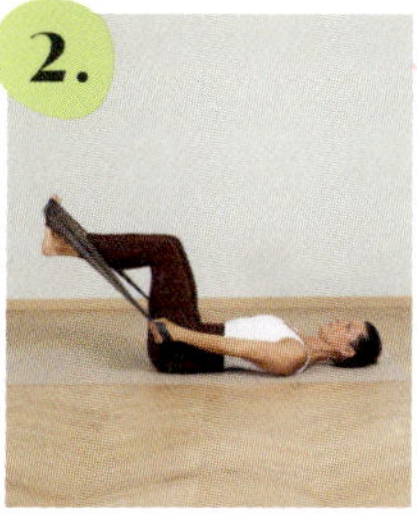

Trizepsdrücken in der Rückenlage (Seite 74)
8–12 Wdh.

3.

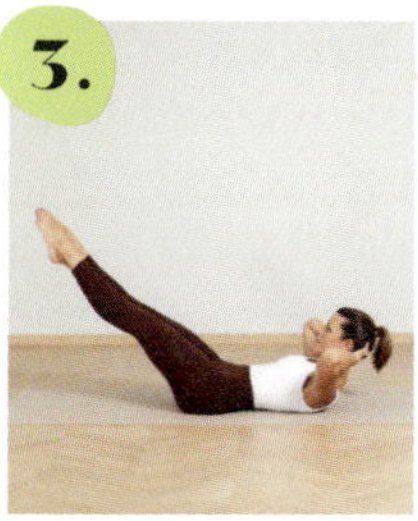

Fußarbeit in der Rückenlage (Seite 130)
8–10 Wdh.

4.

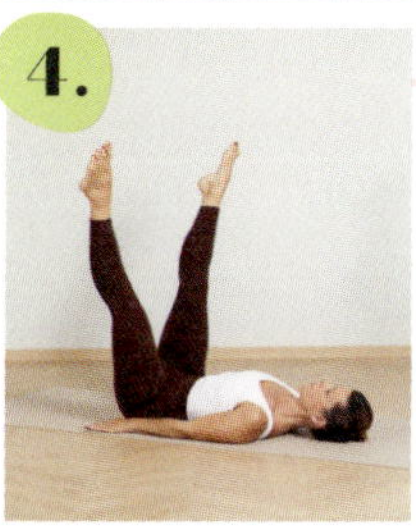

Beinkreise in der Rückenlage (Seite 80)
5 Wdh. pro Richtung

5.

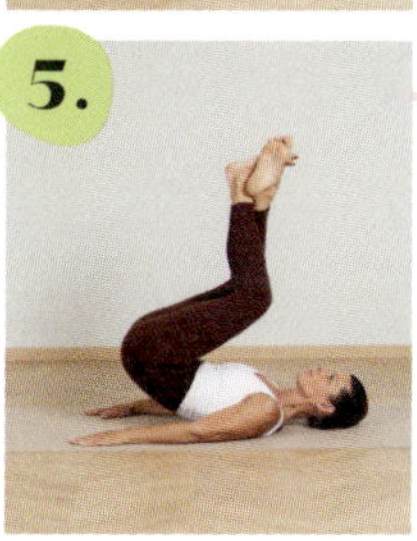

Kurze Wirbelsäulenrolle mit angewinkelten Beinen (Seite 38)
8–10 Wdh.

6.

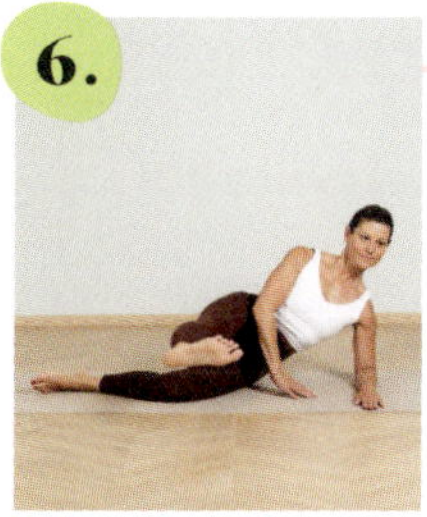

Seitliches Beinheben und Kicken nach vorne (1. Seite) (Seite 90)
8 Wdh.

7.

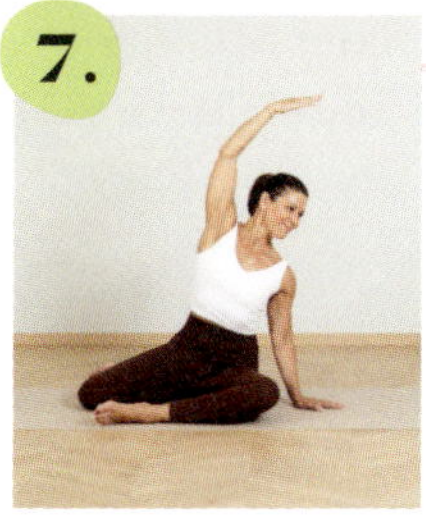

Position der Meerjungfrau (1. Seite) (Seite 146)
8–10 Wdh.

8.

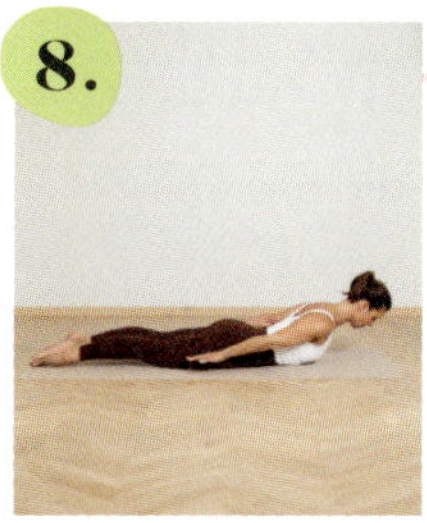

Rückenstreckung (Seite 66)
8–10 Wdh.

9.

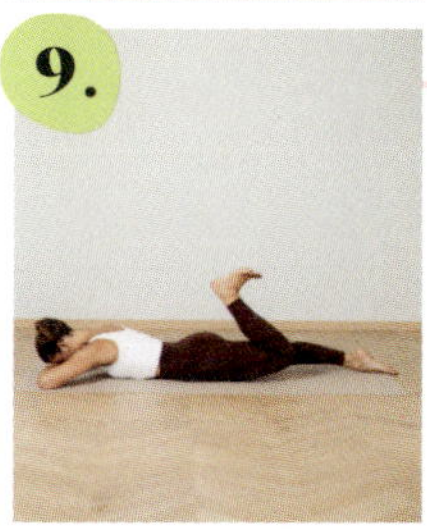

Beinbeugen in der Bauchlage (Seite 82)
6–8 Wdh. pro Seite

10.

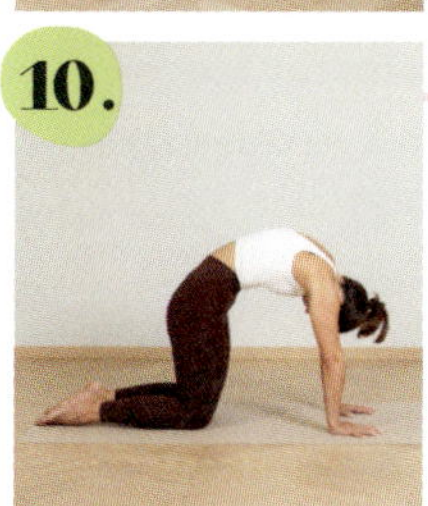

Wirbelsäulenmobilisation in der Vierfüßlerposition (Seite 138)
8–10 Wdh.

11.

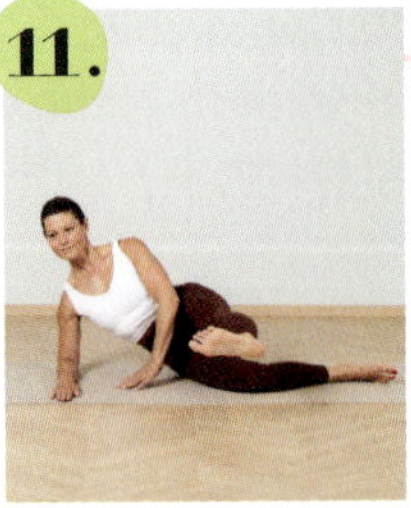

Seitliches Beinheben und Kicken nach vorne (2. Seite) (Seite 90)
8 Wdh.

12.

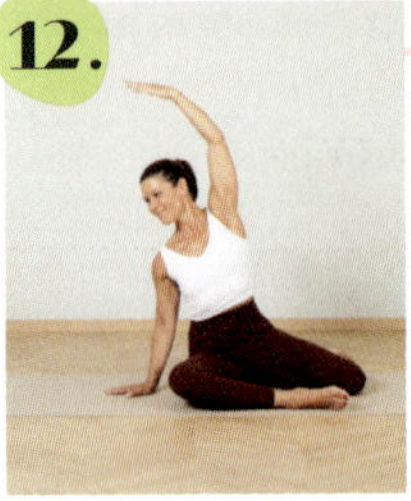

Position der Meerjungfrau (2. Seite) (Seite 146)
8–10 Wdh.

13.

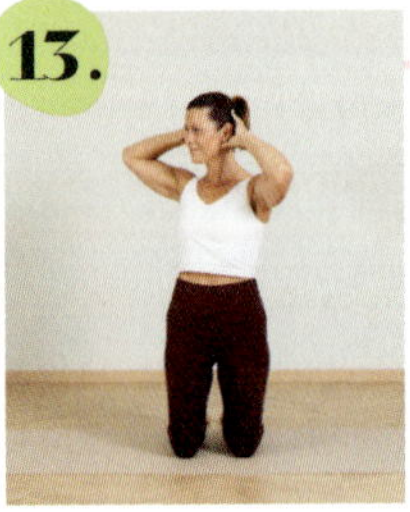

Wirbelsäulendrehung im Kniestand (Seite 132)
8–10 Wdh. pro Seite

14.

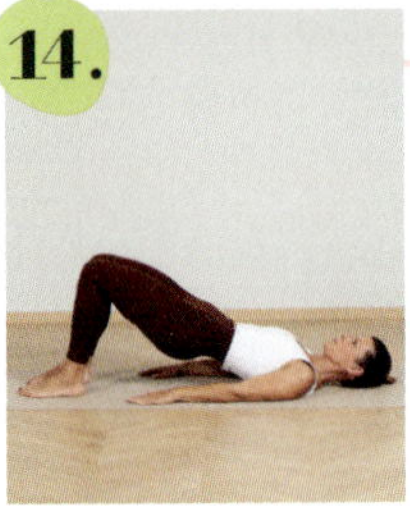

Schulterbrücke (Seite 85)
12 Wdh.

15.

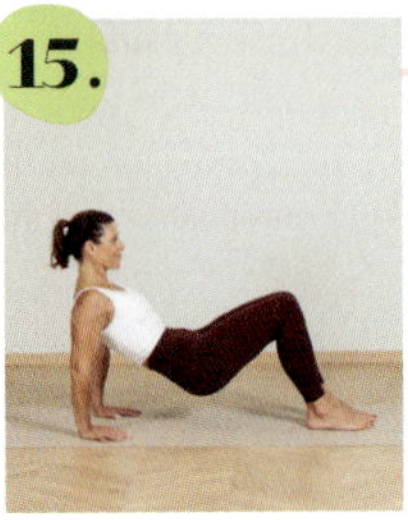

Umgekehrter Liegestütz mit Armbeugen (Seite 118)
8–10 Wdh.

16.

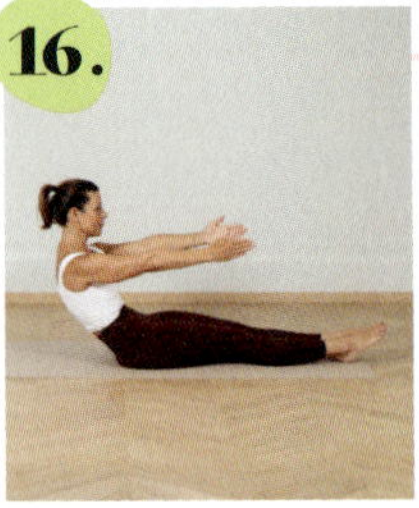

Abrollen und Aufrollen (Seite 44)
8–10 Wdh.

17.

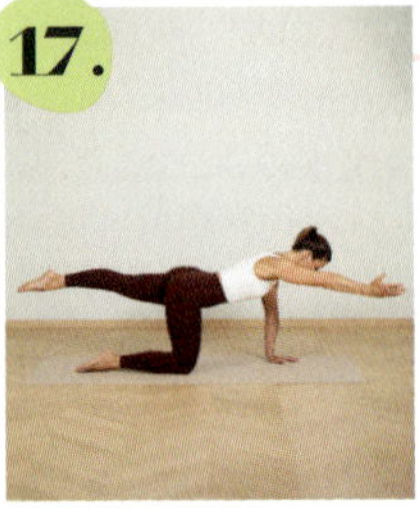

Vierfüßlerstand mit diagonalem Bein- und Armheben (Seite 95)
6 Wdh. pro Seite

18.

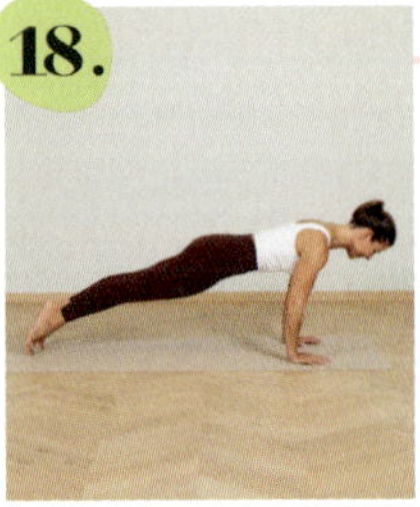

Langes Strecken in der Liegestützposition (Seite 111)
8–10 Wdh.

19.

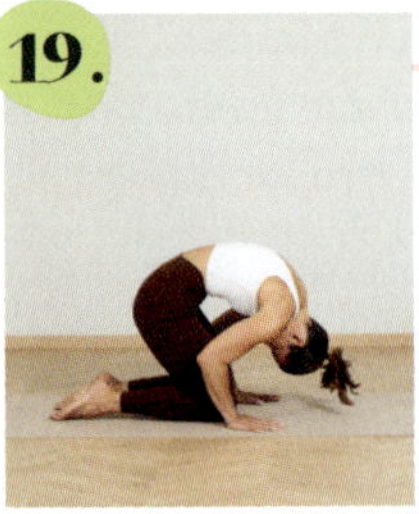

Kindposition mit runder Wirbelsäule (Seite 140)
4–6 Wdh.

Übungen für einen starken Oberkörper

1.
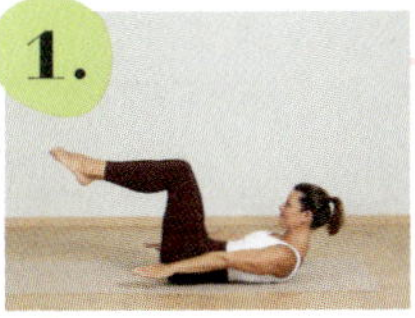

Hundert (Seite 30)
10 Wdh.

2.
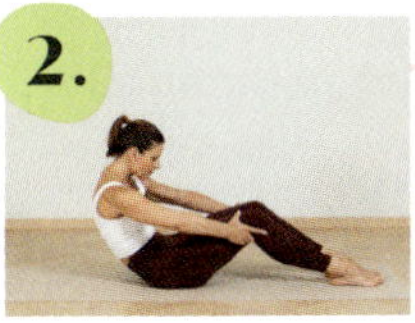

Halbe Rolle nach hinten (Seite 142)
8 Wdh.

3.
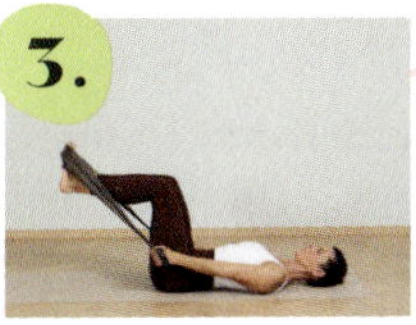

Trizepsdrücken in der Rückenlage (Seite 74)
8–12 Wdh.

4.
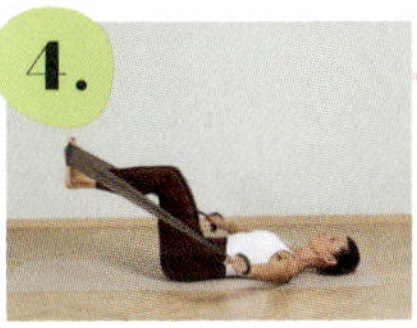

Seitliches Bandziehen in der Rückenlage (Seite 76)
10–12 Wdh.

5.
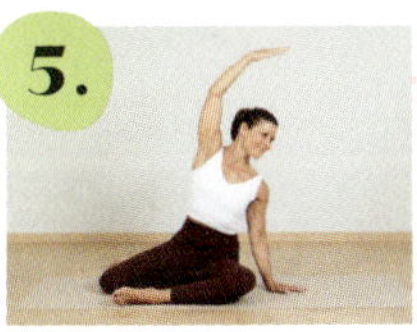

Position der Meerjungfrau (1. Seite) (Seite 146)
8–10 Wdh.

6.
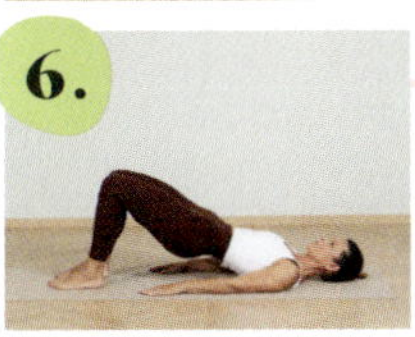

Schulterbrücke (Seite 85)
12 Wdh.

7.
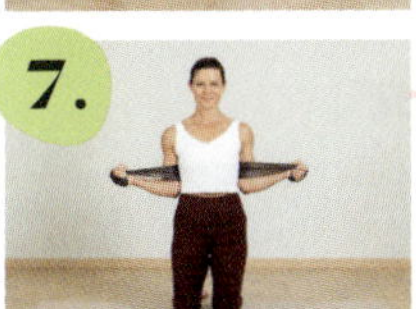

Außenrotation der Schulter im Kniestand (Seite 55)
8–10 Wdh.

8.
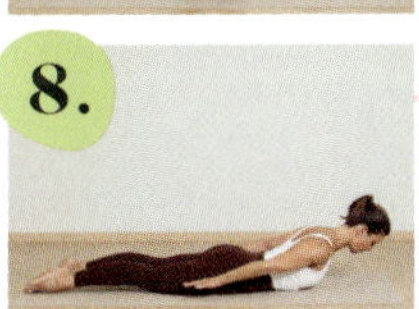

Rückenstreckung (Seite 66)
8–10 Wdh.

9.
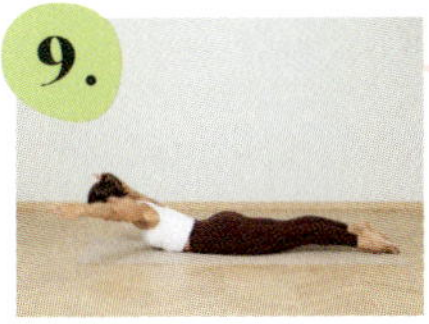

Armzug in der Bauchlage (Seite 70)
8 Wdh.

10.
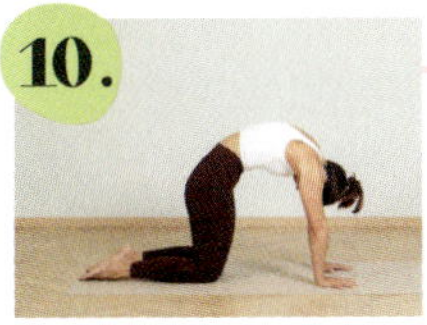

Wirbelsäulenmobilisation in der Vierfüßlerposition (Seite 138)
8–10 Wdh.

11.
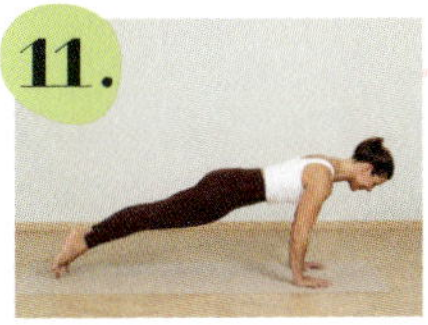

Langes Strecken in der Liegestützposition (Seite 111)
8–10 Wdh.

12.
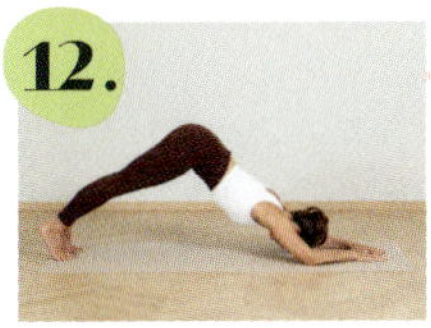

Unterarmstütz zur umgekehrten V-Position (Seite 116)
8–10 Wdh.

13.
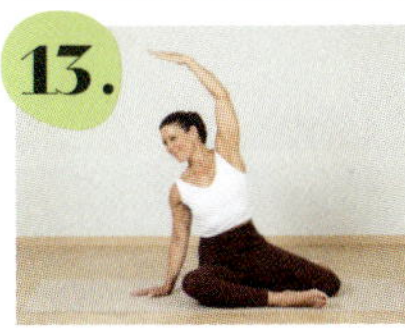

Position der Meerjungfrau (2. Seite) (Seite 146)
8–10 Wdh.

14.
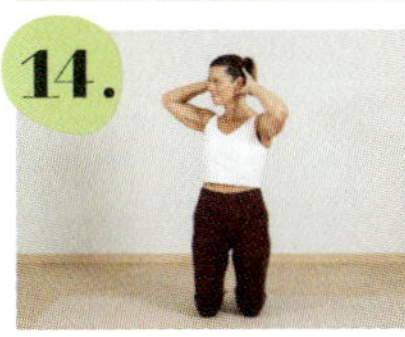

Wirbelsäulendrehung im Kniestand (Seite 132)
8–10 Wdh. pro Seite

Tag 3 Pause

Gesäß und Beine stärken

1.
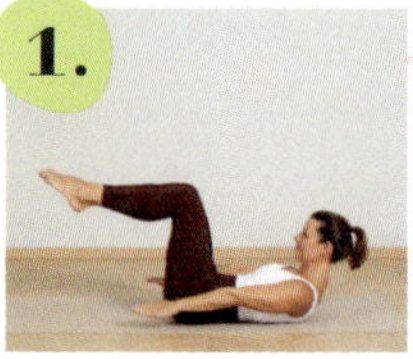

Hundert (Seite 30)
10 Wdh.

2.
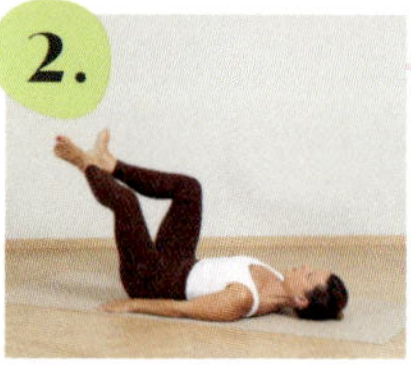

Beinöffnung in der Rückenlage (Seite 78)
10–12 Wdh.

3.
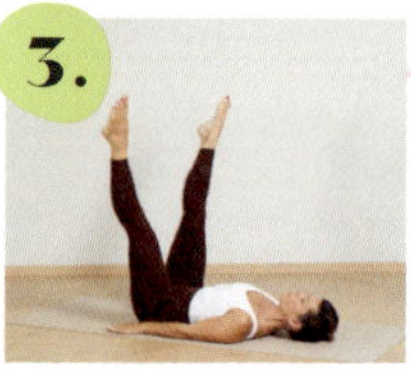

Beinkreise in der Rückenlage (Seite 80)
5 Wdh. pro Richtung

4.
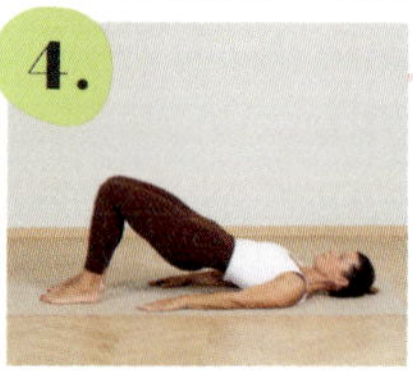

Schulterbrücke (Seite 85)
12 Wdh.

5.
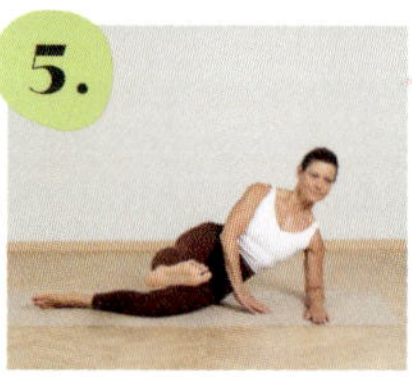

Seitliches Beinheben und Kicken nach vorne (1. Seite) (Seite 90)
8 Wdh.

6.
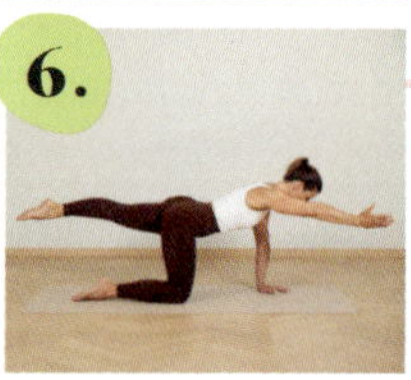

Vierfüßlerstand mit diagonalem Bein- und Armheben (Seite 95)
6 Wdh. pro Seite

7.
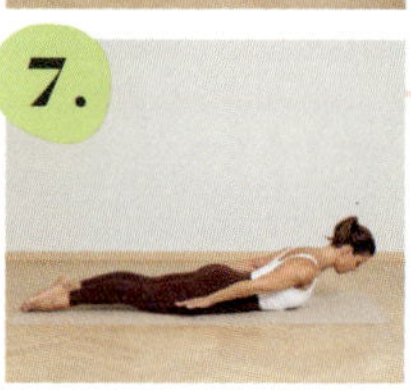

Rückenstreckung (Seite 66)
8–10 Wdh.

8.
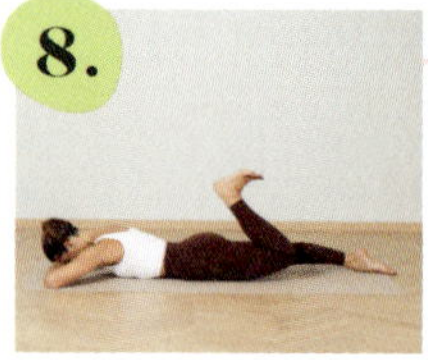

Beinbeugen in der Bauchlage (Seite 82)
6–8 Wdh. pro Seite

9.
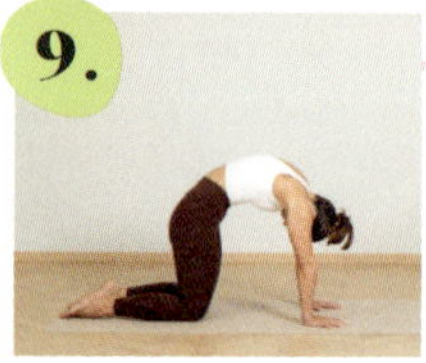

Wirbelsäulenmobilisation in der Vierfüßlerposition (Seite 138)
8–10 Wdh.

10.
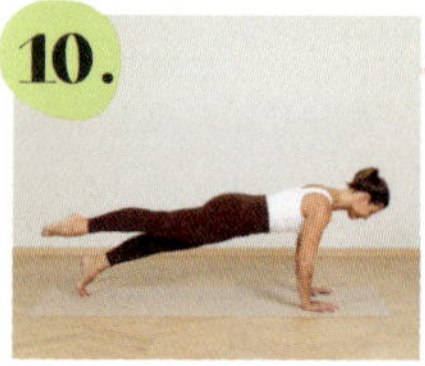

Langes Strecken in der Liegestützposition mit Beinheben (Seite 114)
3 Wdh. pro Seite

11.
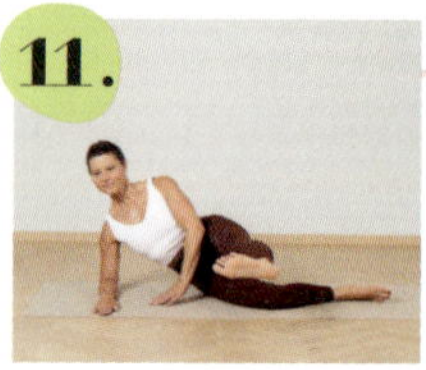

Seitliches Beinheben und Kicken nach vorne (2. Seite) (Seite 90)
8 Wdh.

12.
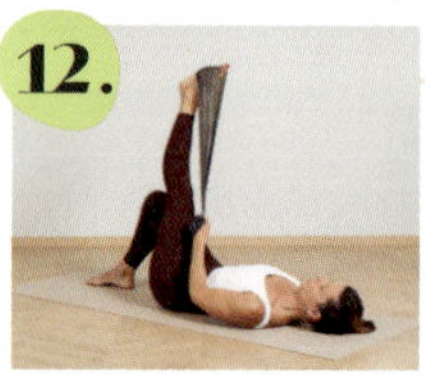

Dehnung des Beins in der Rückenlage (Seite 127)
4–6 Wdh. pro Seite

13.
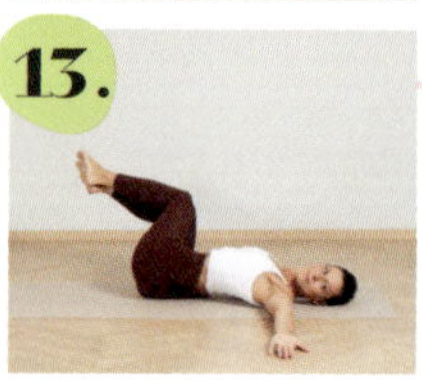

Wirbelsäulendrehung in der Rückenlage (Seite 135)
4–6 Wdh. pro Seite

Kräftigung der Bauchmuskulatur

1.
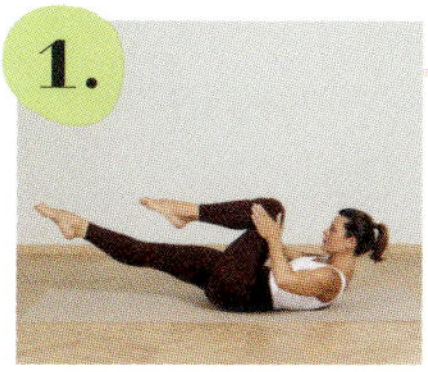

Einbeinige Streckung (Seite 32)
6 Wdh. pro Seite

2.
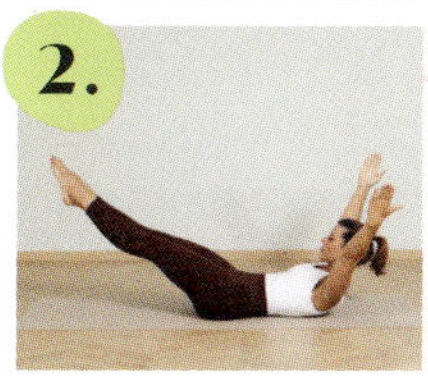

Doppelte Beinstreckung (Seite 34)
8–10 Wdh.

3.
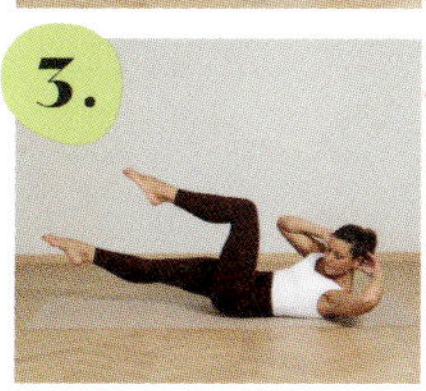

Rumpfrotation mit Beinwechsel (Seite 36)
6 Wdh. pro Seite

4.
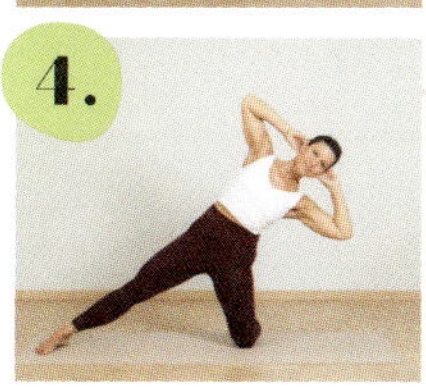

Seitliche Rumpfbeuge (1. Seite) (Seite 52)
8 Wdh.

5.
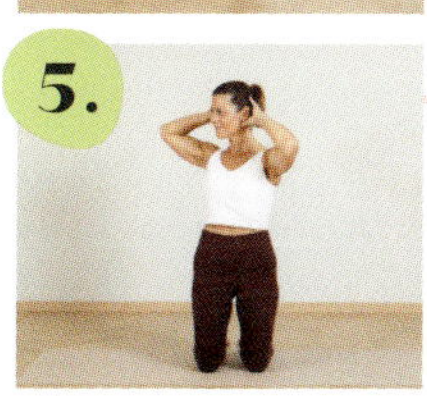

Wirbelsäulendrehung im Kniestand (Seite 132)
8–10 Wdh. pro Seite

6.
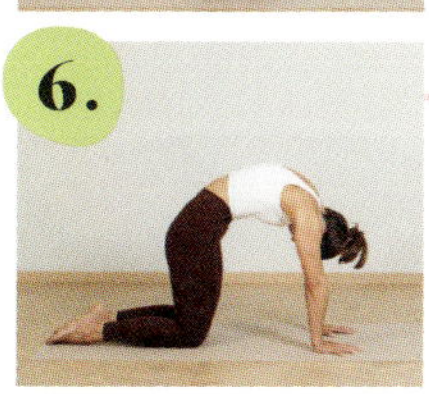

Wirbelsäulenmobilisation in der Vierfüßlerposition (Seite 138)
8–10 Wdh.

7.
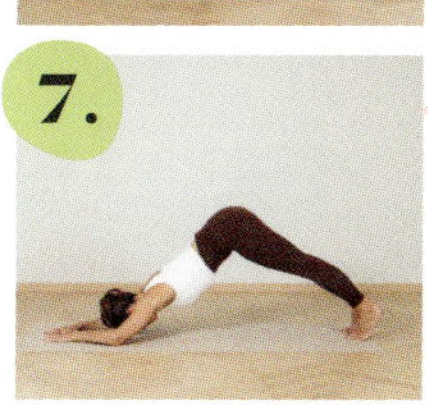

Unterarmstütz zur umgekehrten V-Position (Seite 116)
8–10 Wdh.

8.
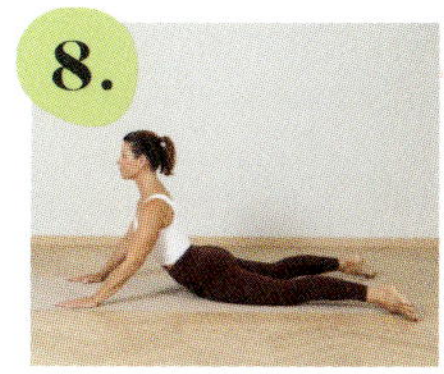

Schwan (Seite 68)
8–10 Wdh.

9.
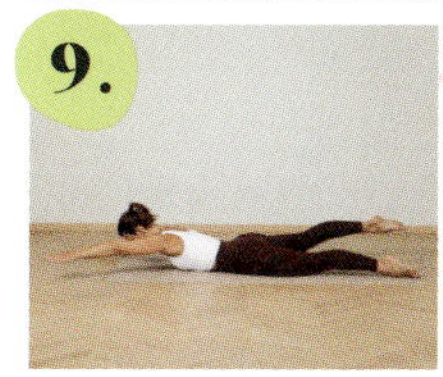

Schwimmbewegung in der Bauchlage (Seite 72)
6 Wdh. pro Seite

10.
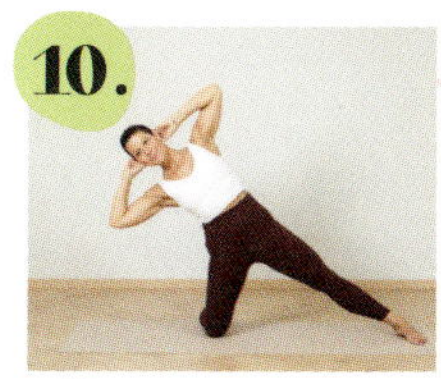

Seitliche Rumpfbeuge (2. Seite) (Seite 52)
8 Wdh.

11.
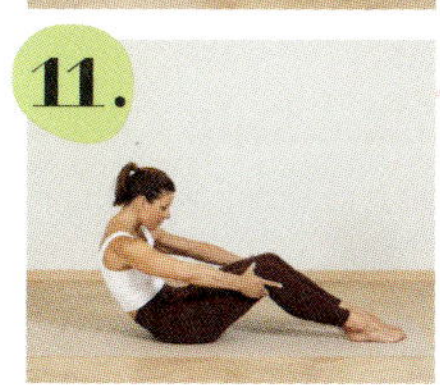

Halbe Rolle nach hinten (Seite 142)
8 Wdh.

12.
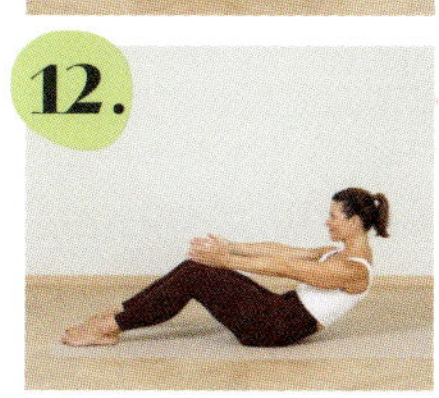

Rundrückenposition (Seite 46)
8–10 Wdh.

13.
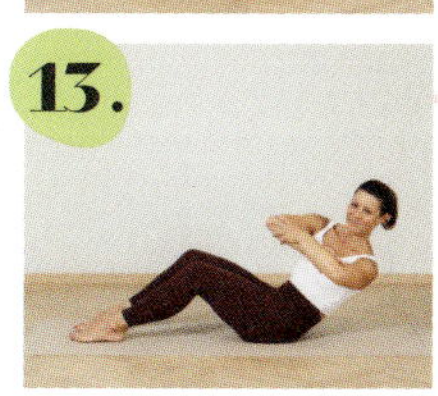

Drehung aus der aufgerichteten Sitzposition (Seite 50)
6–8 Wdh. pro Seite

14.
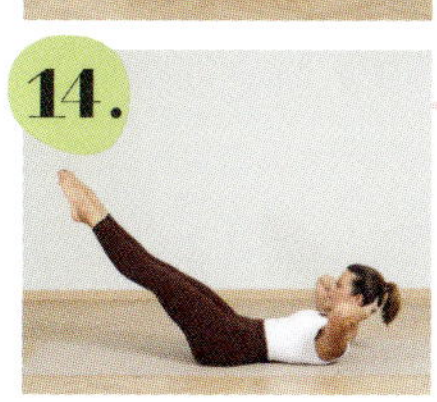

Fußarbeit in der Rückenlage (Seite 130)
8–10 Wdh.

Training für einen sicheren Stand und gutes Gleichgewicht

1.
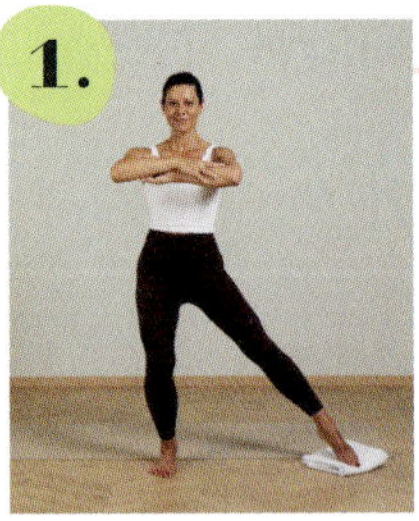

Seitliches Gleiten mit einem Bein (Seite 96)
10 Wdh. pro Seite

2.
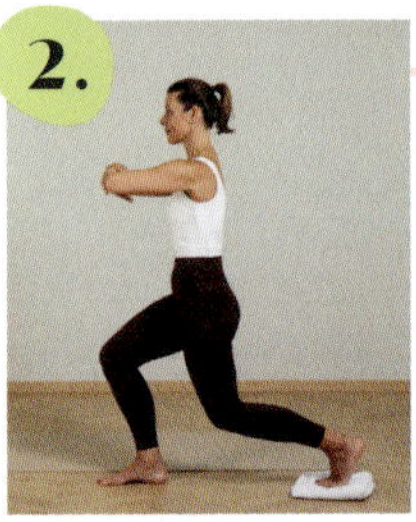

Ausfallschritt nach hinten im Stand (Seite 99)
10 Wdh. pro Seite

3.
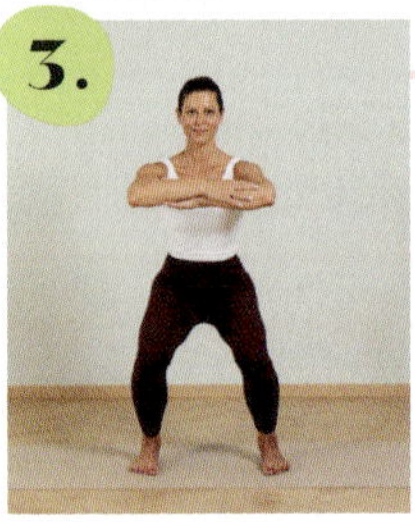

Kniebeugen im Stand (Seite 102)
10 Wdh. pro Seite

4.
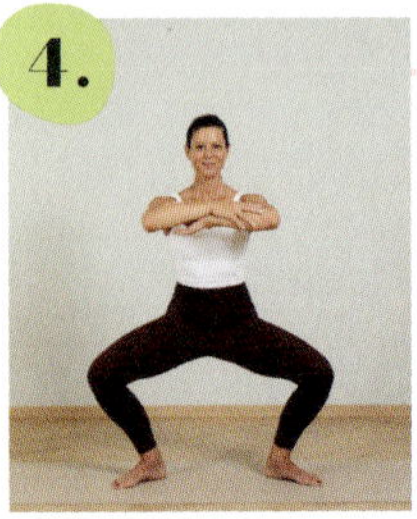

Kniebeugen im Stand mit Außenfußrotation (Seite 105)
10 Wdh.

5.
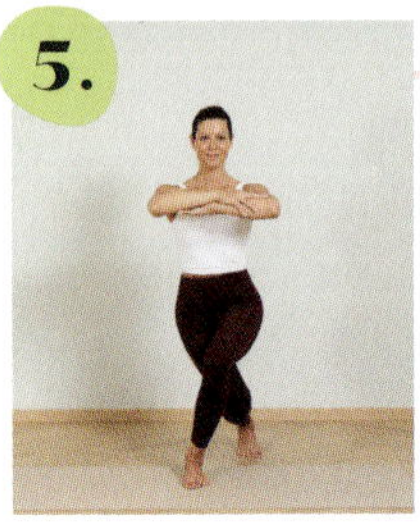

Knicks-Ausfallschritt (Seite 108)
10–12 Wdh.

6.
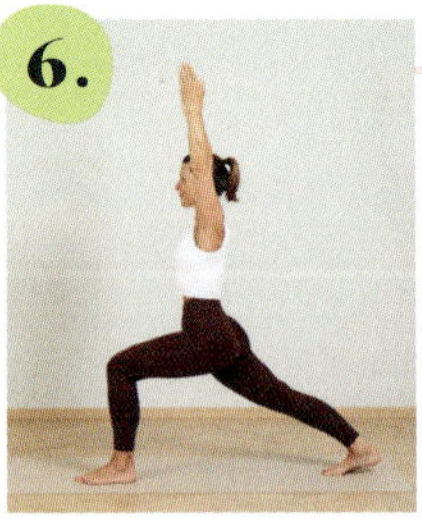

Dehnung des Hüftbeugers im Stand (Seite 148)
3–4 Wdh. pro Seite

7.
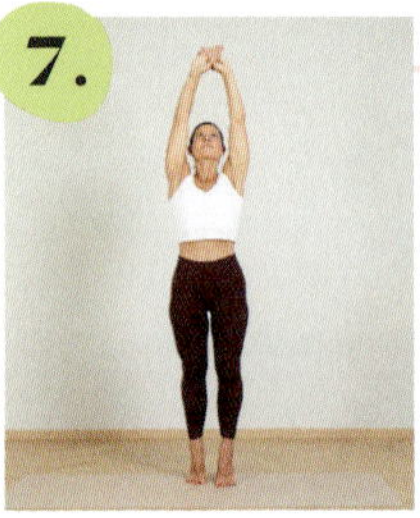

Ganzkörperdehnung in die Länge im Stand (Seite 152)
2–3 Wdh.

8.
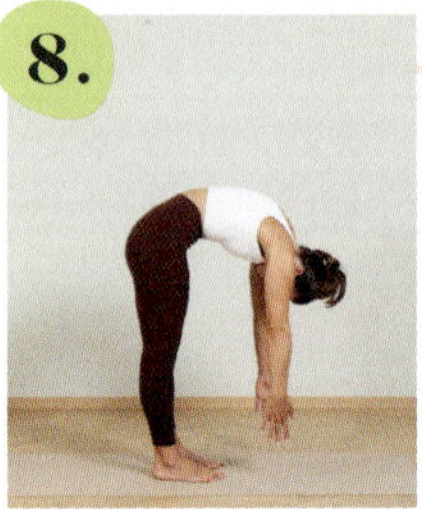

Abrollen aus dem Stand (Seite 150)
4–6 Wdh.

Tag 7 Pause

Einsteigerinnen

Woche

4

Ganzkörpermobilisation

1.

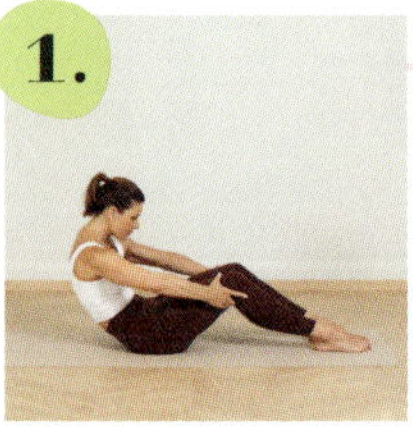

Halbe Rolle nach hinten (Seite 142)
8 Wdh.

2.

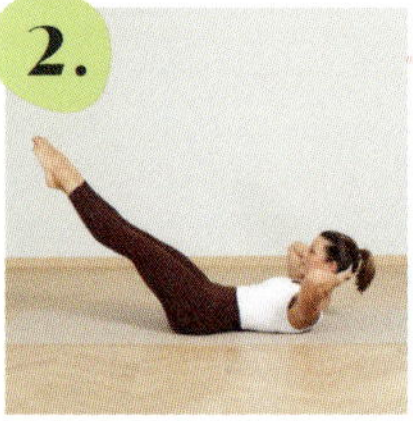

Fußarbeit in der Rückenlage (Seite 130)
8–10 Wdh.

3.

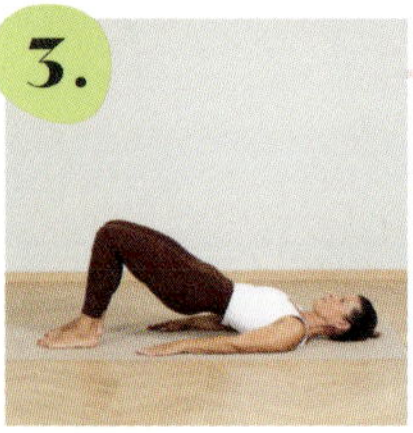

Beckenrolle (Seite 122)
10–12 Wdh.

4.

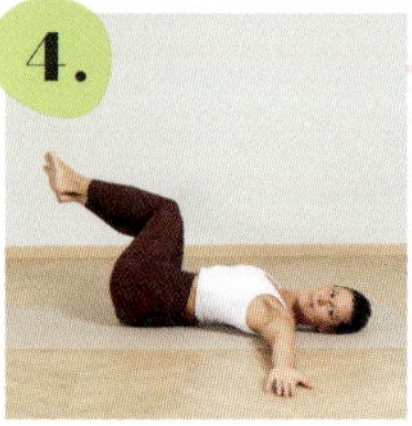

Wirbelsäulendrehung in der Rückenlage (Seite 135)
4–6 Wdh. pro Seite

5.

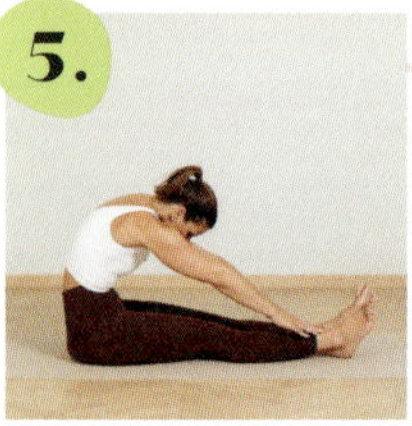

Wirbelsäulenstretch aus dem Sitz (Seite 144)
8–10 Wdh.

6.

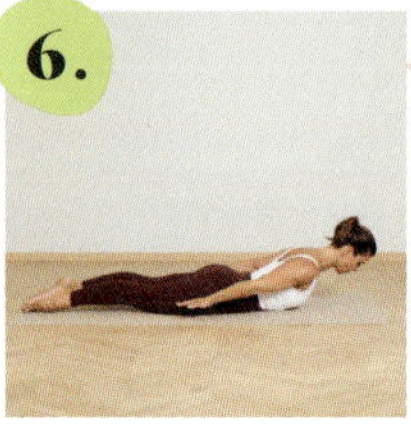

Rückenstreckung (Seite 66)
8–10 Wdh.

7.

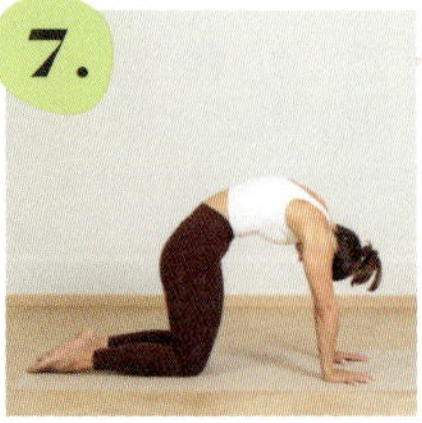

Wirbelsäulenmobilisation in der Vierfüßlerposition (Seite 138)
8–10 Wdh.

8.

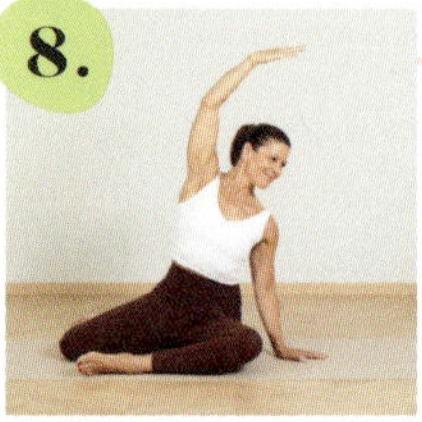

Position der Meerjungfrau (1. Seite) (Seite 146)
8–10 Wdh.

9.

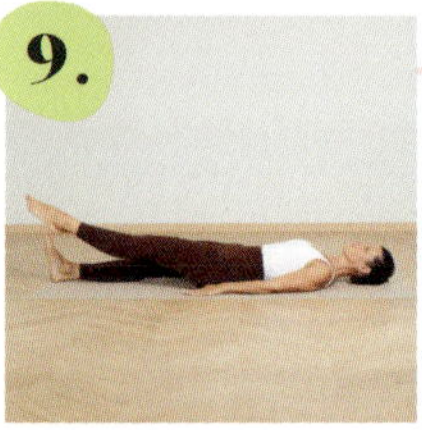

Kreise mit gestrecktem Bein in der Rückenlage (Seite 124)
6 Wdh. pro Richtung und Seite

10.

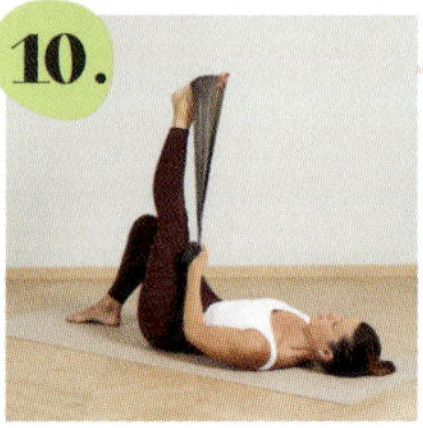

Dehnung des Beins in der Rückenlage (Seite 127)
4–6 Wdh. pro Seite

11.

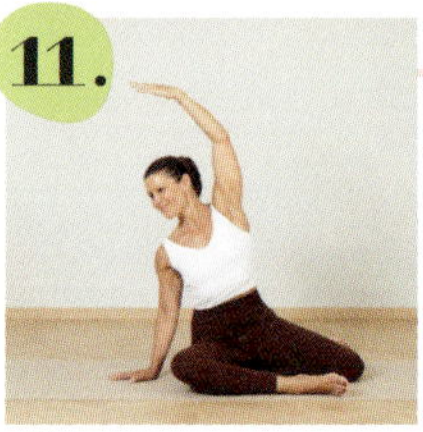

Position der Meerjungfrau (2. Seite) (Seite 146)
8–10 Wdh.

12.

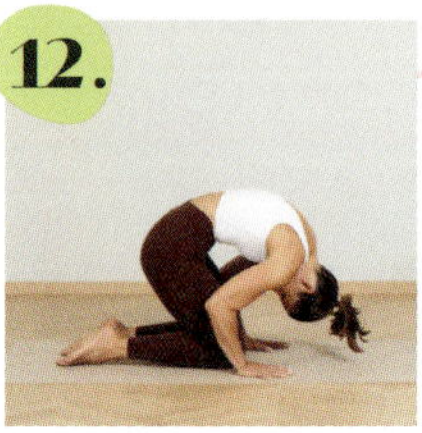

Kindposition mit runder Wirbelsäule (Seite 140)
4–6 Wdh.

Kräftigung des gesamten Körpers

1.

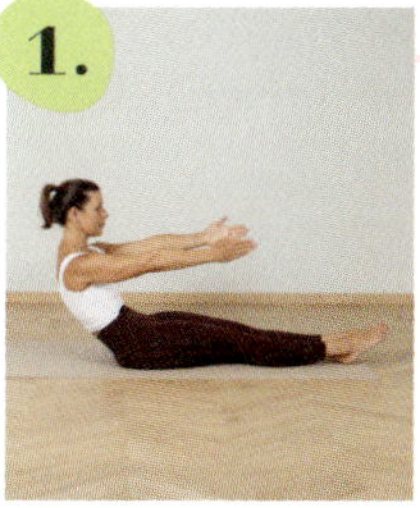

Abrollen und Aufrollen (Seite 44)
8–10 Wdh.

2.

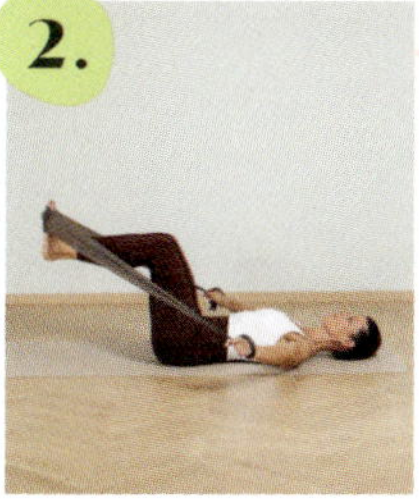

Seitliches Bandziehen in der Rückenlage (Seite 76)
10–12 Wdh.

3.

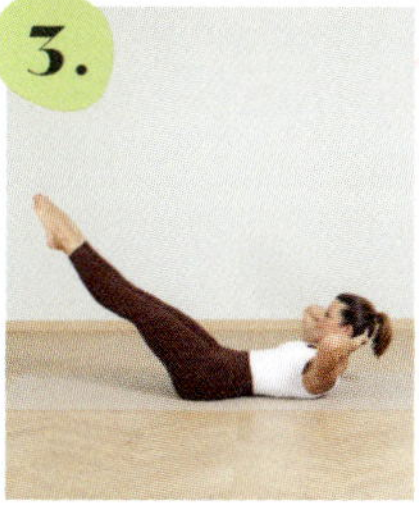

Fußarbeit in der Rückenlage (Seite 130)
8–10 Wdh.

4.

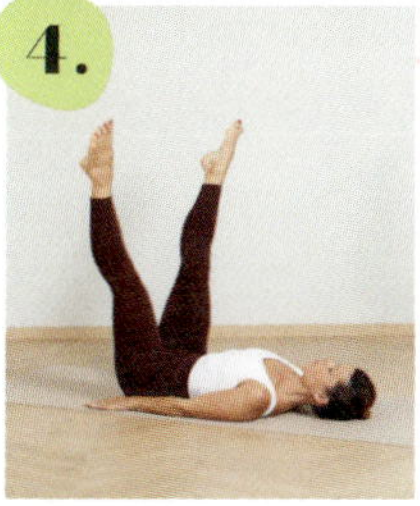

Beinkreise in der Rückenlage (Seite 80)
5 Wdh. pro Richtung

5.

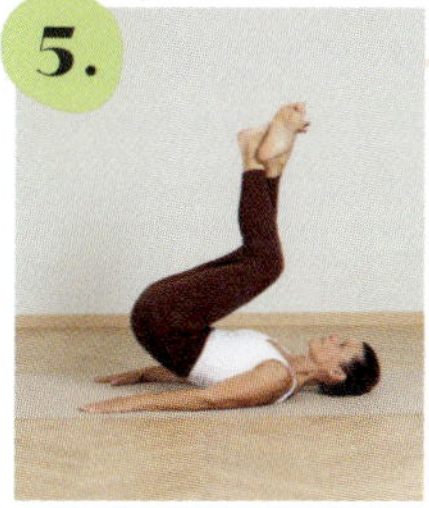

Kurze Wirbelsäulenrolle mit angewinkelten Beinen (Seite 38)
8–10 Wdh.

6.

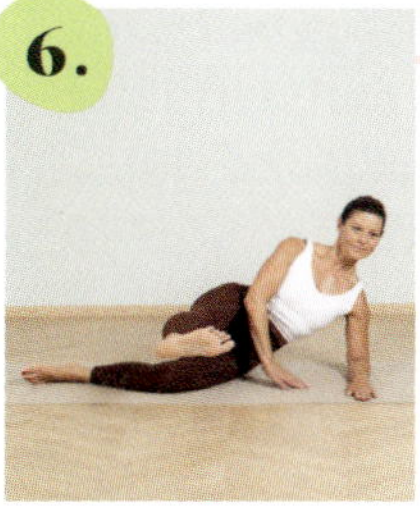

Seitliches Beinheben und Kicken nach vorne (1. Seite) (Seite 90)
8 Wdh.

7.

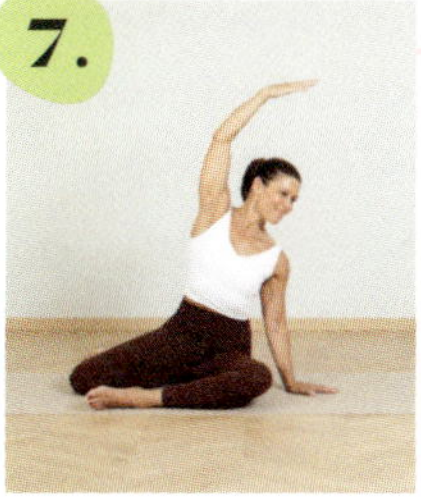

Position der Meerjungfrau (1. Seite) (Seite 146)
8–10 Wdh.

8.

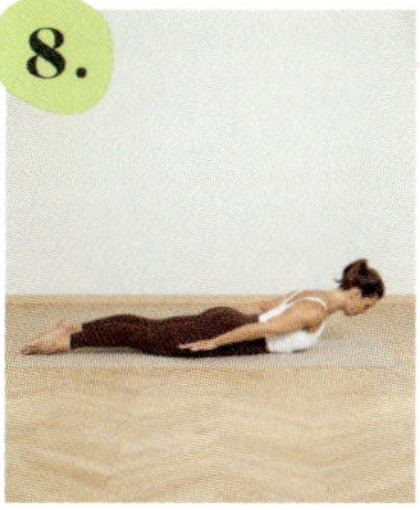

Rückenstreckung (Seite 66)
8–10 Wdh.

9.

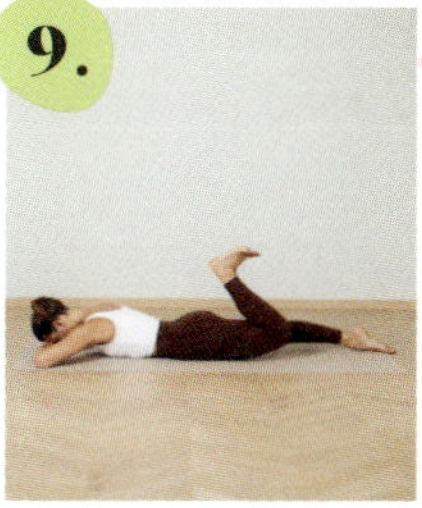

Beinbeugen in der Bauchlage (Seite 82)
6–8 Wdh. pro Seite

10.

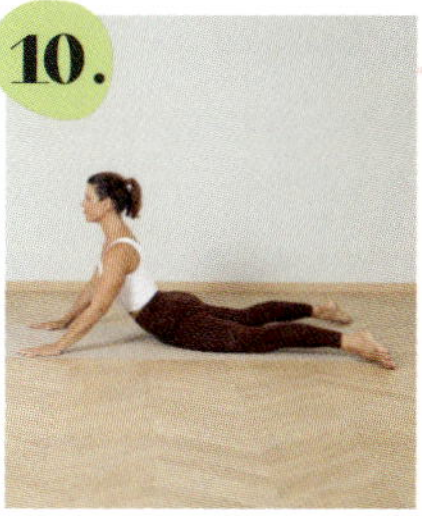

Schwan (Seite 68)
8–10 Wdh.

11.

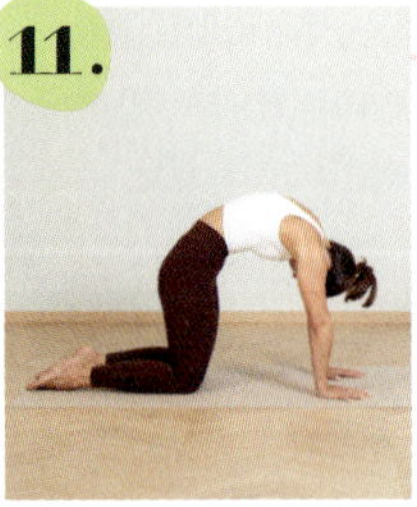

Wirbelsäulenmobilisation in der Vierfüßlerposition (Seite 138)
8–10 Wdh.

12.

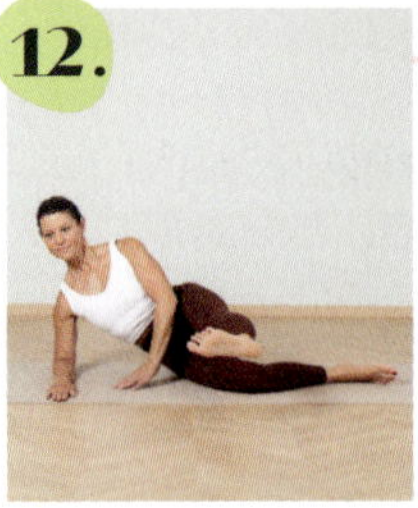

Seitliches Beinheben und Kicken nach vorne (2. Seite) (Seite 90)
8 Wdh.

13.

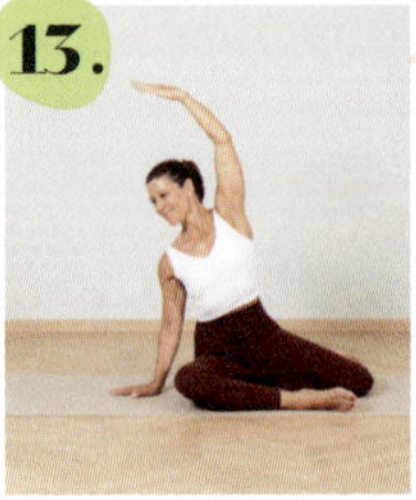

Position der Meerjungfrau (2. Seite) (Seite 146)
8–10 Wdh.

12.

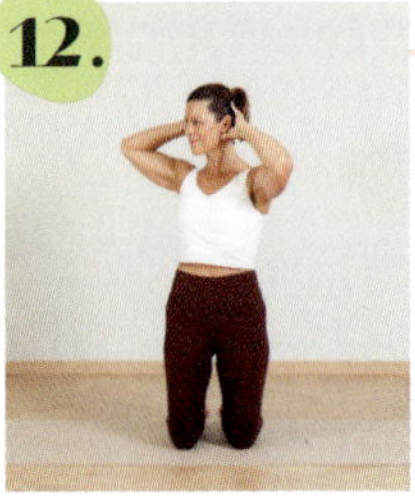

Wirbelsäulendrehung im Kniestand (Seite 132)
8–10 Wdh. pro Seite

15.

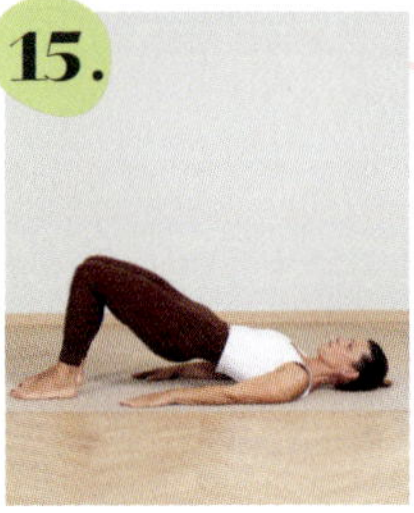

Schulterbrücke (Seite 85)
12 Wdh.

16.

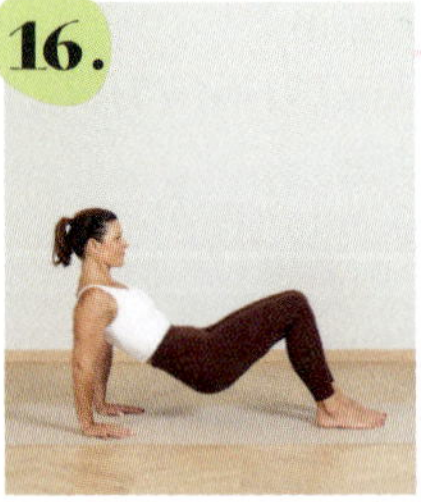

Umgekehrter Liegestütz mit Armbeugen (Seite 118)
8–10 Wdh.

17.

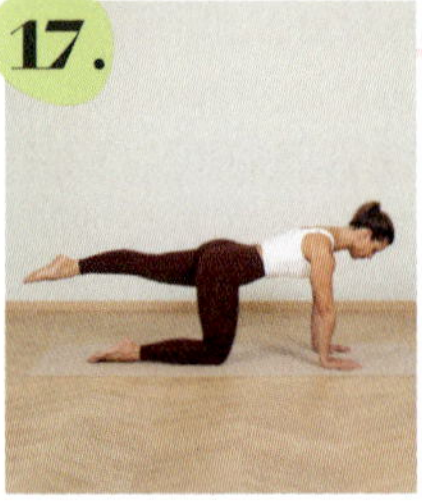

Vierfüßlerstand mit Beinheben (Seite 93)
8–10 Wdh. pro Seite

18.

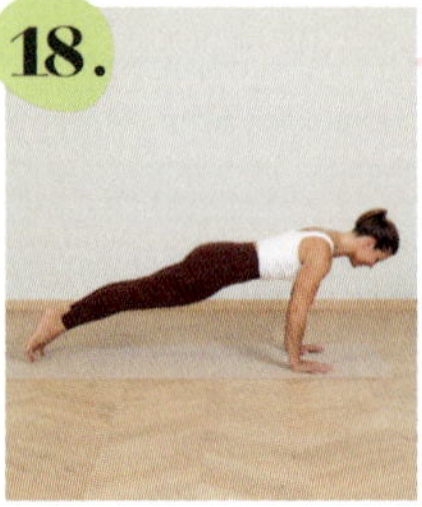

Langes Strecken in der Liegestützposition (Seite 111)
8–10 Wdh.

19.

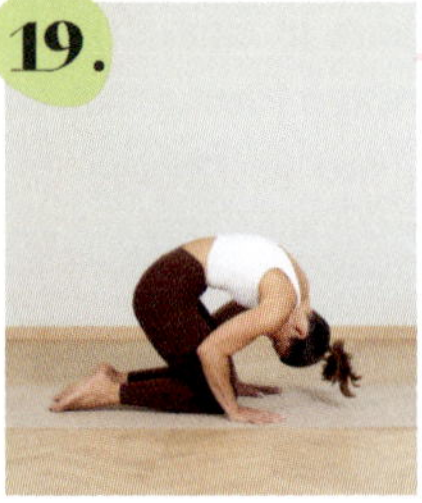

Kindposition mit runder Wirbelsäule (Seite 140)
4–6 Wdh.

Tag 3 Pause

Training für einen sicheren Stand und gutes Gleichgewicht

1.

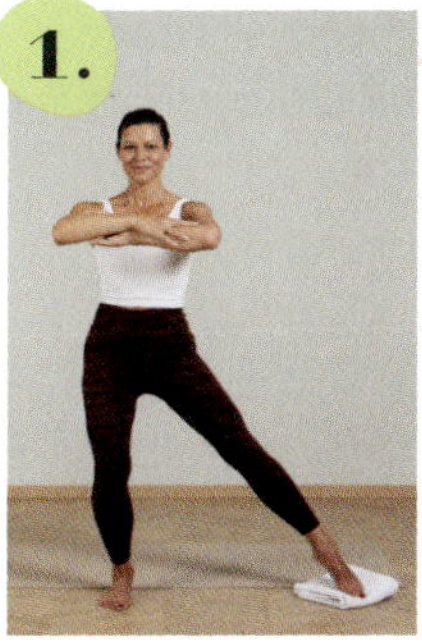

Seitliches Gleiten mit einem Bein (Seite 96)
10 Wdh. pro Seite

2.

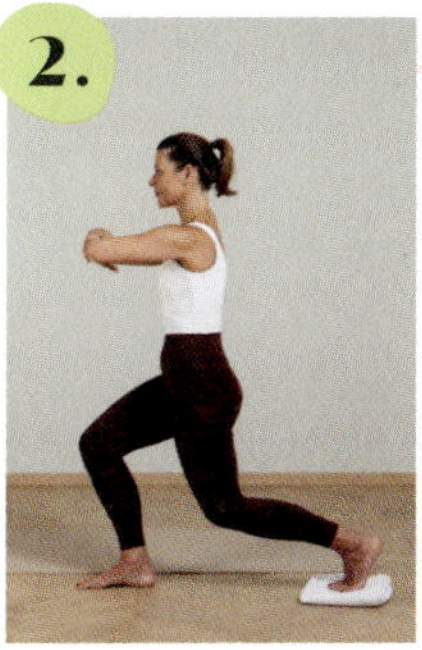

Ausfallschritt nach hinten im Stand (Seite 99)
10 Wdh. pro Seite

3.

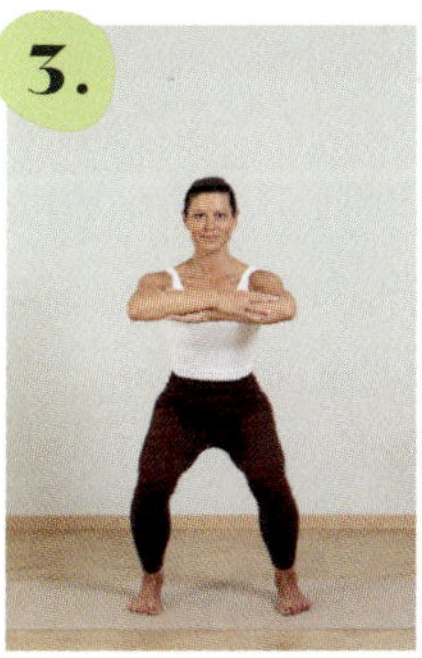

Kniebeugen im Stand (Seite 102)
10 Wdh. pro Seite

4.

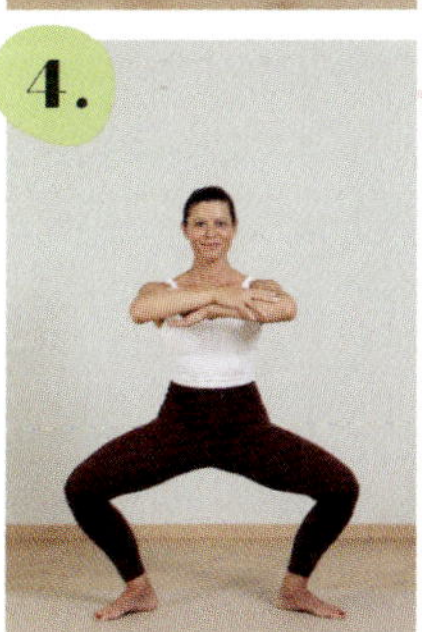

Kniebeugen im Stand mit Außenfußrotation (Seite 105)
10 Wdh.

5.

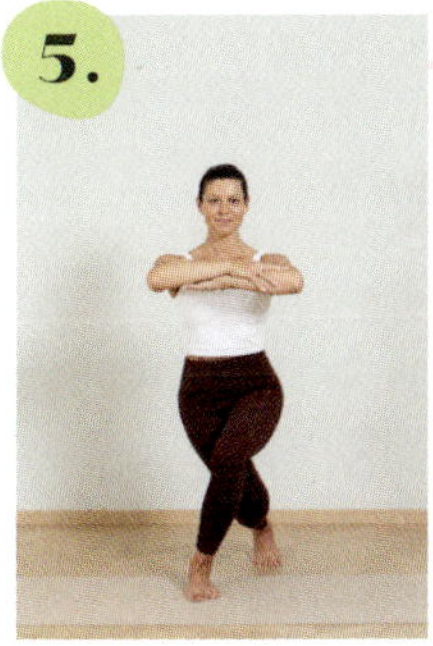

Knicks-Ausfallschritt (Seite 108)
10–12 Wdh.

6.

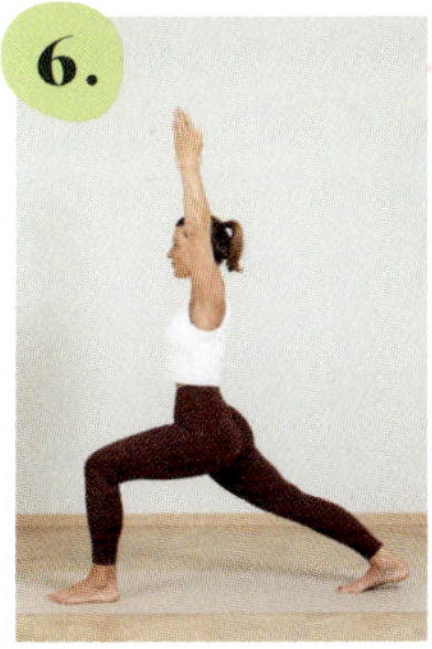

Dehnung des Hüftbeugers im Stand (Seite 148)
3–4 Wdh. pro Seite

7.

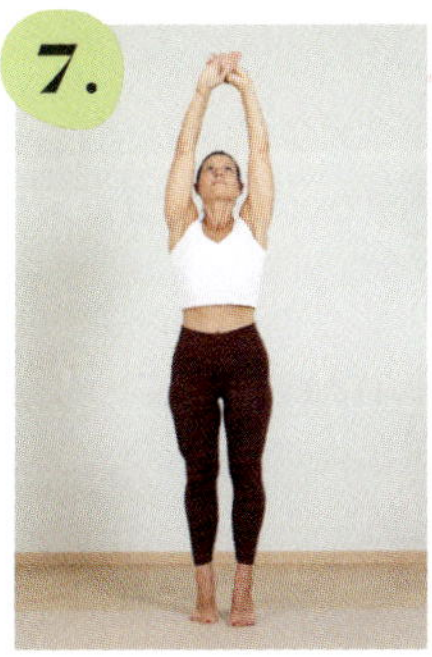

Ganzkörperdehnung in die Länge im Stand (Seite 152)
2–3 Wdh.

8.

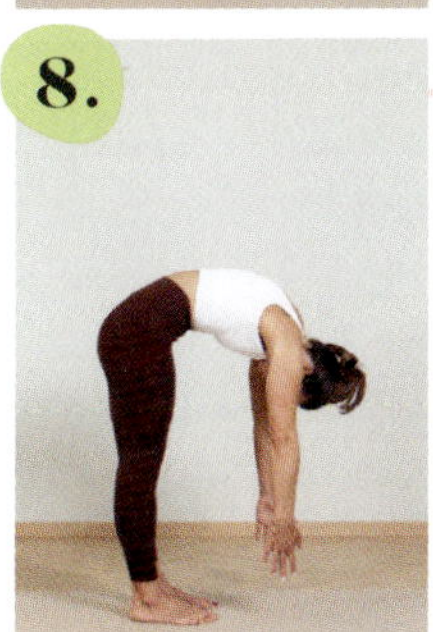

Abrollen aus dem Stand (Seite 150)
4–6 Wdh.

Übungen für einen starken Oberkörper

1.
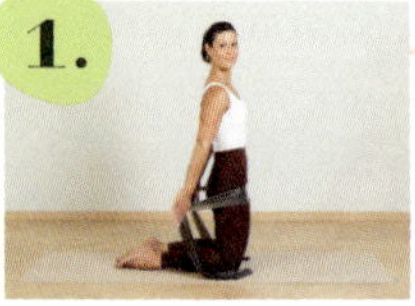
Brustöffnung im Kniestand (Seite 58)
10–12 Wdh.

2.
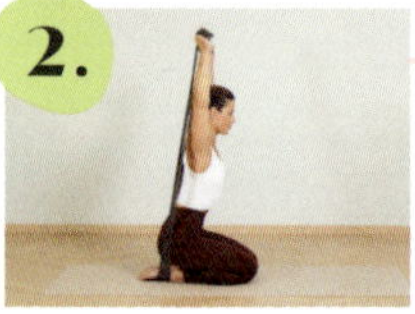
Trizepsarbeit im Fersensitz (Seite 62)
10–12 Wdh.

3.
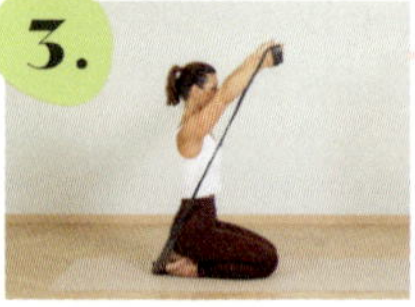
Armkreisen im Fersensitz (Seite 64)
6 Wdh. pro Richtung

4.
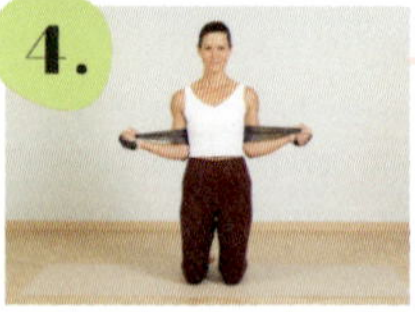
Außenrotation der Schulter im Kniestand (Seite 55)
8–10 Wdh.

5.
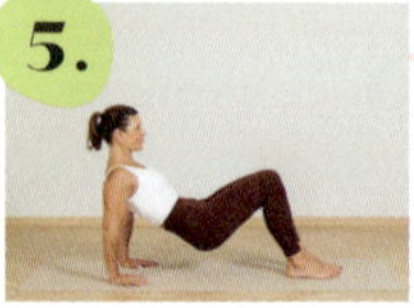
Umgekehrter Liegestütz mit Armbeugen (Seite 118)
8–10 Wdh.

6.
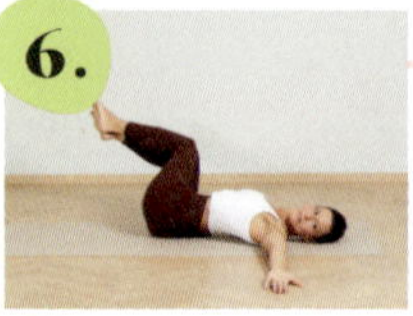
Wirbelsäulendrehung in der Rückenlage (Seite 135)
4–6 Wdh. pro Seite

7.
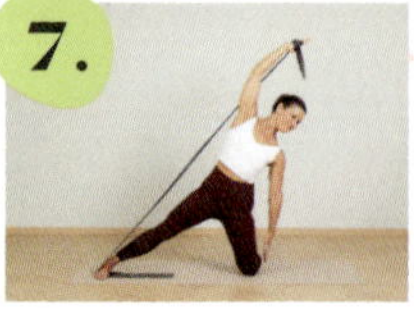
Seitliches Bandziehen im Kniestand (1. Seite) (Seite 60)
6–8 Wdh.

8.
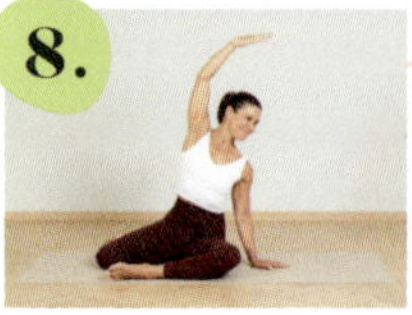
Position der Meerjungfrau (1. Seite) (Seite 146)
8–10 Wdh.

9.
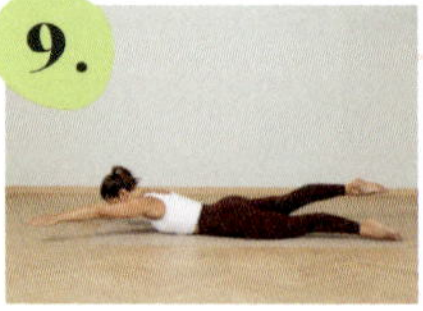
Schwimmbewegung in der Bauchlage (Seite 72)
6 Wdh. pro Seite

10.
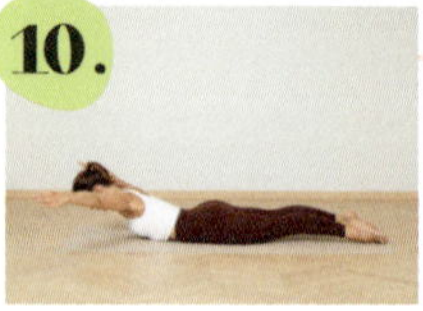
Armzug in der Bauchlage (Seite 70)
8 Wdh.

11.
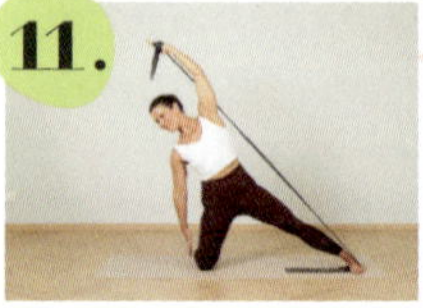
Seitliches Bandziehen im Kniestand (2. Seite) (Seite 60)
6–8 Wdh.

12.
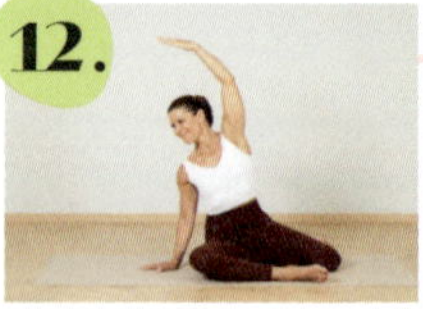
Position der Meerjungfrau (2. Seite) (Seite 146)
8–10 Wdh.

13.
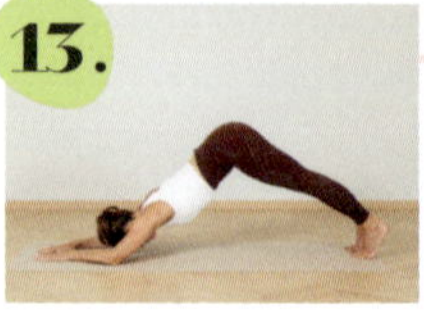
Unterarmstütz zur umgekehrten V-Position (Seite 116)
8–10 Wdh.

14.
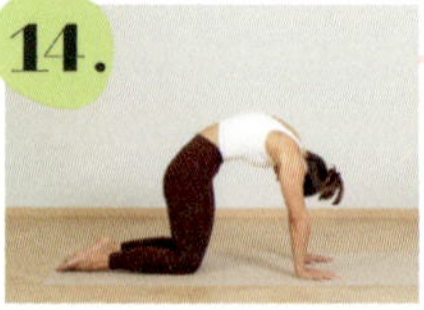
Wirbelsäulenmobilisation in der Vierfüßlerposition (Seite 138)
8–10 Wdh.

15.
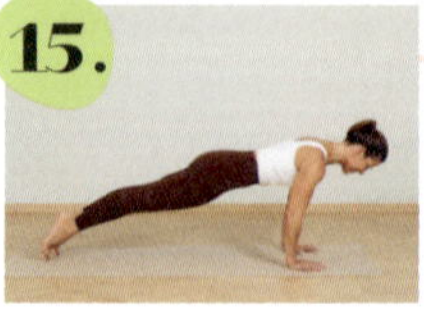
Langes Strecken in der Liegestützposition (Seite 111)
8–10 Wdh.

Gesäß und Beine stärken

1.

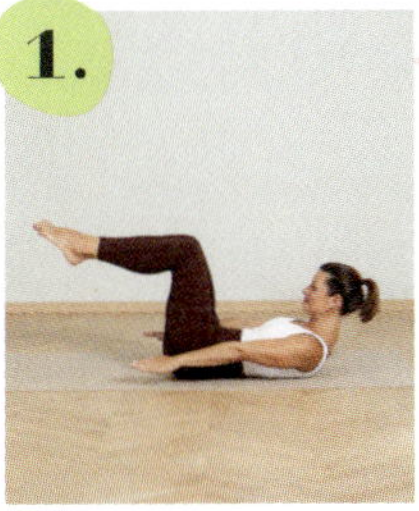

Hundert (Seite 30)
10 Wdh.

2.

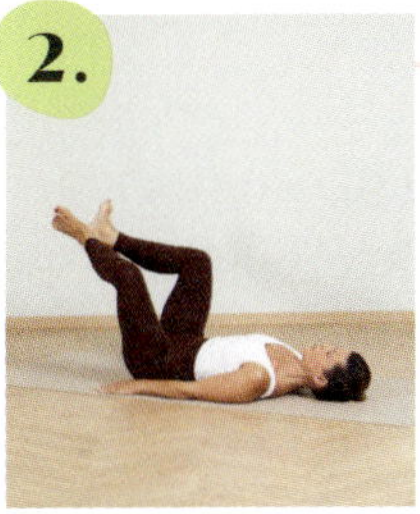

Beinöffnung in der Rückenlage (Seite 78)
10–12 Wdh.

3.

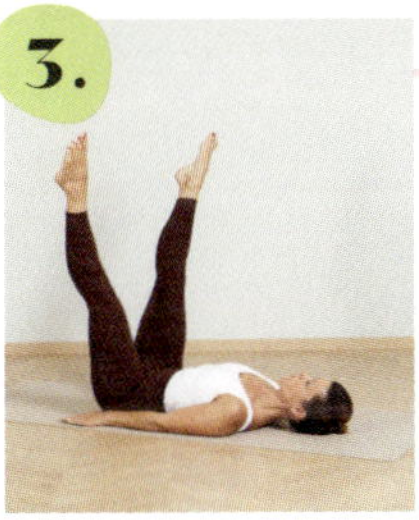

Beinkreise in der Rückenlage (Seite 80)
5 Wdh. pro Richtung

4.

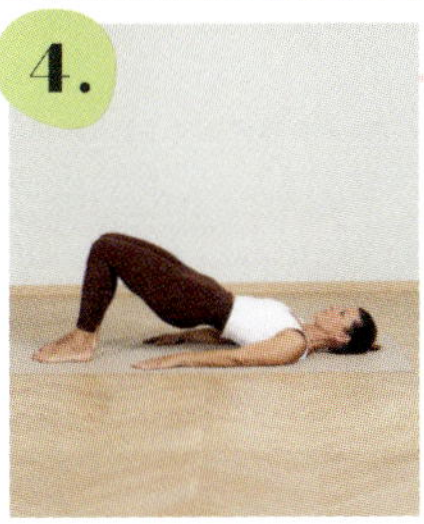

Schulterbrücke (Seite 85)
12 Wdh.

5.

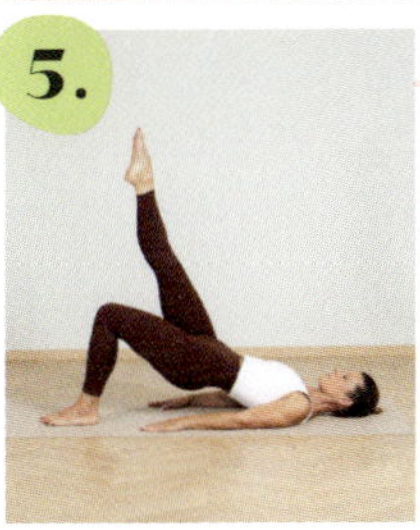

Schulterbrücke mit einem Bein angehoben (Seite 88)
5 Wdh. pro Seite

6.

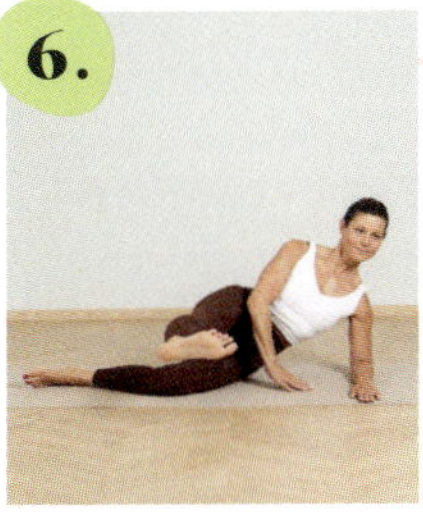

Seitliches Beinheben und Kicken nach vorne (1. Seite) (Seite 90)
8 Wdh.

7.

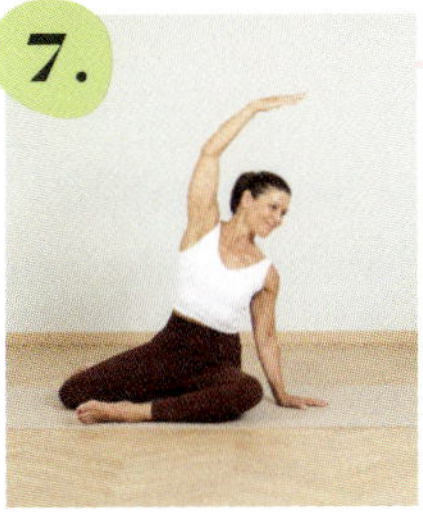

Position der Meerjungfrau (1. Seite) (Seite 146)
8–10 Wdh.

8.

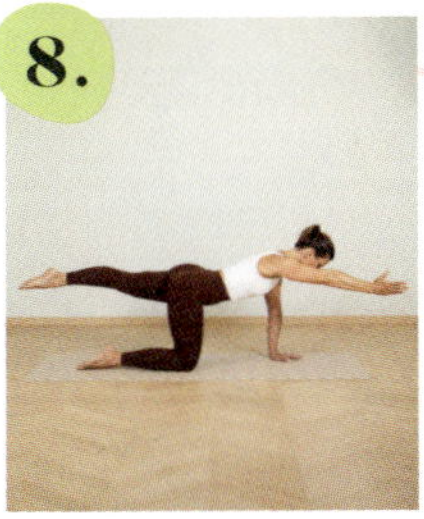

Vierfüßlerstand mit diagonalem Bein- und Armheben (Seite 95)
6 Wdh. pro Seite

9.

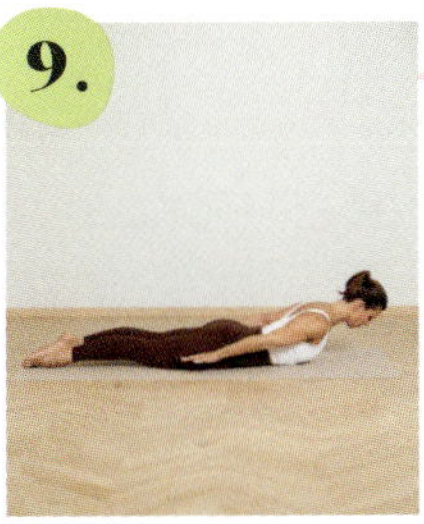

Rückenstreckung (Seite 66)
8–10 Wdh.

10.

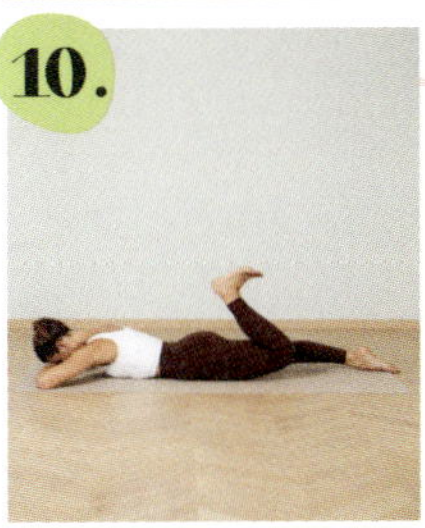

Beinbeugen in der Bauchlage (Seite 82)
6–8 Wdh. pro Seite

11\.

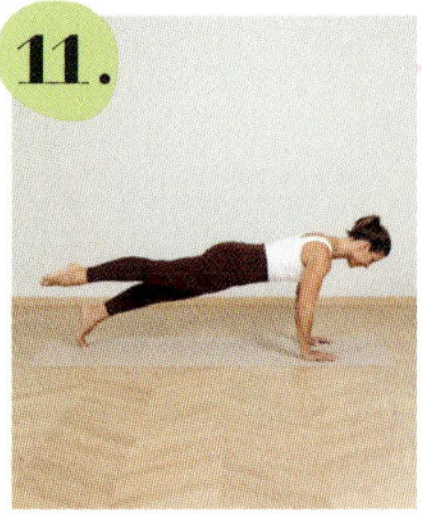

Langes Strecken in der Liegestützposition mit Beinheben (Seite 114)
3 Wdh. pro Seite

12\.

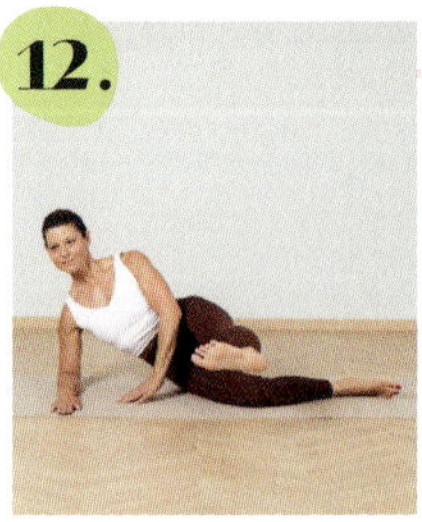

Seitliches Beinheben und Kicken nach vorne (2. Seite) (Seite 90)
8 Wdh.

13\.

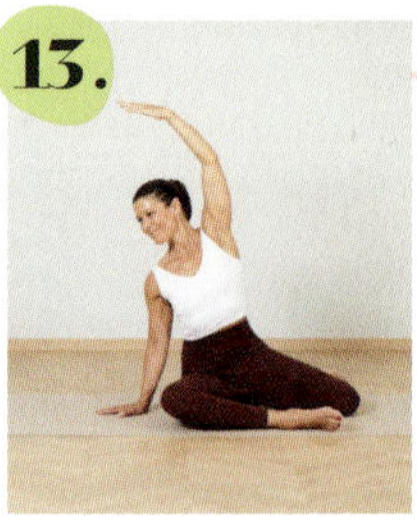

Position der Meerjungfrau (2. Seite) (Seite 146)
8–10 Wdh.

14\.

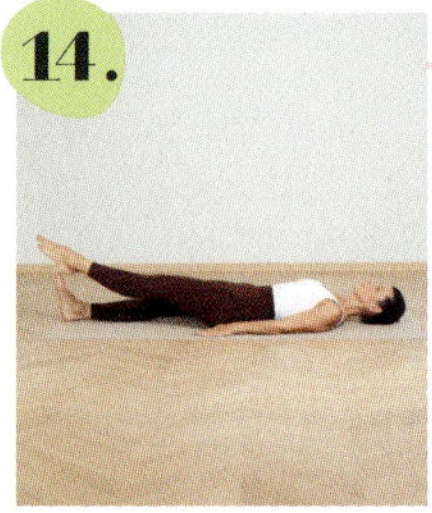

Kreise mit gestrecktem Bein in der Rückenlage (Seite 124)
6 Wdh. pro Richtung und Seite

15\.

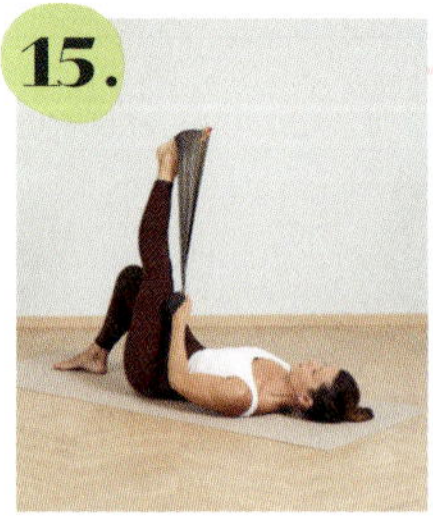

Dehnung des Beins in der Rückenlage (Seite 127)
4–6 Wdh. pro Seite

16\.

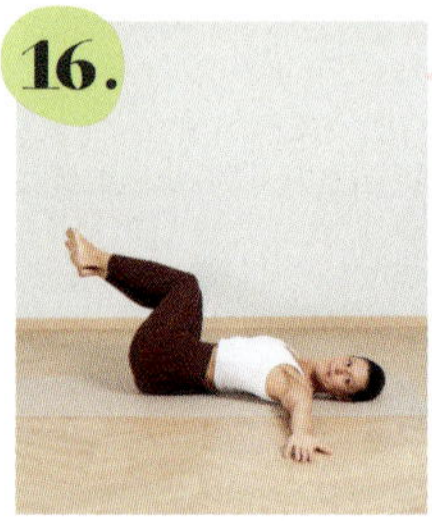

Wirbelsäulendrehung in der Rückenlage (Seite 135)
4–6 Wdh. pro Seite

Tag 7 Pause

Hinweis

Du bist nun beim Wochenplan für Fortgeschrittene angekommen. Für ein intensiveres Training kannst du gerne die Workouts zweimal am Tag wiederholen. Oder du führst zusätzlich die Varianten mit einem Band durch – mache einfach das, was für dich am besten ist.

Fortgeschrittene

Woche

1

Kräftigung der Bauchmuskulatur

1.
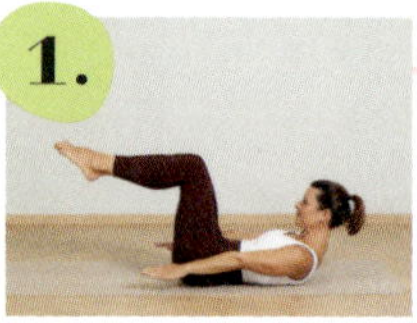
Hundert (Seite 30)
10 Wdh.

2.
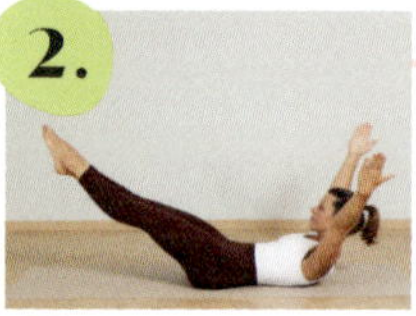
Doppelte Beinstreckung (Seite 34)
8–10 Wdh.

3.
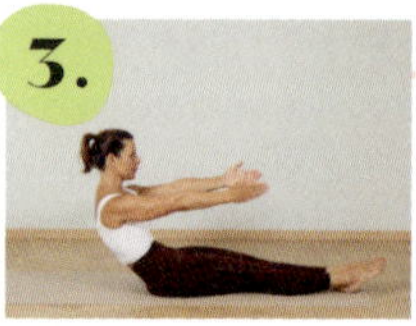
Abrollen und Aufrollen (Seite 44)
8–10 Wdh.

4.
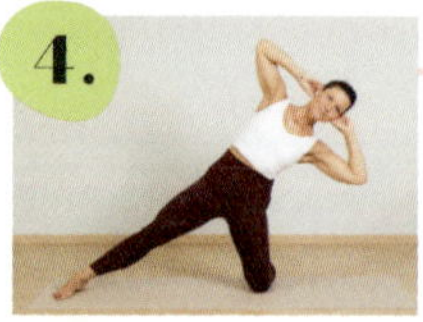
Seitliche Rumpfbeuge (1. Seite) (Seite 52)
8 Wdh.

5.
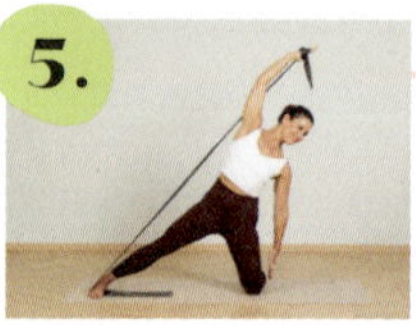
Seitliches Bandziehen im Kniestand (1. Seite) (Seite 60)
6–8 Wdh.

6.
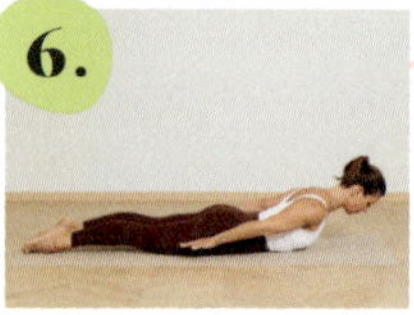
Rückenstreckung (Seite 66)
8–10 Wdh.

7.
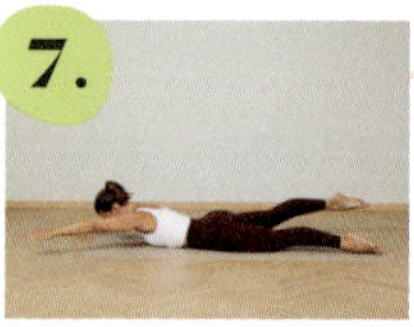
Schwimmbewegung in der Bauchlage (Seite 72)
6 Wdh. pro Seite

8.
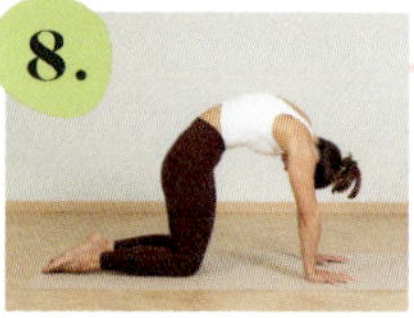
Wirbelsäulenmobilisation in der Vierfüßlerposition (Seite 138)
8–10 Wdh.

9.
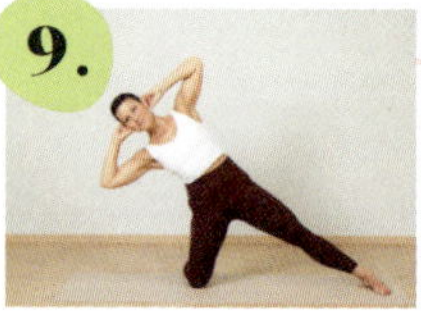
Seitliche Rumpfbeuge (2. Seite) (Seite 52)
8 Wdh.

10.
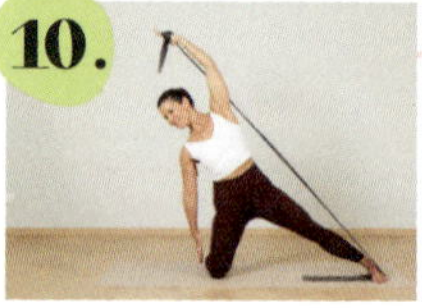
Seitliches Bandziehen im Kniestand (2. Seite) (Seite 60)
6–8 Wdh.

11.
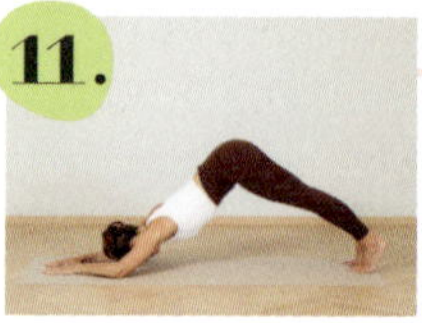
Unterarmstütz zur umgekehrten V-Position (Seite 116)
8–10 Wdh.

12.
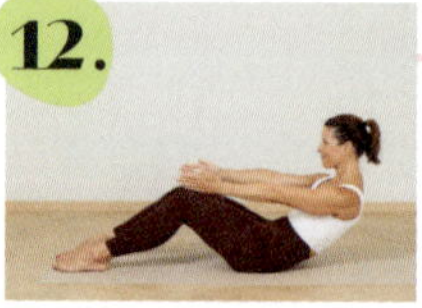
Rundrückenposition (Seite 46)
8–10 Wdh.

13.
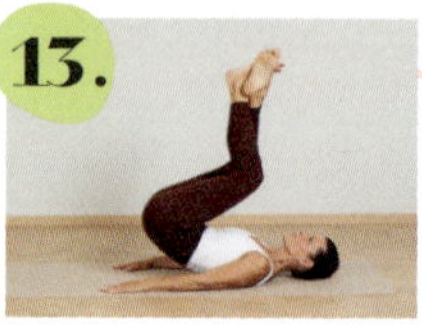
Kurze Wirbelsäulenrolle mit angewinkelten Beinen (Seite 38)
8–10 Wdh.

14.
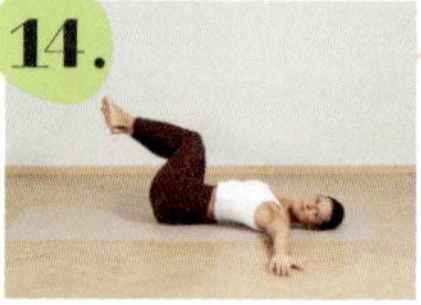
Wirbelsäulendrehung in der Rückenlage (Seite 135)
4–6 Wdh. pro Seite

15.
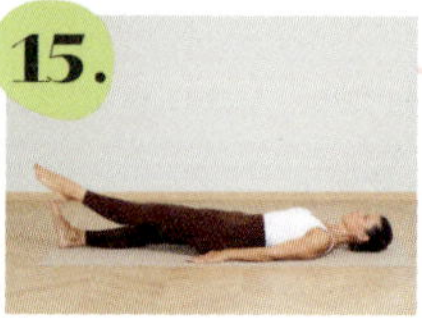
Kreise mit gestrecktem Bein in der Rückenlage (Seite 124)
6 Wdh. pro Richtung und Seite

Gesäß und Beine stärken

1. 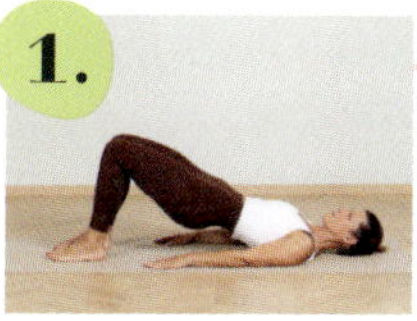

Beckenrolle (Seite 122)
10–12 Wdh.

2. 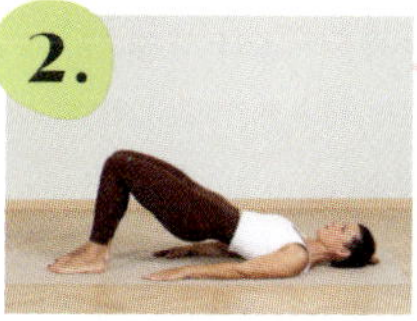

Schulterbrücke (Seite 85)
12 Wdh.

3. 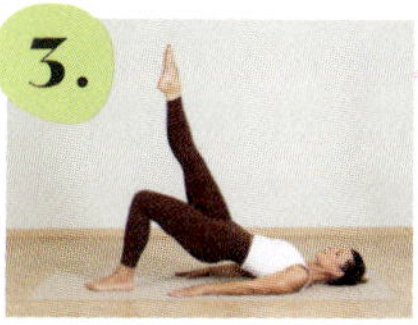

Schulterbrücke mit einem Bein angehoben (Seite 88)
5 Wdh. pro Seite

4. 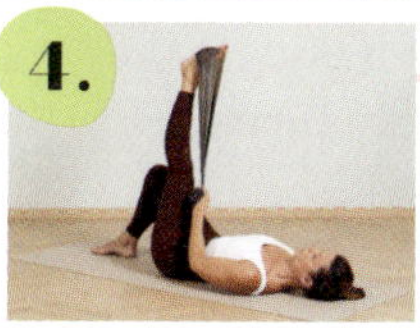

Dehnung des Beins in der Rückenlage (Seite 127)
4–6 Wdh. pro Seite

5. 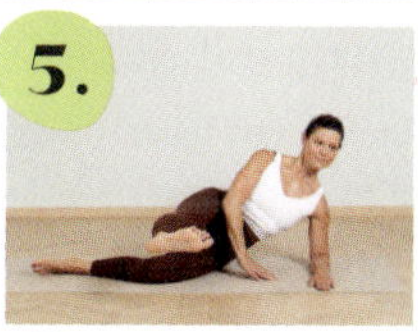

Seitliches Beinheben und Kicken nach vorne (1. Seite) (Seite 90)
8 Wdh.

6. 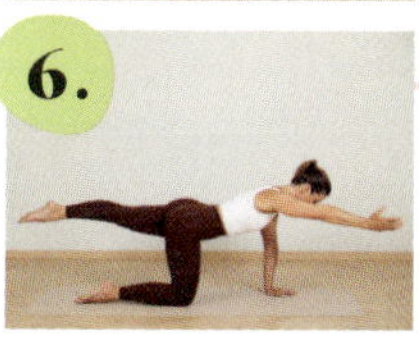

Vierfüßlerstand mit diagonalem Bein- und Armheben (Seite 95)
6 Wdh. pro Seite

7. 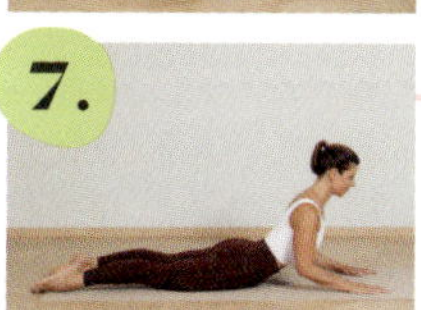

Sanfte Rückenstreckung in der Bauchlage (Seite 120)
6 Wdh.

8. 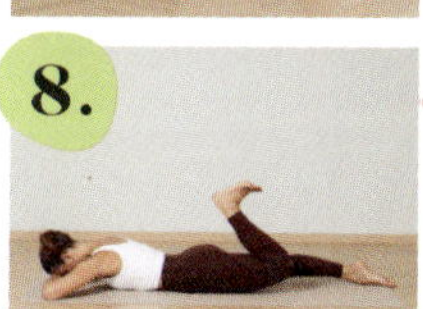

Beinbeugen in der Bauchlage (Seite 82)
6–8 Wdh. pro Seite

9. 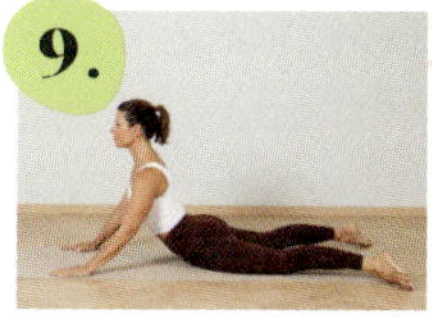

Schwan (Seite 68)
8–10 Wdh.

10. 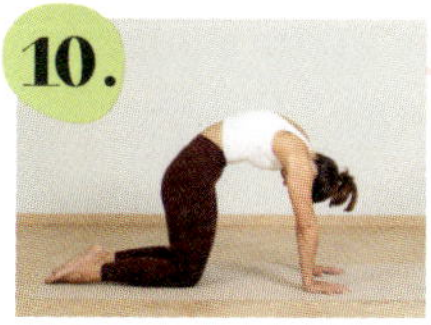

Wirbelsäulenmobilisation in der Vierfüßlerposition (Seite 138)
8–10 Wdh.

11. 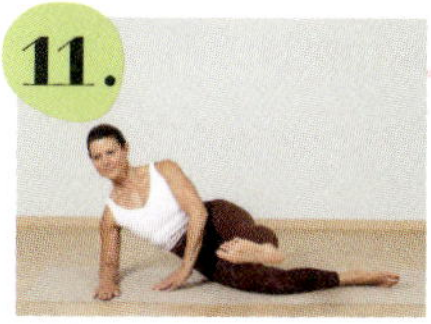

Seitliches Beinheben und Kicken nach vorne (2. Seite) (Seite 90)
8 Wdh.

12. 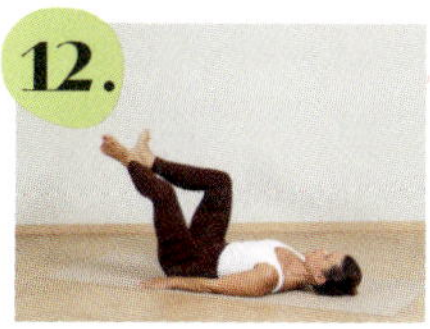

Beinöffnung in der Rückenlage (Seite 78)
10–12 Wdh.

13. 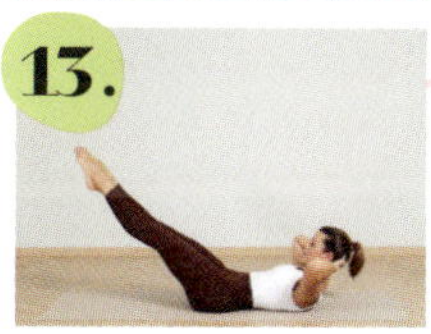

Fußarbeit in der Rückenlage (Seite 130)
8–10 Wdh.

14. 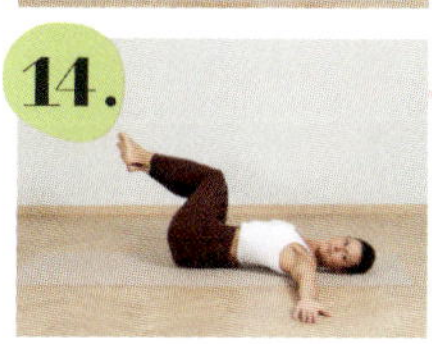

Wirbelsäulendrehung in der Rückenlage (Seite 135)
4–6 Wdh. pro Seite

Tag 3 Pause

Übungen für einen starken Oberkörper

1. 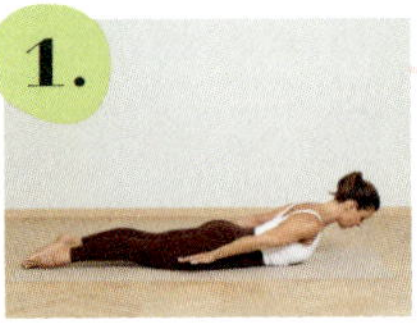
Rückenstreckung (Seite 66)
8–10 Wdh.

2. 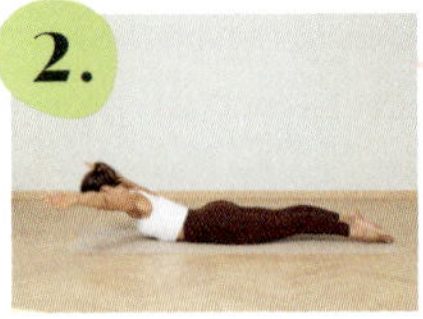
Armzug in der Bauchlage (Seite 70)
8 Wdh.

3. 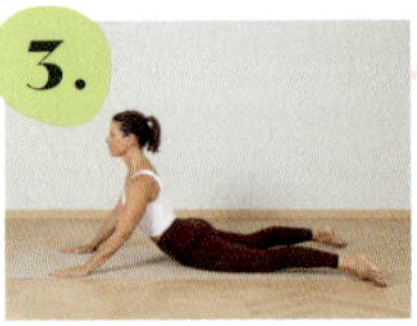
Schwan (Seite 68)
8–10 Wdh.

4. 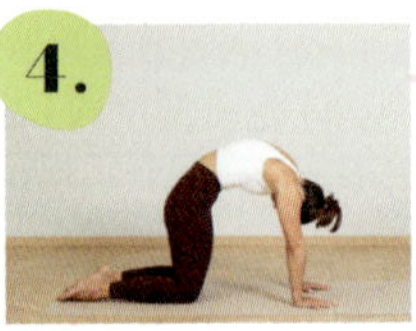
Wirbelsäulenmobilisation in der Vierfüßlerposition (Seite 138)
8–10 Wdh.

5. 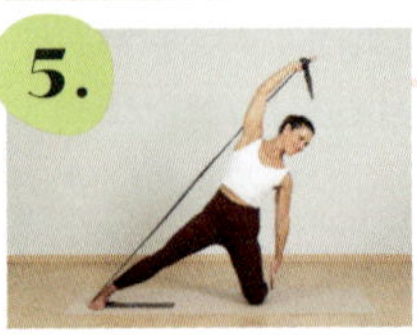
Seitliches Bandziehen im Kniestand (1. Seite) (Seite 60)
6–8 Wdh.

6. 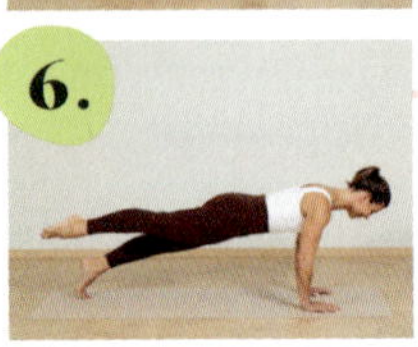
Langes Strecken in der Liegestützposition mit Beinheben (Seite 114)
3 Wdh. pro Seite

7. 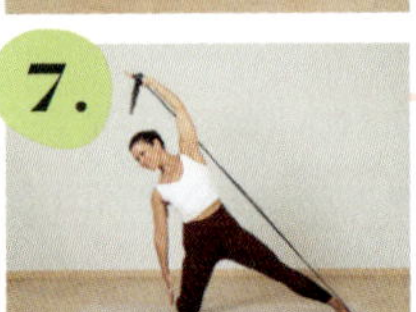
Seitliches Bandziehen im Kniestand (2. Seite) (Seite 60)
6–8 Wdh.

8. 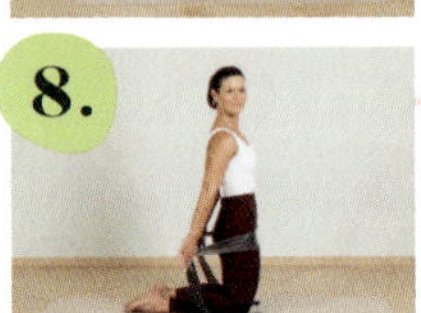
Brustöffnung im Kniestand (Seite 58)
10–12 Wdh.

9. 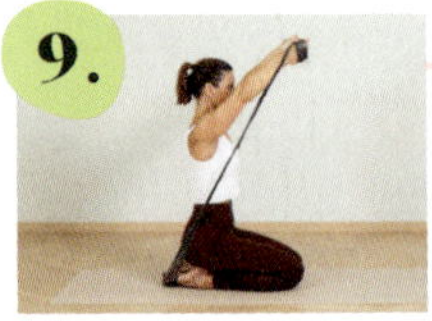
Armkreisen im Fersensitz (Seite 64)
6 Wdh. pro Richtung

10. 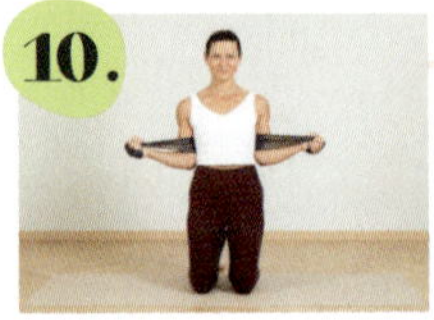
Außenrotation der Schulter im Kniestand (Seite 55)
8–10 Wdh.

11. 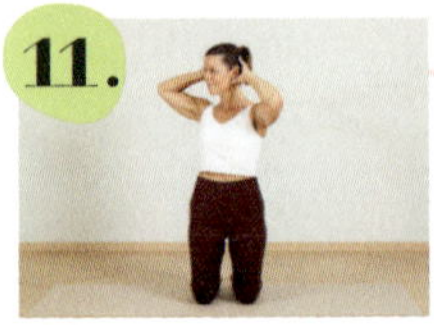
Wirbelsäulendrehung im Kniestand (Seite 132)
8–10 Wdh. pro Seite

12. 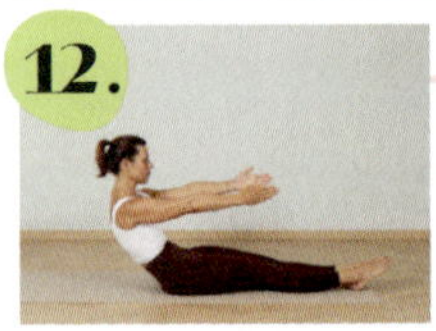
Abrollen und Aufrollen (Seite 44)
8–10 Wdh.

13. 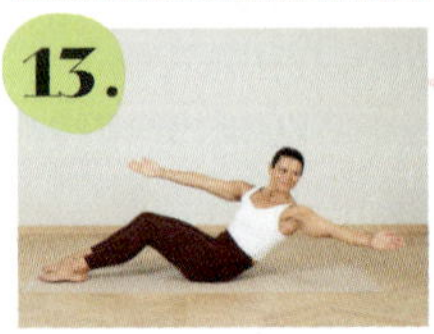
Sitzdrehung mit Rundrücken und Armführung (Seite 48)
6 Wdh. pro Seite

14. 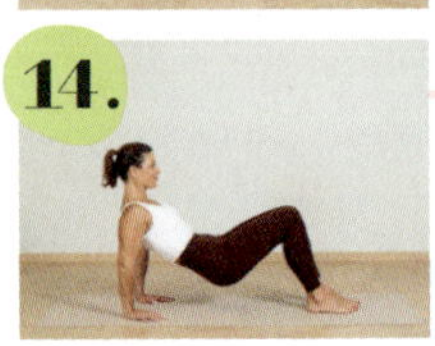
Umgekehrter Liegestütz mit Armbeugen (Seite 118)
8–10 Wdh.

15. 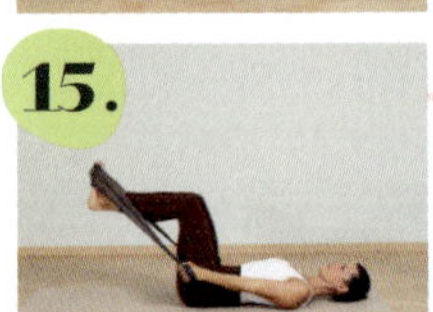
Trizepsdrücken in der Rückenlage (Seite 74)
8–12 Wdh.

Kräftigung des gesamten Körpers

1.

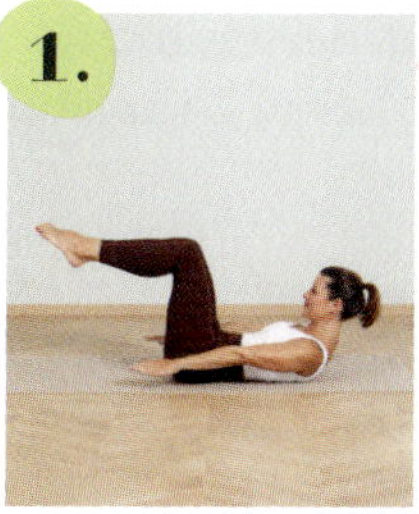

Hundert (Seite 30)
10 Wdh.

2.

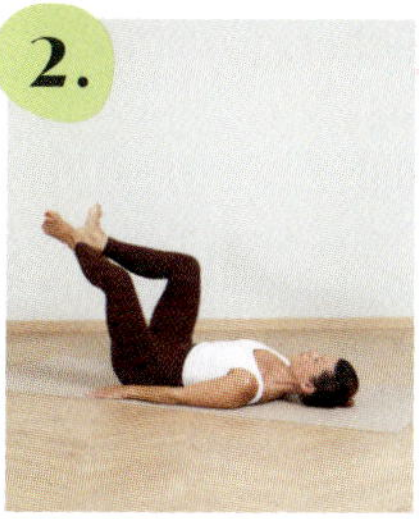

Beinöffnung in der Rückenlage (Seite 78)
10–12 Wdh.

3.

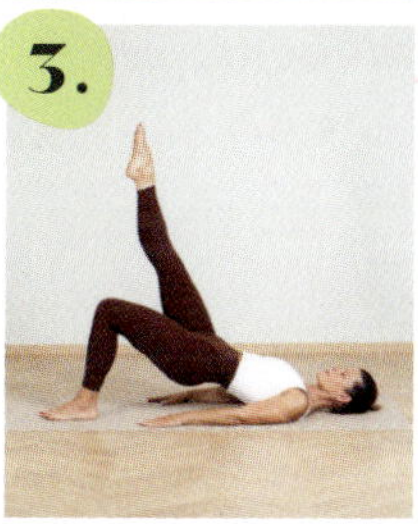

Schulterbrücke mit einem Bein angehoben (Seite 88)
5 Wdh. pro Seite

4.

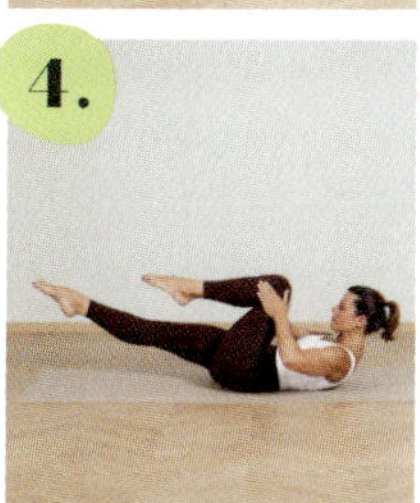

Einbeinige Streckung (Seite 32)
6 Wdh. pro Seite

5.

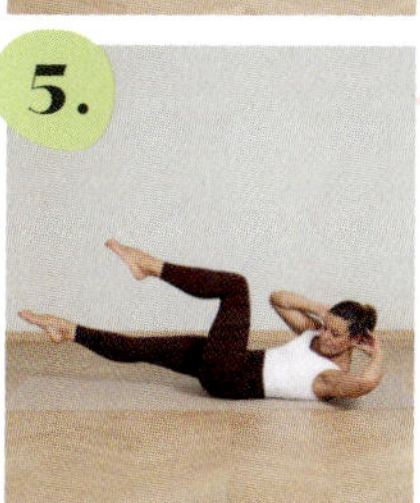

Rumpfrotation mit Beinwechsel (Seite 36)
6 Wdh. pro Seite

6.

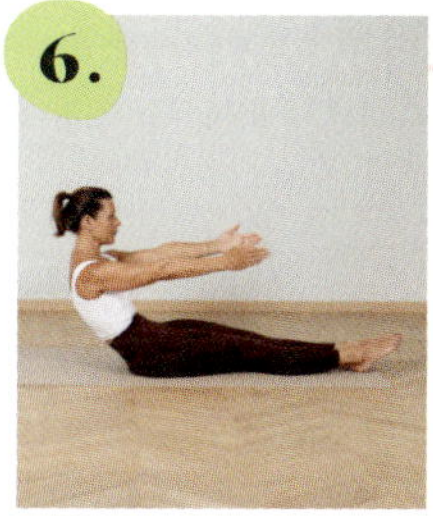

Abrollen und Aufrollen (Seite 44)
8–10 Wdh.

7.

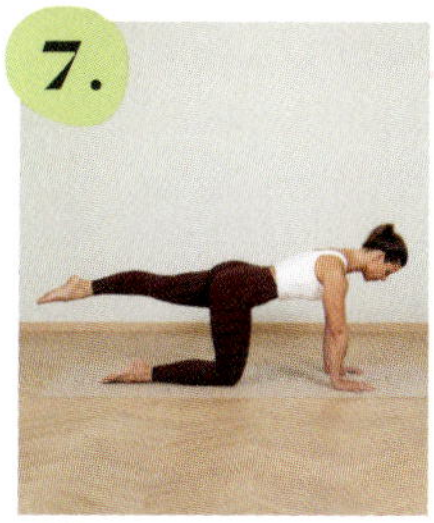

Vierfüßlerstand mit Beinheben (Seite 93)
8–10 Wdh. pro Seite

8.

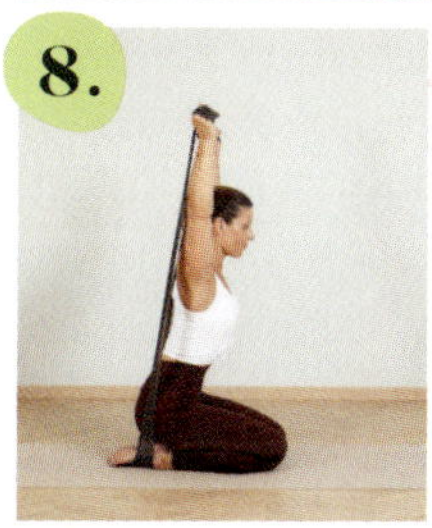

Trizepsarbeit im Fersensitz (Seite 62)
10–12 Wdh.

9.

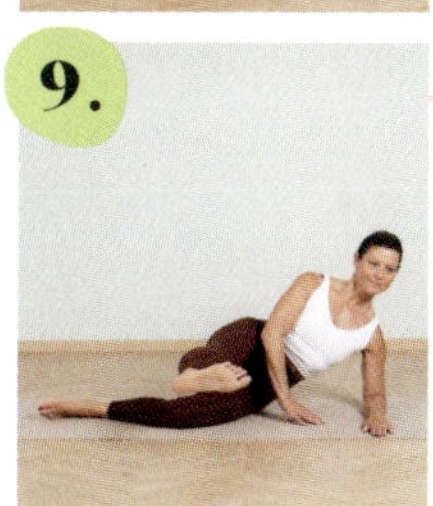

Seitliches Beinheben und Kicken nach vorne (1. Seite) (Seite 90)
8 Wdh.

10.

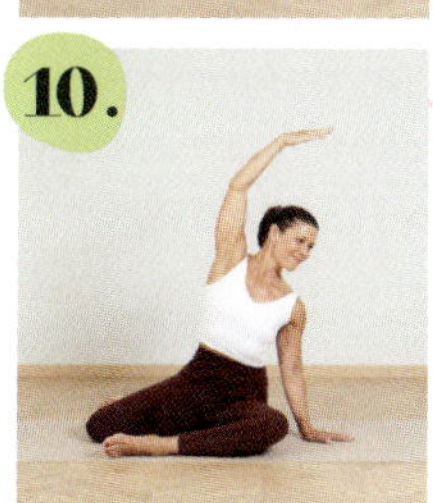

Position der Meerjungfrau (1. Seite) (Seite 146)
8–10 Wdh.

Tag 5

11\.

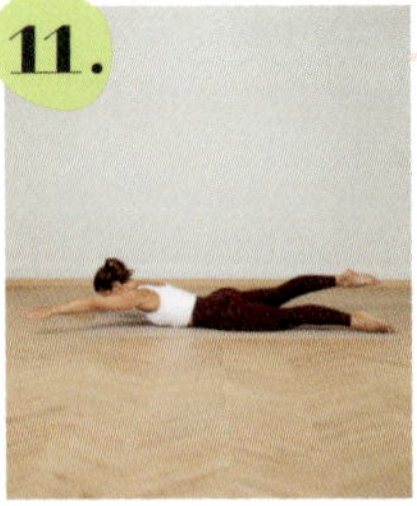

Schwimmbewegung in der Bauchlage (Seite 72)
6 Wdh. pro Seite

12\.

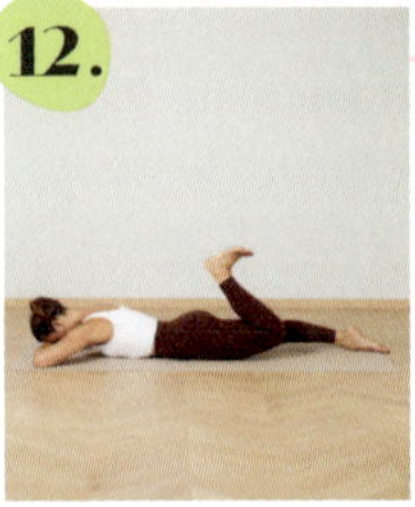

Beinbeugen in der Bauchlage (Seite 82)
6–8 Wdh. pro Seite

13\.

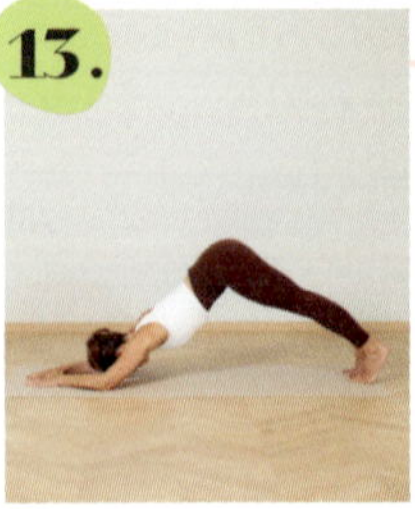

Unterarmstütz zur umgekehrten V-Position (Seite 116)
8–10 Wdh.

14\.

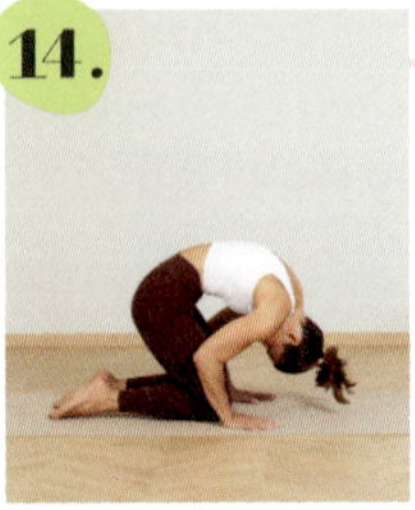

Kindposition mit runder Wirbelsäule (Seite 140)
4–6 Wdh.

15\.

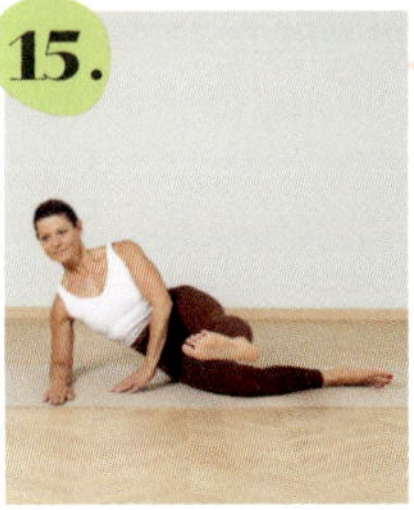

Seitliches Beinheben und Kicken nach vorne (2. Seite) (Seite 90)
8 Wdh.

16\.

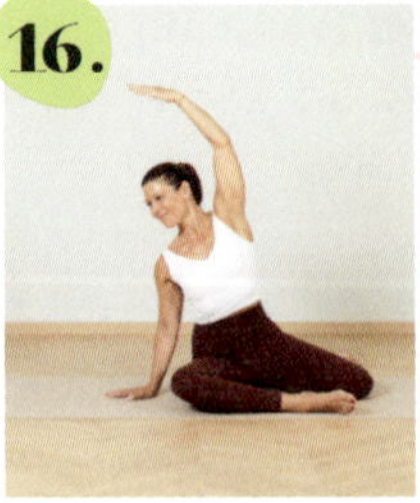

Position der Meerjungfrau (2. Seite) (Seite 146)
8–10 Wdh.

17\.

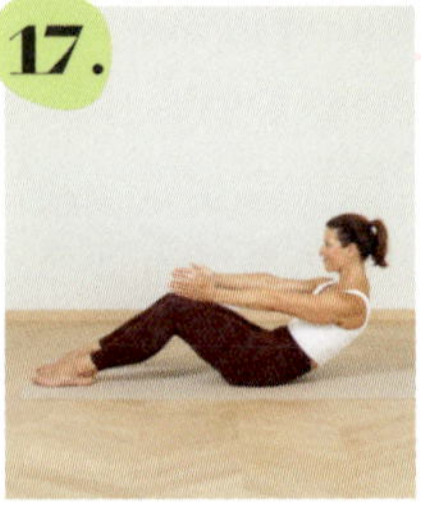

Rundrückenposition (Seite 46)
8–10 Wdh.

18\.

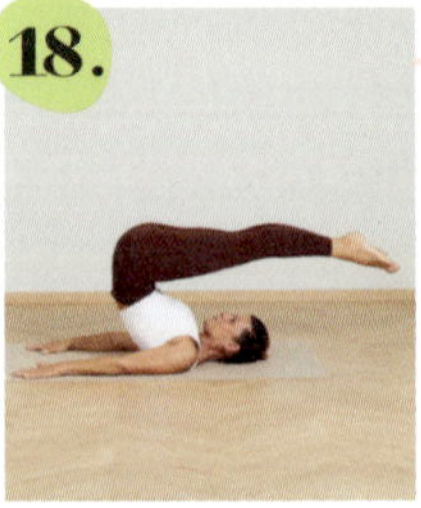

Lange Wirbelsäulenrolle (Seite 42)
6–8 Wdh.

19\.

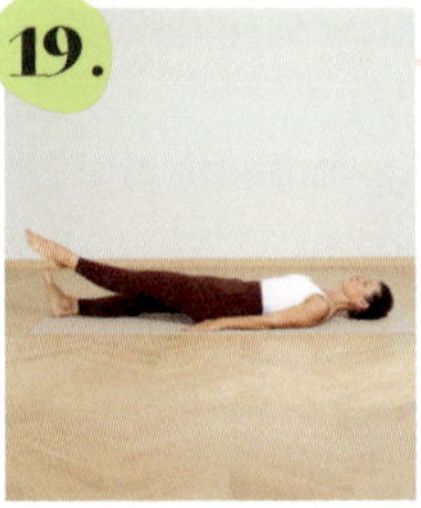

Kreise mit gestrecktem Bein in der Rückenlage (Seite 124)
6 Wdh. pro Richtung und Seite

Ganzkörper-mobilisation

1.
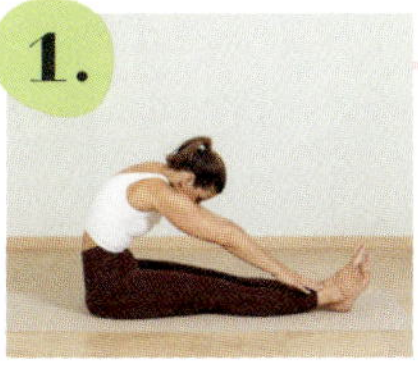

Wirbelsäulenstretch aus dem Sitz (Seite 144)
8–10 Wdh.

2.
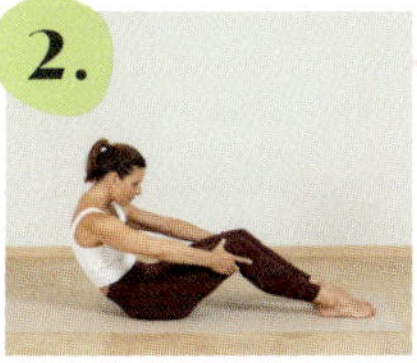

Halbe Rolle nach hinten (Seite 142)
8 Wdh.

3.
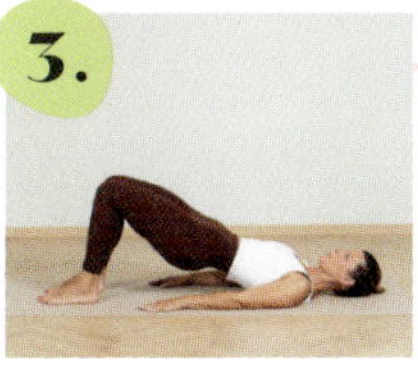

Beckenrolle (Seite 122)
10–12 Wdh.

4.
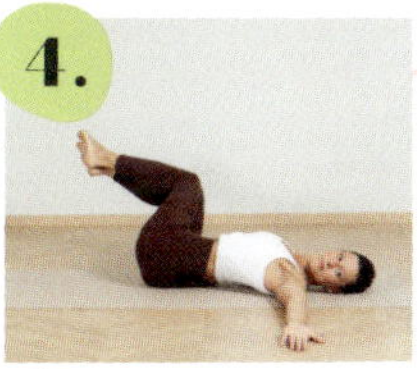

Wirbelsäulendrehung in der Rückenlage (Seite 135)
4–6 Wdh. pro Seite

5.
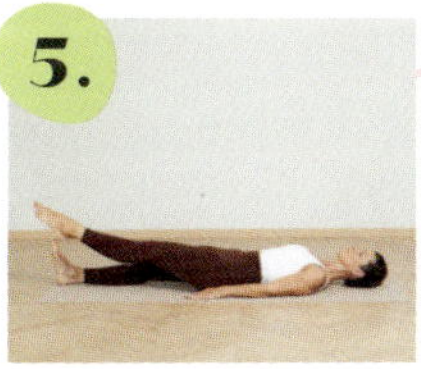

Kreise mit gestrecktem Bein in der Rückenlage (Seite 124)
6 Wdh. pro Richtung und Seite

6.
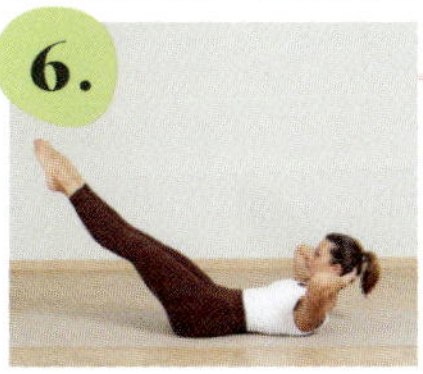

Fußarbeit in der Rückenlage (Seite 130)
8–10 Wdh.

7.
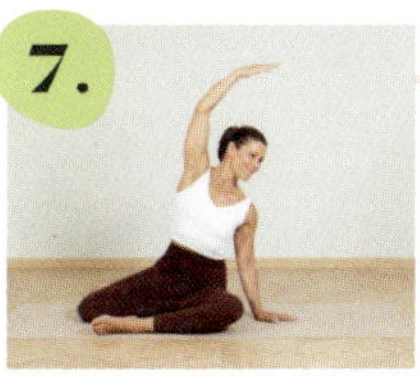

Position der Meerjungfrau (1. Seite) (Seite 146)
8–10 Wdh.

8.
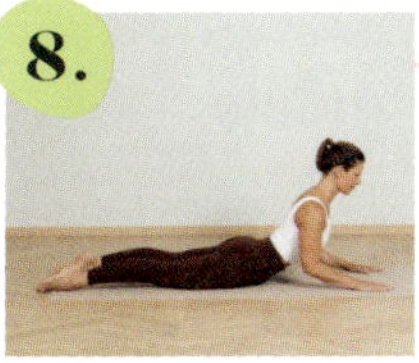

Sanfte Rückenstreckung in der Bauchlage (Seite 120)
6 Wdh.

9.
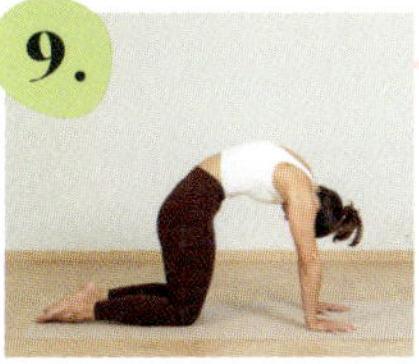

Wirbelsäulenmobilisation in der Vierfüßlerposition (Seite 138)
8–10 Wdh.

10.
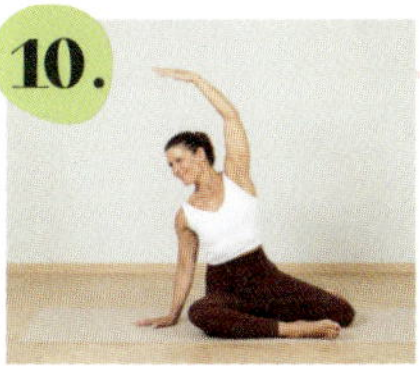

Position der Meerjungfrau (2. Seite) (Seite 146)
8–10 Wdh.

11.
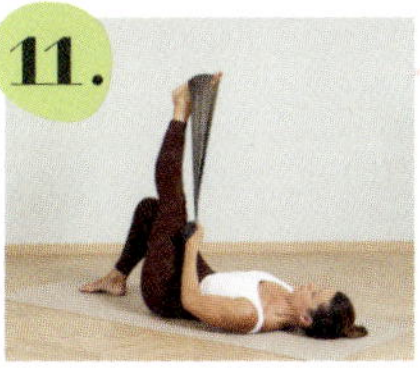

Dehnung des Beins in der Rückenlage (Seite 127)
4–6 Wdh. pro Seite

Tag 7
Pause

Fortgeschritten

Woche

2

Bauchmuskulatur, Gesäß und Beine stärken

1.

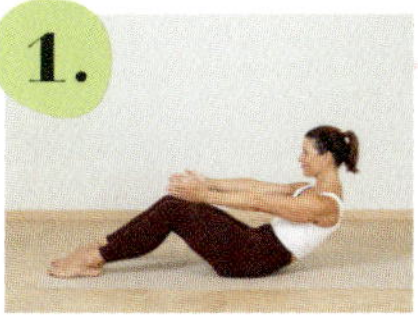

Rundrückenposition (Seite 46)
8–10 Wdh.

2.

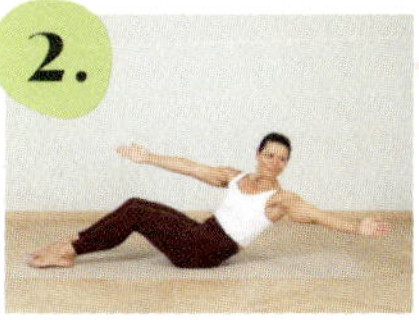

Sitzdrehung mit Rundrücken und Armführung (Seite 48)
6 Wdh. pro Seite

3.

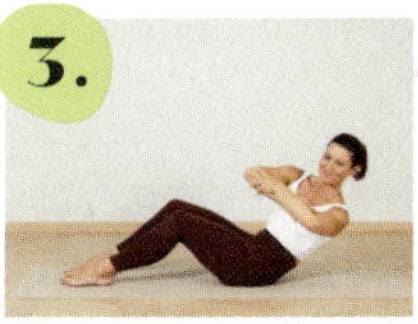

Drehung aus der aufgerichteten Sitzposition (Seite 50)
6–8 Wdh. pro Seite

4.

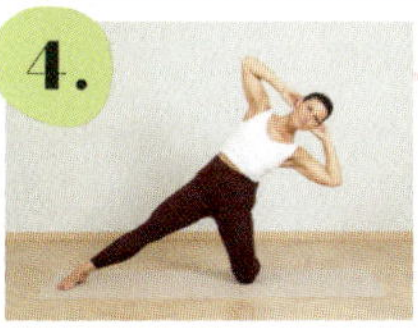

Seitliche Rumpfbeuge (1. Seite) (Seite 52)
8 Wdh.

5.

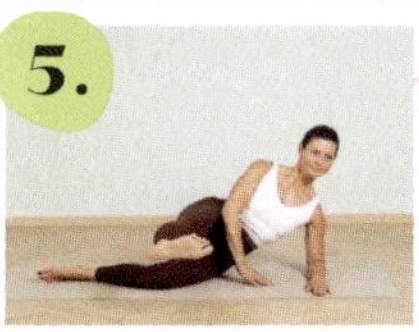

Seitliches Beinheben und Kicken nach vorne (1. Seite) (Seite 90)
8 Wdh.

6.

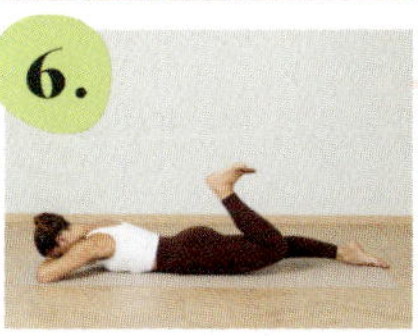

Beinbeugen in der Bauchlage (Seite 82)
6–8 Wdh. pro Seite

7.

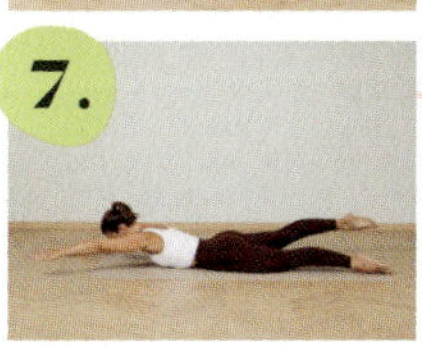

Schwimmbewegung in der Bauchlage (Seite 72)
6 Wdh. pro Seite

8.

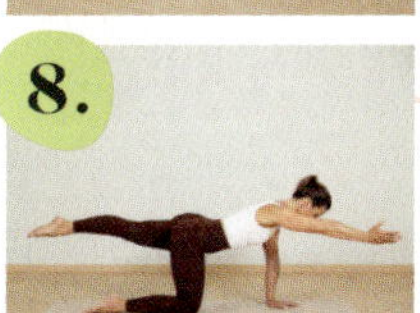

Vierfüßlerstand mit diagonalem Bein- und Armheben (Seite 95)
6 Wdh. pro Seite

9.

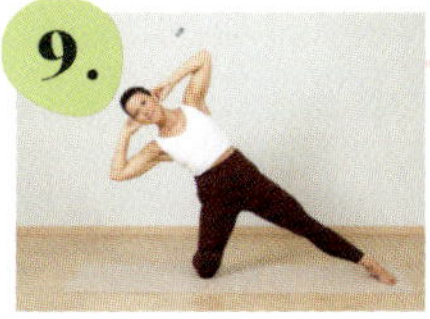

Seitliche Rumpfbeuge (2. Seite) (Seite 52)
8 Wdh.

10.

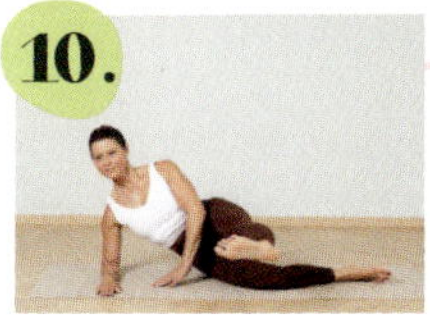

Seitliches Beinheben und Kicken nach vorne (2. Seite) (Seite 90)
8 Wdh.

11.

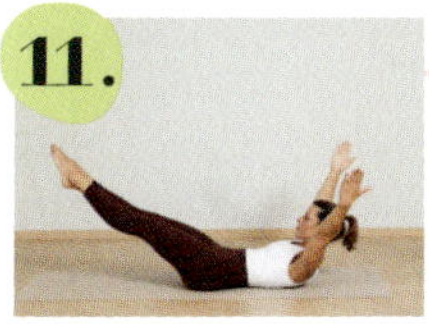

Doppelte Beinstreckung (Seite 34)
8–10 Wdh.

12.

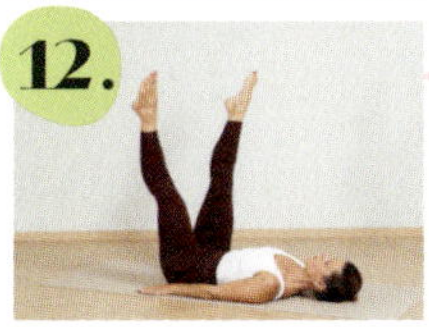

Beinkreise in der Rückenlage (Seite 80)
5 Wdh. pro Richtung

13.

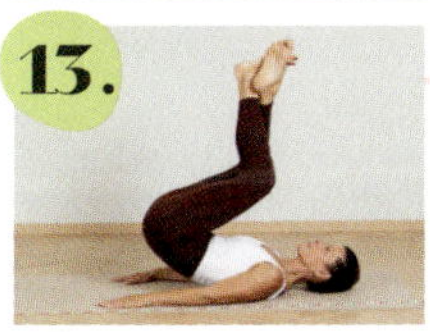

Kurze Wirbelsäulenrolle mit angewinkelten Beinen (Seite 38)
8–10 Wdh.

14.

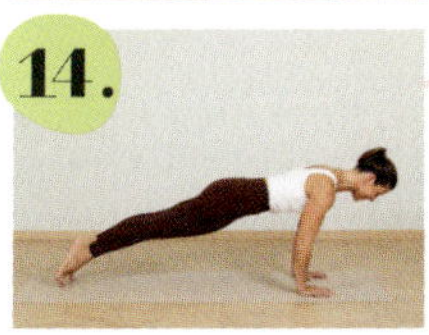

Langes Strecken in der Liegestützposition (Seite 111)
8–10 Wdh.

15.

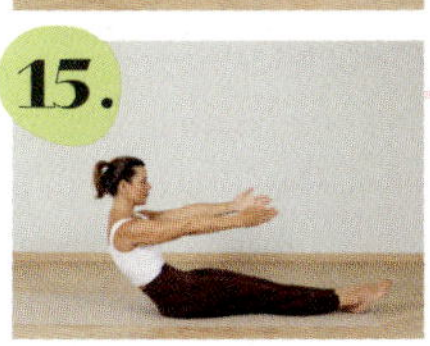

Abrollen und Aufrollen (Seite 44)
8–10 Wdh.

16.

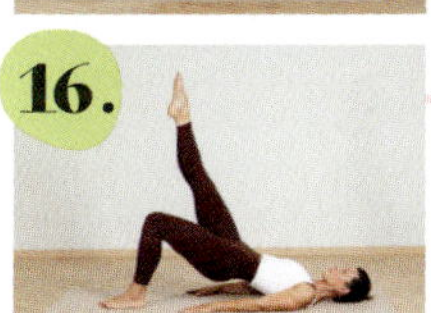

Schulterbrücke mit einem Bein angehoben (Seite 88)
5 Wdh. pro Seite

Tag 2

Training für einen sicheren Stand und gutes Gleichgewicht

Du kannst die Übungen mit dem Band durchführen und nach einer kurzen Pause einen zweiten Durchgang machen.

1.
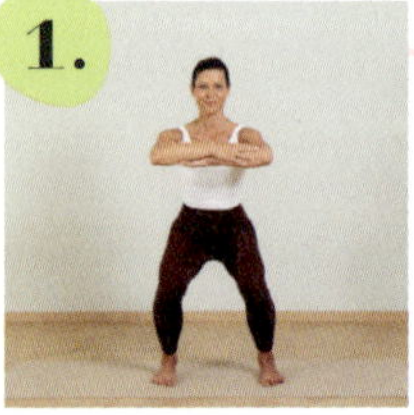

Kniebeugen im Stand (Seite 102)
10 Wdh. pro Seite

2.
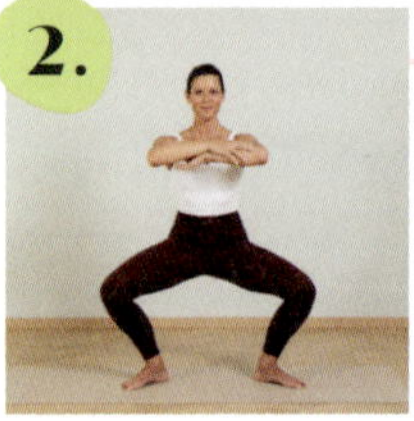

Kniebeugen im Stand mit Außenfußrotation (Seite 105)
10 Wdh.

3.
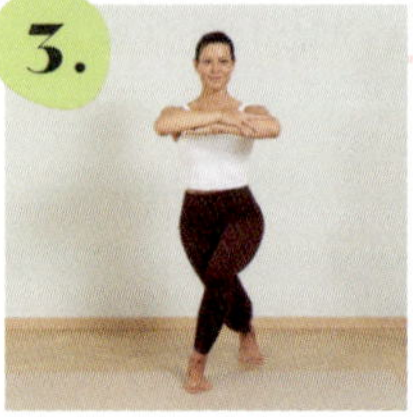

Knicks-Ausfallschritt (Seite 108)
10–12 Wdh.

4.
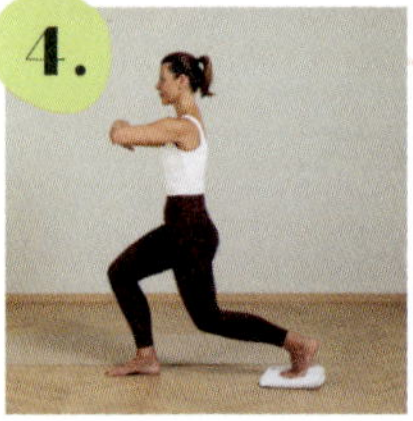

Ausfallschritt nach hinten im Stand (Seite 99)
10 Wdh. pro Seite

5.
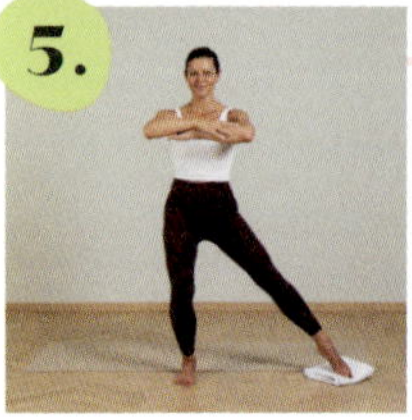

Seitliches Gleiten mit einem Bein (Seite 96)
10 Wdh. pro Seite

6.
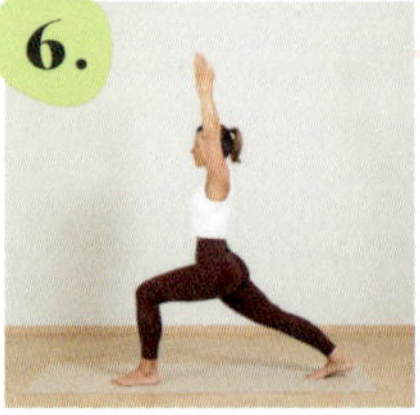

Dehnung des Hüftbeugers im Stand (Seite 148)
3–4 Wdh. pro Seite

7.
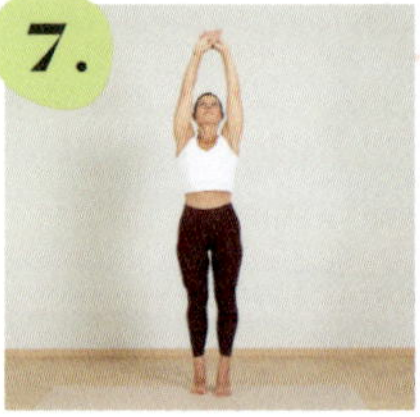

Ganzkörperdehnung in die Länge im Stand (Seite 152)
2–3 Wdh.

8.
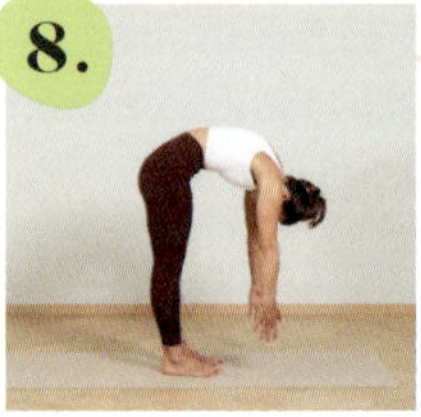

Abrollen aus dem Stand (Seite 150)
4–6 Wdh.

Tag 3
Pause

Übungen für einen starken Oberkörper

1.
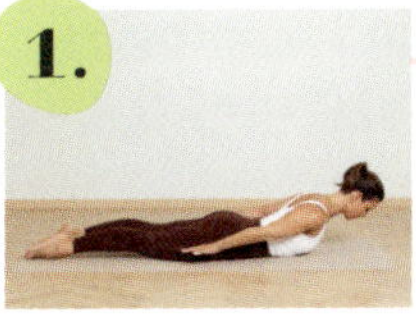
Rückenstreckung (Seite 66)
8–10 Wdh.

2.
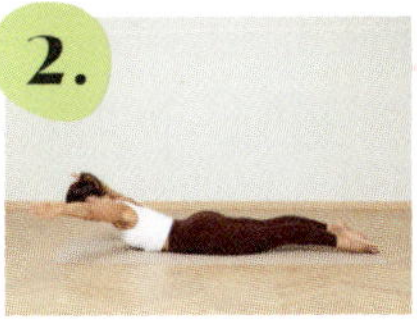
Armzug in der Bauchlage (Seite 70)
8 Wdh.

3.
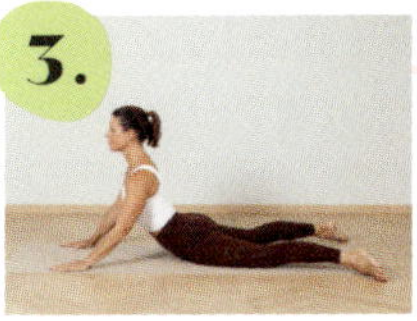
Schwan (Seite 68)
8–10 Wdh.

4.
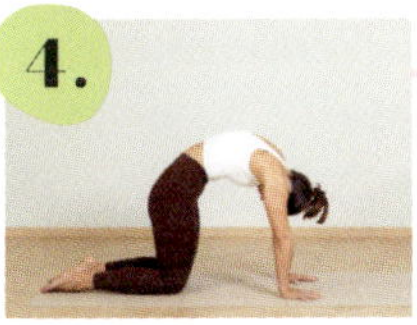
Wirbelsäulenmobilisation in der Vierfüßlerposition (Seite 138)
8–10 Wdh.

5.
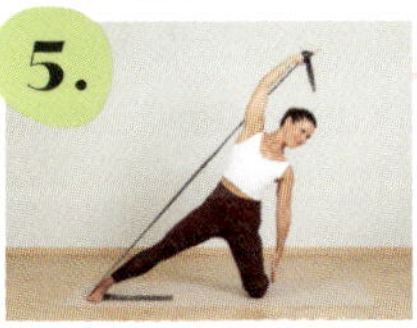
Seitliches Bandziehen im Kniestand (1. Seite) (Seite 60)
6–8 Wdh.

6.
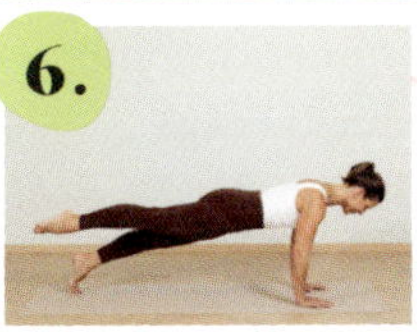
Langes Strecken in der Liegestützposition mit Beinheben (Seite 114)
3 Wdh. pro Seite

7.
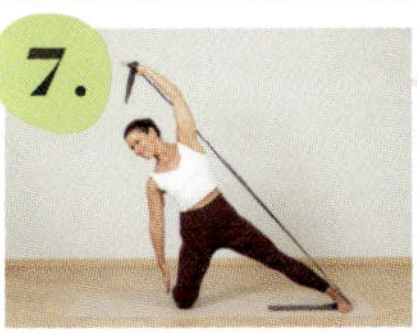
Seitliches Bandziehen im Kniestand (2. Seite) (Seite 60)
6–8 Wdh.

8.
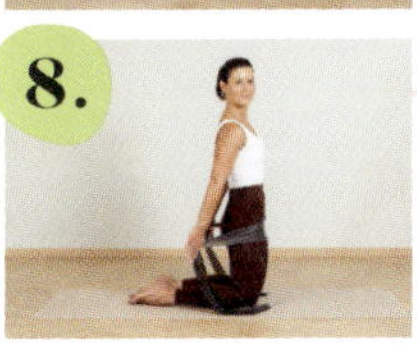
Brustöffnung im Kniestand (Seite 58)
10–12 Wdh.

9.
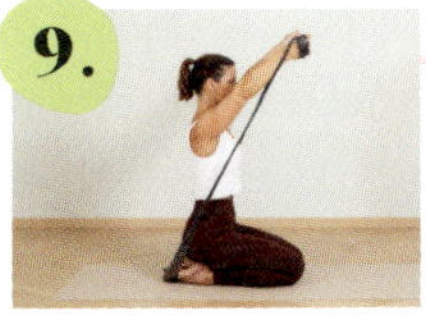
Armkreisen im Fersensitz (Seite 64)
6 Wdh. pro Richtung

10.
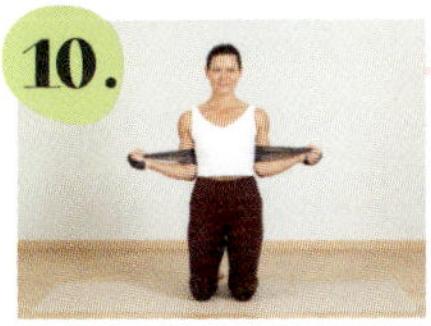
Außenrotation der Schulter im Kniestand (Seite 55)
8–10 Wdh.

11.
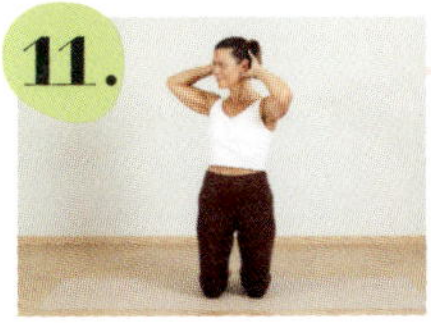
Wirbelsäulendrehung im Kniestand (Seite 132)
8–10 Wdh. pro Seite

12.
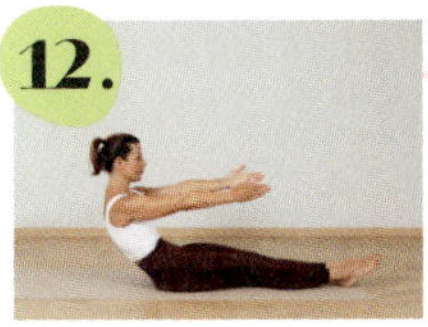
Abrollen und Aufrollen (Seite 44)
8–10 Wdh.

13.
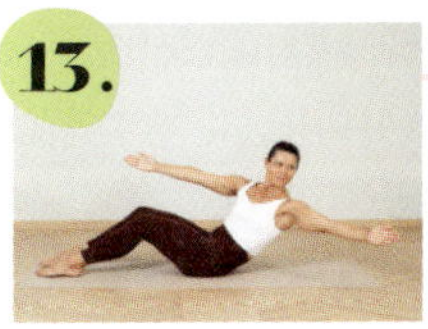
Sitzdrehung mit Rundrücken und Armführung (Seite 48)
6 Wdh. pro Seite

14.
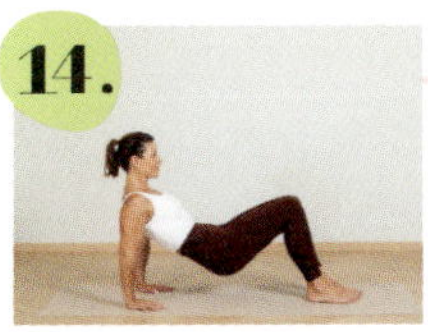
Umgekehrter Liegestütz mit Armbeugen (Seite 118)
8–10 Wdh.

15.
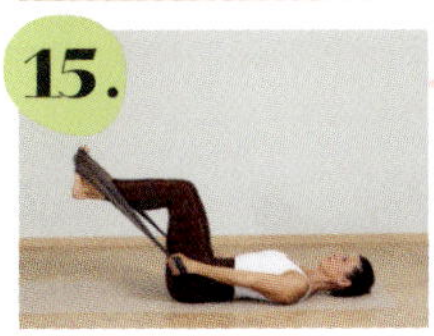
Trizepsdrücken in der Rückenlage (Seite 74)
8–12 Wdh.

Kräftigung der Bauchmuskulatur

1.
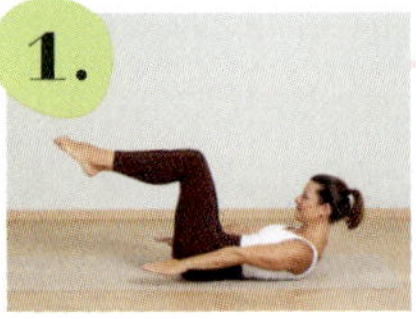
Hundert (Seite 30)
10 Wdh.

2.
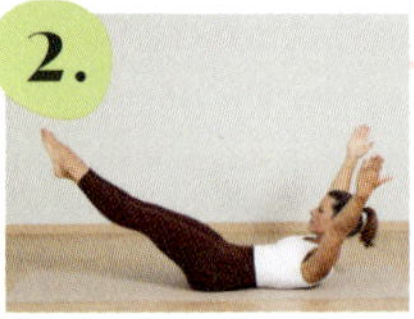
Doppelte Beinstreckung (Seite 34)
8–10 Wdh.

3.
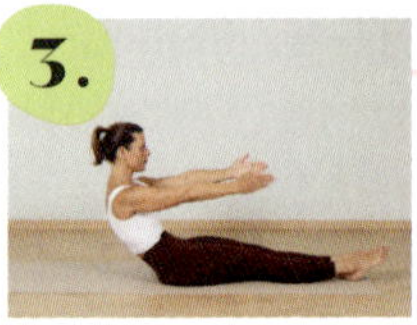
Abrollen und Aufrollen (Seite 44)
8–10 Wdh.

4.
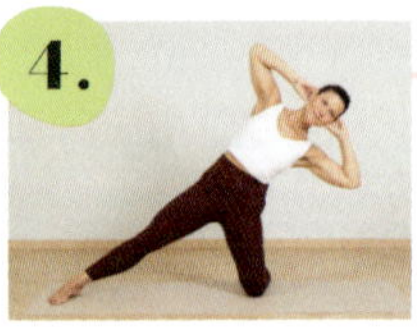
Seitliche Rumpfbeuge (1. Seite) (Seite 52)
8 Wdh.

5.
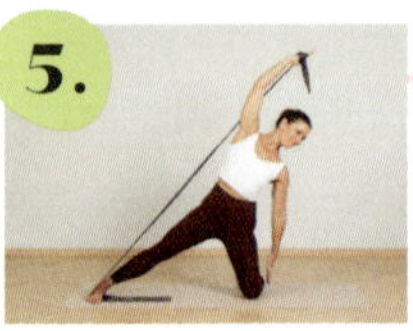
Seitliches Bandziehen im Kniestand (1. Seite) (Seite 60)
6–8 Wdh.

6.
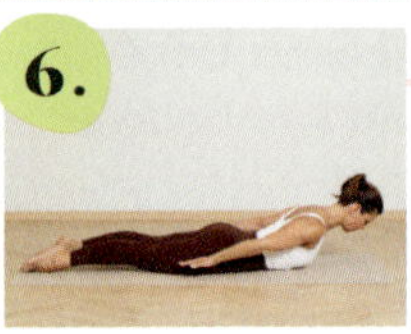
Rückenstreckung (Seite 66)
8–10 Wdh.

7.
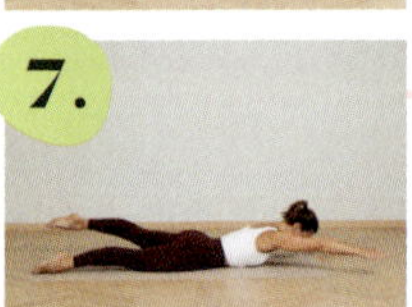
Schwimmbewegung in der Bauchlage (Seite 72)
6 Wdh. pro Seite

8.
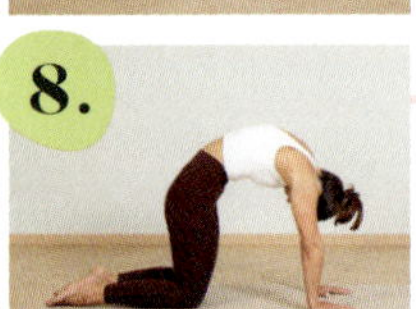
Wirbelsäulenmobilisation in der Vierfüßlerposition (Seite 138)
8–10 Wdh.

9.
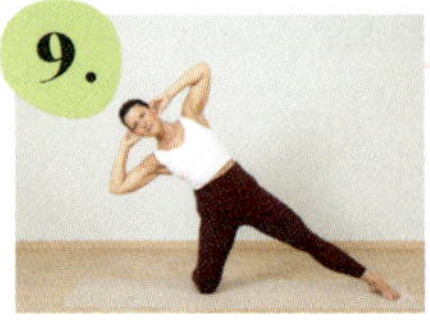
Seitliche Rumpfbeuge (2. Seite) (Seite 52)
8 Wdh.

10.
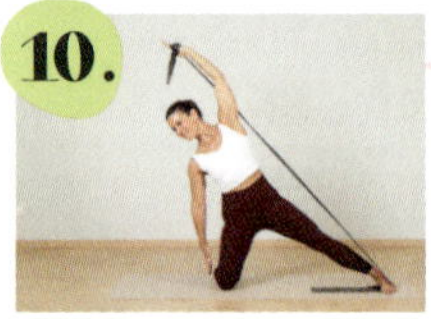
Seitliches Bandziehen im Kniestand (2. Seite) (Seite 60)
6–8 Wdh.

11.
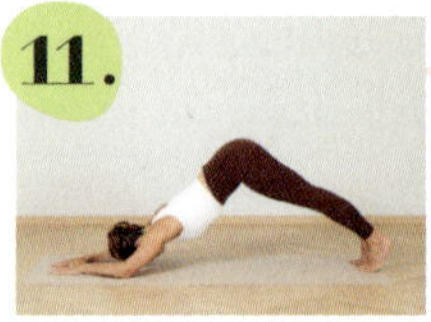
Unterarmstütz zur umgekehrten V-Position (Seite 116)
8–10 Wdh.

12.
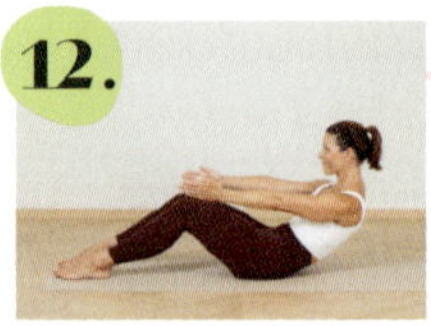
Rundrückenposition (Seite 46)
8–10 Wdh.

13.
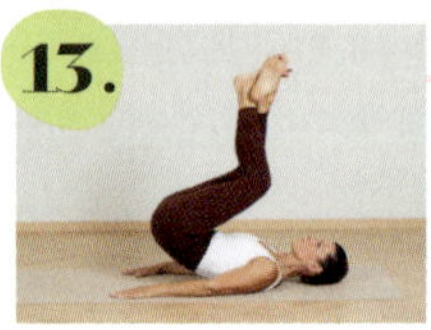
Kurze Wirbelsäulenrolle mit angewinkelten Beinen (Seite 38)
8–10 Wdh.

14.
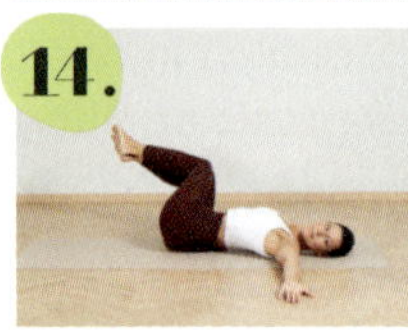
Wirbelsäulendrehung in der Rückenlage (Seite 135)
4–6 Wdh. pro Seite

15.
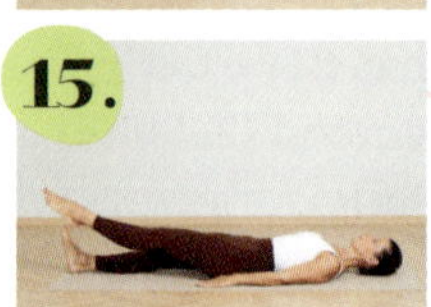
Kreise mit gestrecktem Bein in der Rückenlage (Seite 124)
6 Wdh. pro Richtung und Seite

Gesäß und Beine stärken

1.

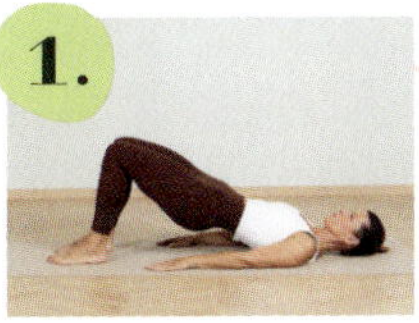

Beckenrolle (Seite 122)
10–12 Wdh.

2.

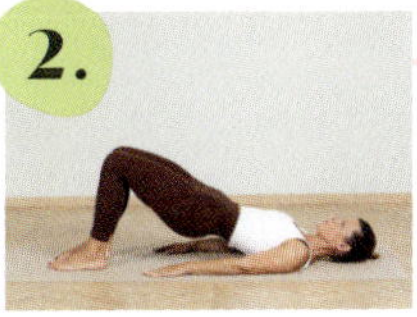

Schulterbrücke (Seite 85)
12 Wdh.

3.

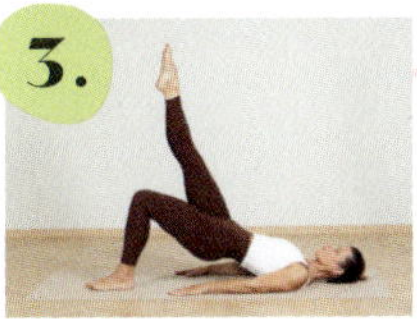

Schulterbrücke mit einem Bein angehoben (Seite 88)
5 Wdh. pro Seite

4.

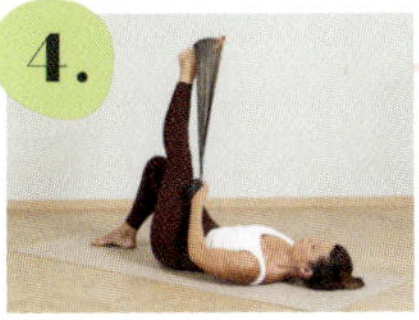

Dehnung des Beins in der Rückenlage (Seite 127)
4–6 Wdh. pro Seite

5.

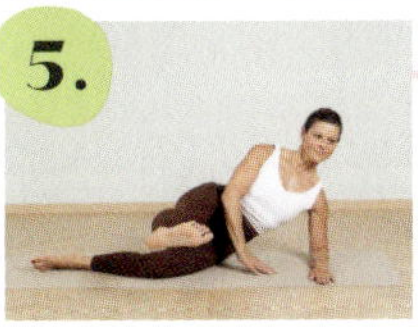

Seitliches Beinheben und Kicken nach vorne (1. Seite) (Seite 90)
8 Wdh.

6.

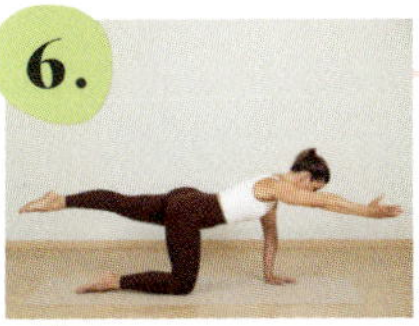

Vierfüßlerstand mit diagonalem Bein- und Armheben (Seite 95)
6 Wdh. pro Seite

7.

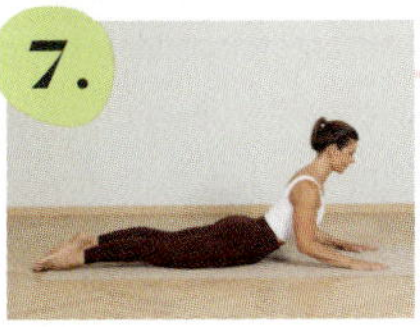

Sanfte Rückenstreckung in der Bauchlage (Seite 120)
6 Wdh.

8.

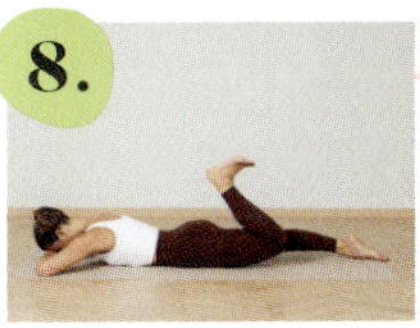

Beinbeugen in der Bauchlage (Seite 82)
6–8 Wdh. pro Seite

9.

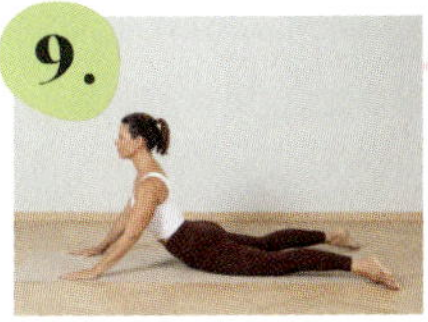

Schwan (Seite 68)
8–10 Wdh.

10.

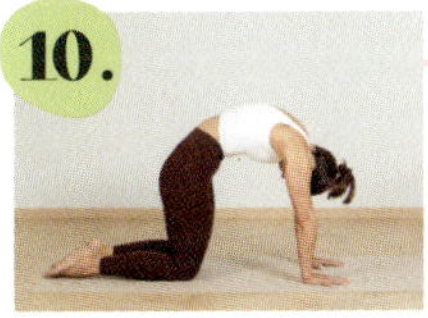

Wirbelsäulenmobilisation in der Vierfüßlerposition (Seite 138)
8–10 Wdh.

11.

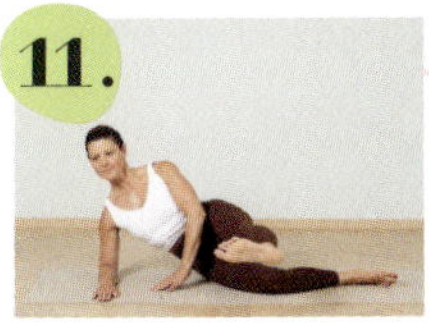

Seitliches Beinheben und Kicken nach vorne (2. Seite) (Seite 90)
8 Wdh.

12.

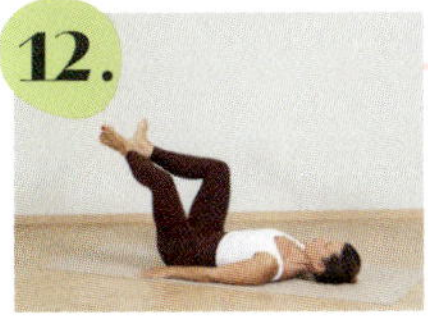

Beinöffnung in der Rückenlage (Seite 78)
10–12 Wdh.

13.

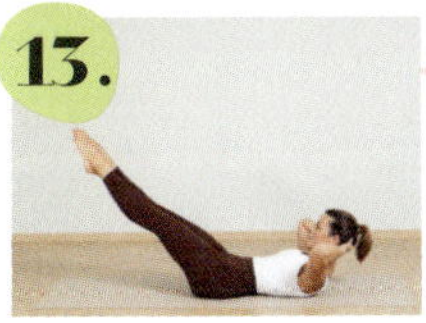

Fußarbeit in der Rückenlage (Seite 130)
8–10 Wdh.

14.

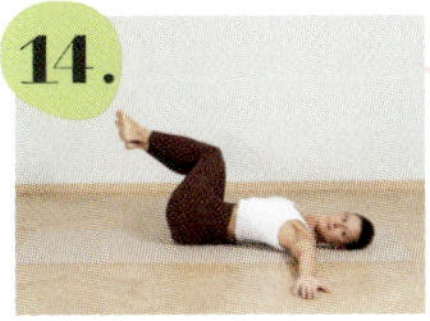

Wirbelsäulendrehung in der Rückenlage (Seite 135)
4–6 Wdh. pro Seite

Tag 7 Pause

Fortgeschrittene

Woche

3

Training für einen sicheren Stand und gutes Gleichgewicht

Führe die Übungen ab dieser Woche mit Band durch und wiederhole die Abfolge nach einer kurzen Pause.

1.
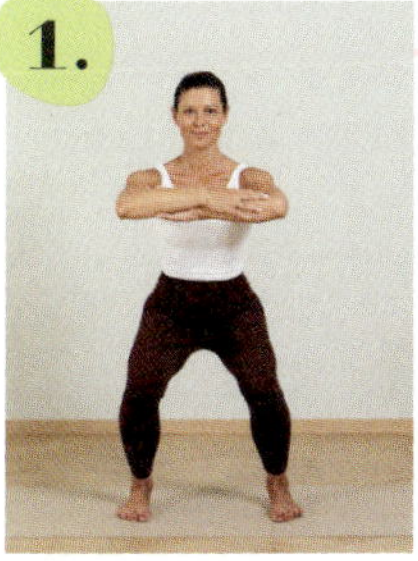
Kniebeugen im Stand (Seite 102)
10 Wdh. pro Seite

2.
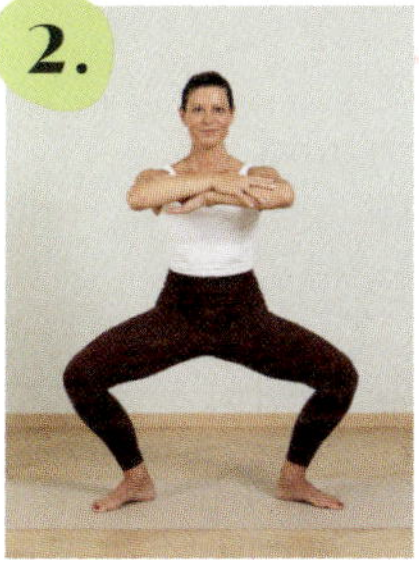
Kniebeugen im Stand mit Außenfußrotation (Seite 105)
10 Wdh.

3.
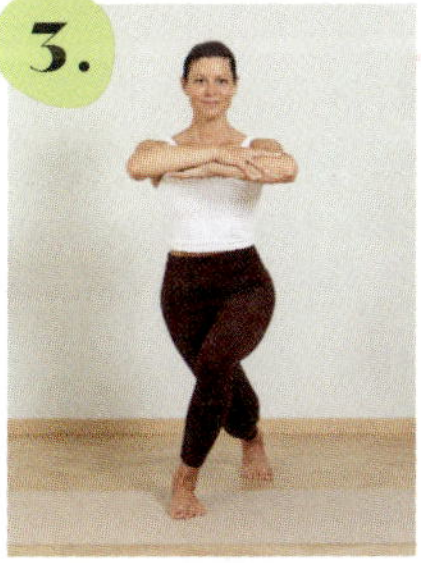
Knicks-Ausfallschritt (Seite 108)
10–12 Wdh.

4.
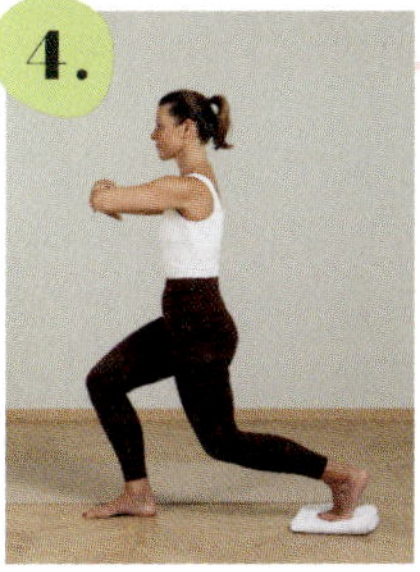
Ausfallschritt nach hinten im Stand (Seite 99)
10 Wdh. pro Seite

5.
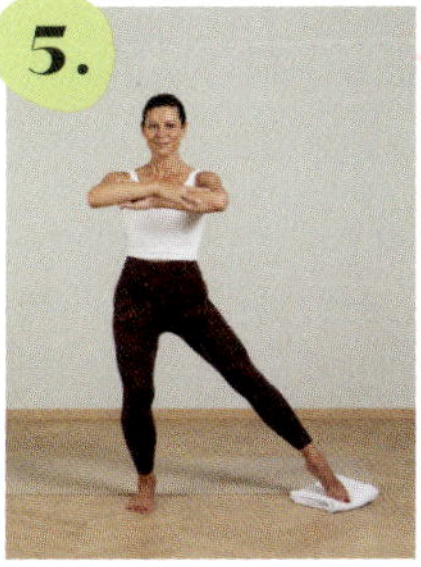
Seitliches Gleiten mit einem Bein (Seite 96)
10 Wdh. pro Seite

6.
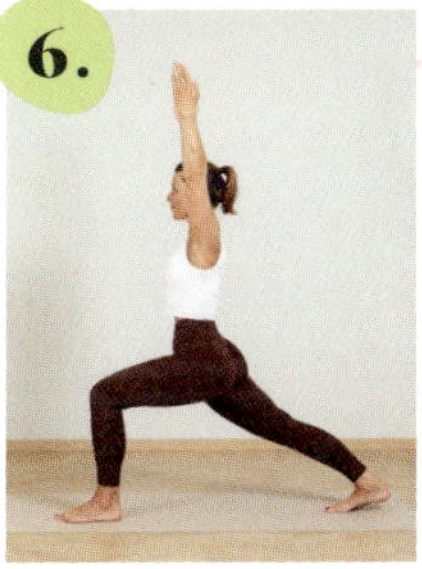
Dehnung des Hüftbeugers im Stand (Seite 148)
3–4 Wdh. pro Seite

7.
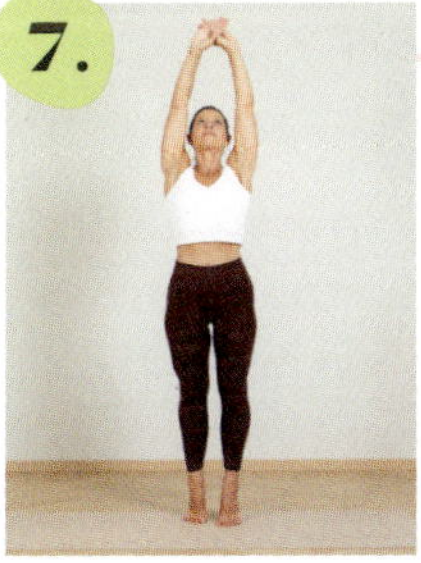
Ganzkörperdehnung in die Länge im Stand (Seite 152)
2–3 Wdh.

8.
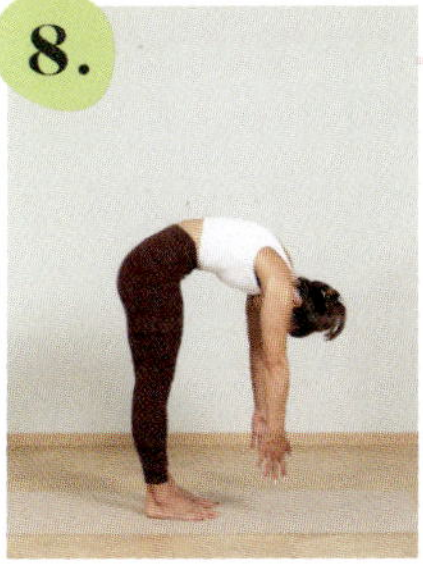
Abrollen aus dem Stand (Seite 150)
4–6 Wdh.

Übungen für einen starken Oberkörper

1.
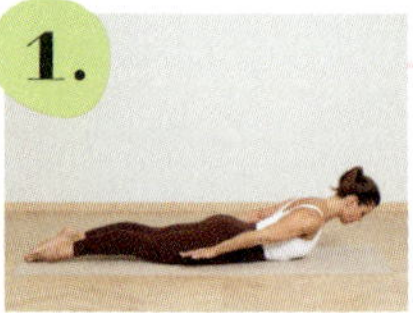

Rückenstreckung (Seite 66)
8–10 Wdh.

2.
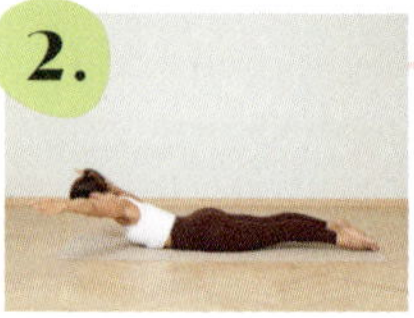

Armzug in der Bauchlage (Seite 70)
8 Wdh.

3.
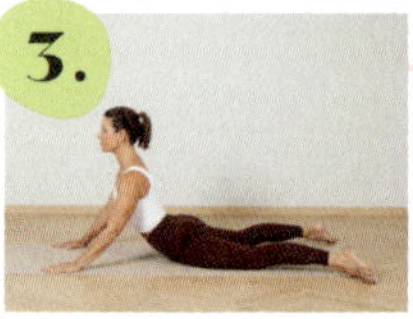

Schwan (Seite 68)
8–10 Wdh.

4.
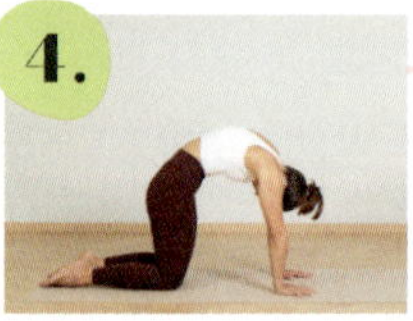

Wirbelsäulenmobilisation in der Vierfüßlerposition (Seite 138)
8–10 Wdh.

5.
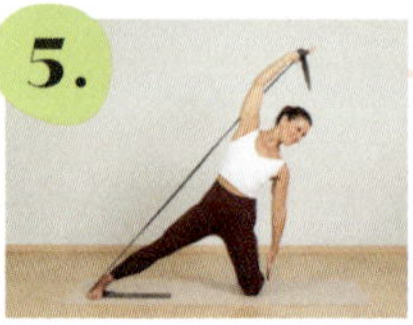

Seitliches Bandziehen im Kniestand (1. Seite) (Seite 60)
6–8 Wdh.

6.
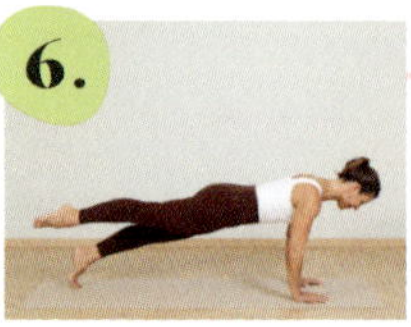

Langes Strecken in der Liegestützposition mit Beinheben (Seite 114)
3 Wdh. pro Seite

7.
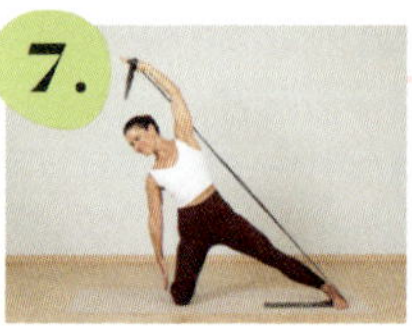

Seitliches Bandziehen im Kniestand (2. Seite) (Seite 60)
6–8 Wdh.

8.
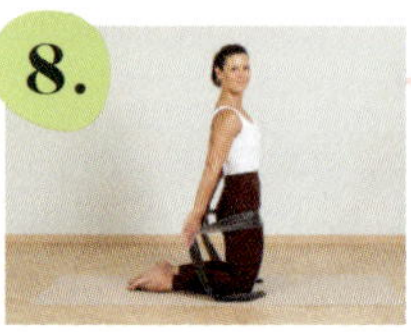

Brustöffnung im Kniestand (Seite 58)
10–12 Wdh.

9.
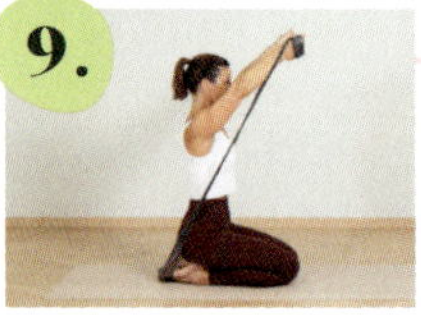

Armkreisen im Fersensitz (Seite 64)
6 Wdh. pro Richtung

10.
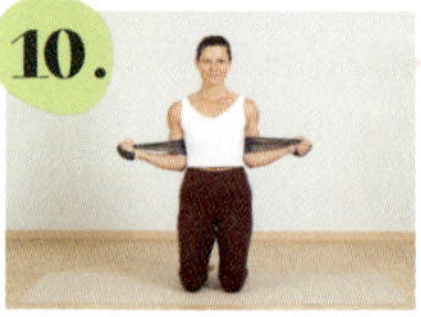

Außenrotation der Schulter im Kniestand (Seite 55)
8–10 Wdh.

11.
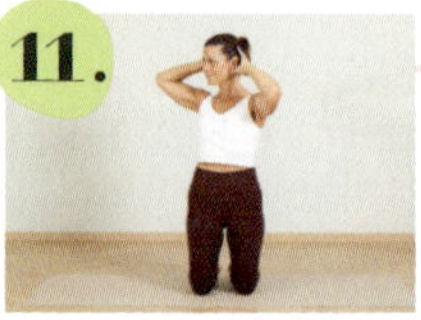

Wirbelsäulendrehung im Kniestand (Seite 132)
8–10 Wdh. pro Seite

12.
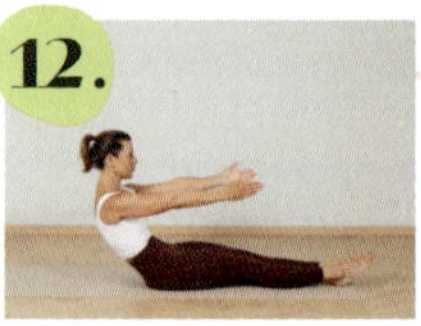

Abrollen und Aufrollen (Seite 44)
8–10 Wdh.

13.
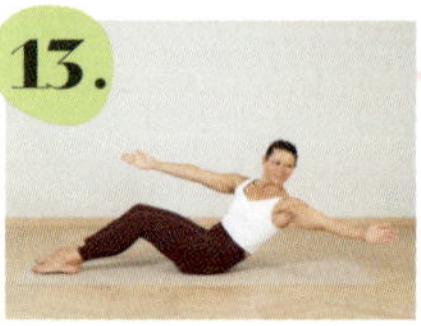

Sitzdrehung mit Rundrücken und Armführung (Seite 48)
6 Wdh. pro Seite

14.
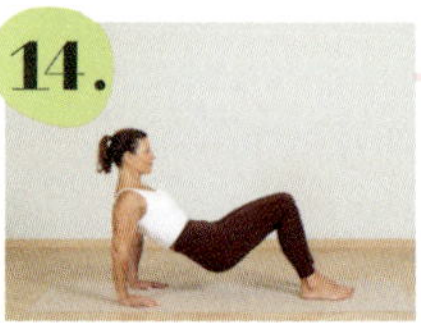

Umgekehrter Liegestütz mit Armbeugen (Seite 118)
8–10 Wdh.

15.
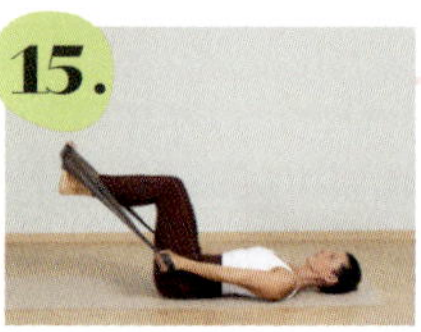

Trizepsdrücken in der Rückenlage (Seite 74)
8–12 Wdh.

Ganzkörper-mobilisation

1.

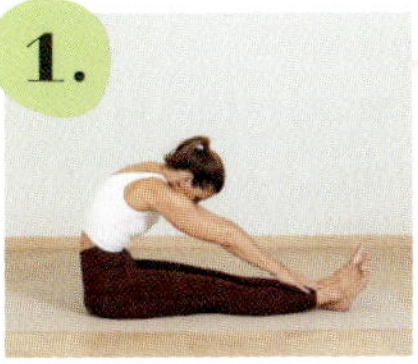

Wirbelsäulenstretch aus dem Sitz (Seite 144)
8–10 Wdh.

2.

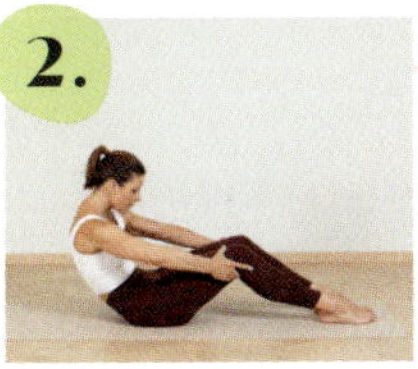

Halbe Rolle nach hinten (Seite 142)
8 Wdh.

3.

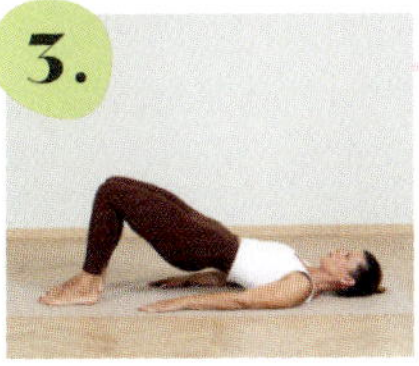

Beckenrolle (Seite 122)
10–12 Wdh.

4.

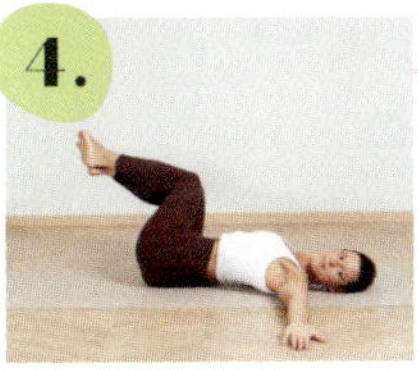

Wirbelsäulendrehung in der Rückenlage (Seite 135)
4–6 Wdh. pro Seite

5.

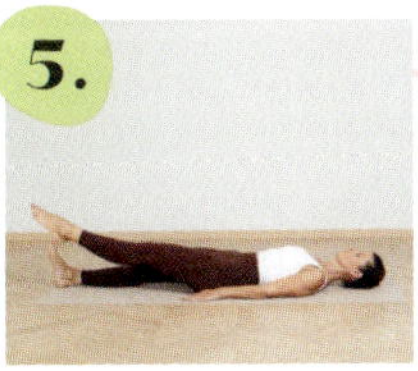

Kreise mit gestrecktem Bein in der Rückenlage (Seite 124)
6 Wdh. pro Richtung und Seite

6.

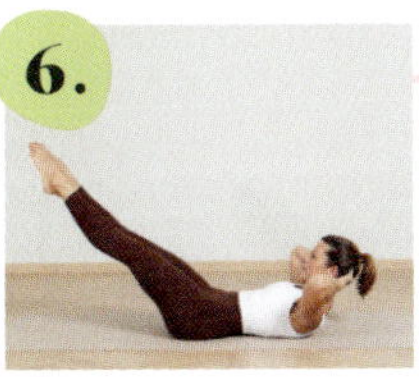

Fußarbeit in der Rückenlage (Seite 130)
8–10 Wdh.

7.

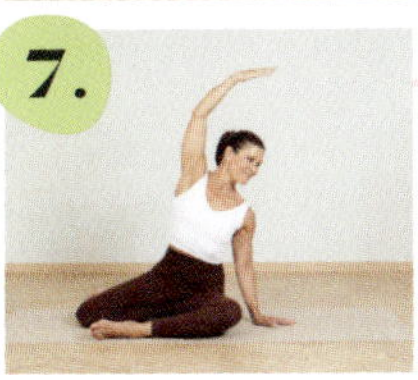

Position der Meerjungfrau (1. Seite) (Seite 146)
8–10 Wdh.

8.

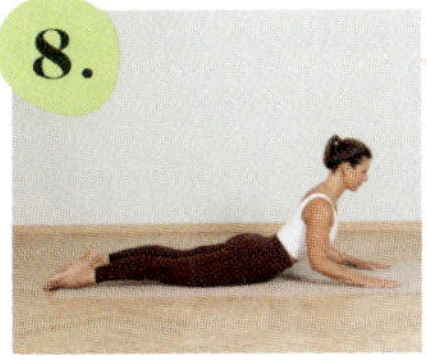

Sanfte Rückenstreckung in der Bauchlage (Seite 120)
6 Wdh.

9.

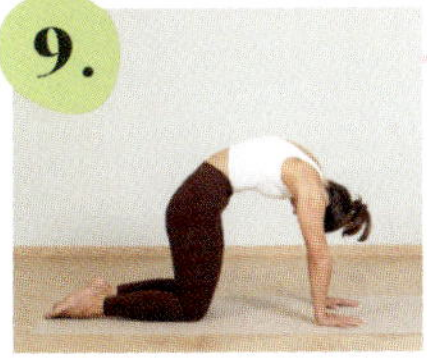

Wirbelsäulenmobilisation in der Vierfüßlerposition (Seite 138)
8–10 Wdh.

10.

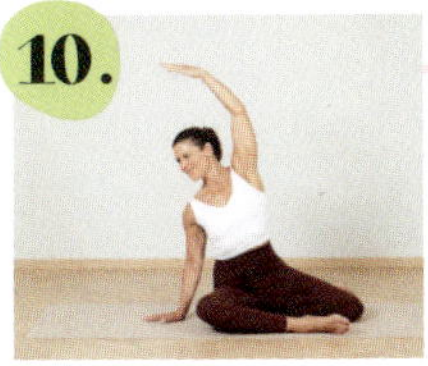

Position der Meerjungfrau (2. Seite) (Seite 146)
8–10 Wdh.

11.

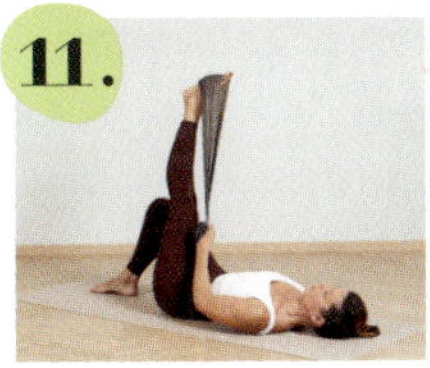

Dehnung des Beins in der Rückenlage (Seite 127)
4–6 Wdh. pro Seite

Tag 4
Pause

Kräftigung des gesamten Körpers

1.
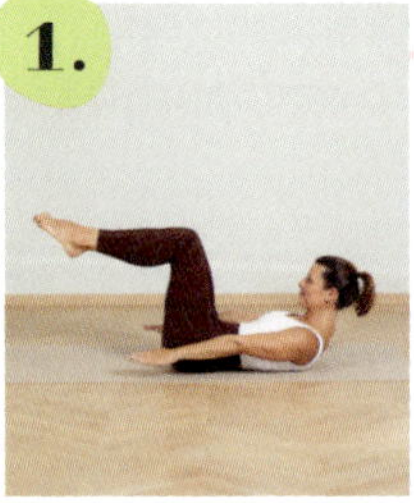

Hundert (Seite 30)
10 Wdh.

2.
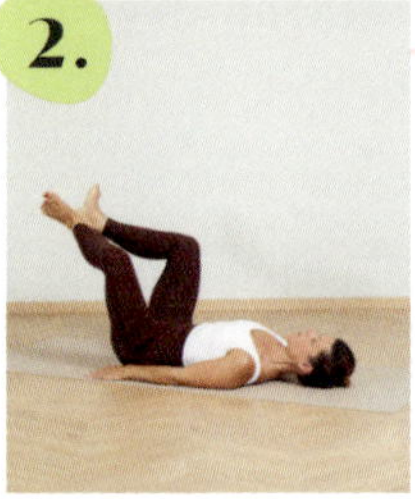

Beinöffnung in der Rückenlage (Seite 78)
10–12 Wdh.

3.
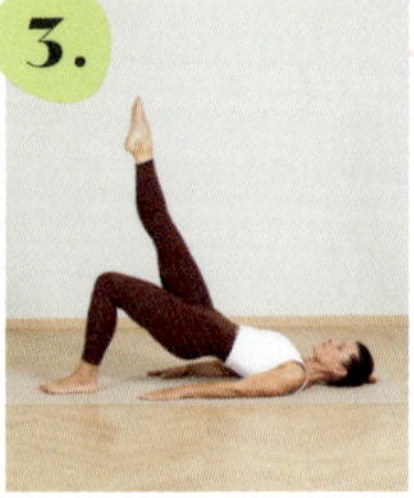

Schulterbrücke mit einem Bein angehoben (Seite 88)
5 Wdh. pro Seite

4.
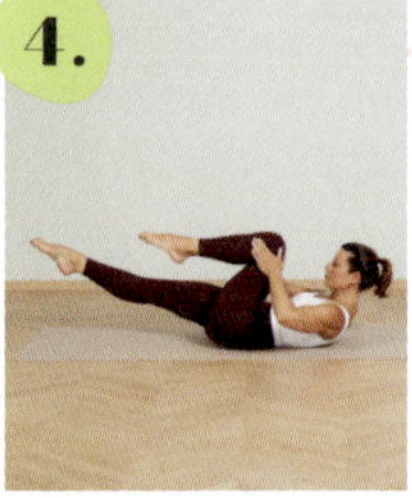

Einbeinige Streckung (Seite 32)
6 Wdh. pro Seite

5.
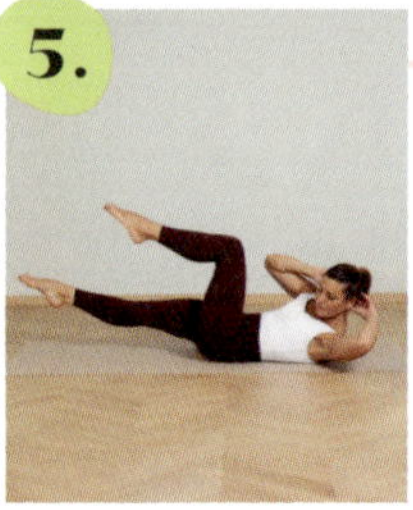

Rumpfrotation mit Beinwechsel (Seite 36)
6 Wdh. pro Seite

6.
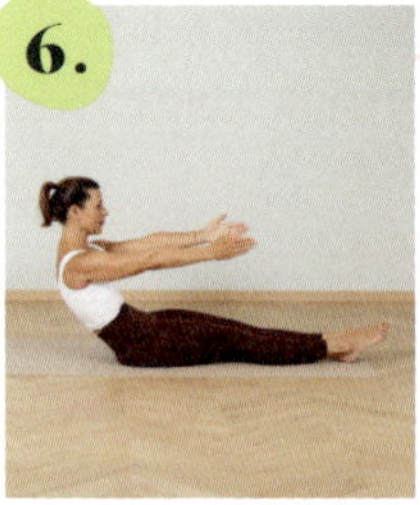

Abrollen und Aufrollen (Seite 44)
8–10 Wdh.

7.
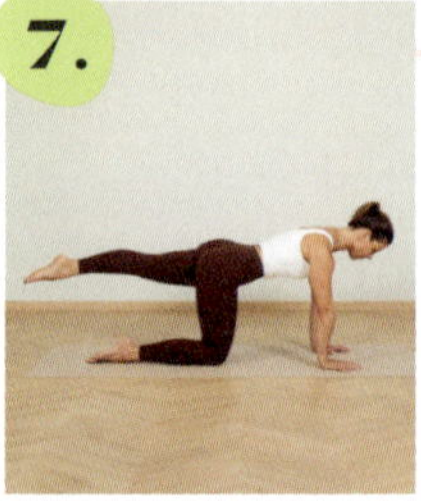

Vierfüßlerstand mit Beinheben (Seite 93)
8–10 Wdh. pro Seite

8.
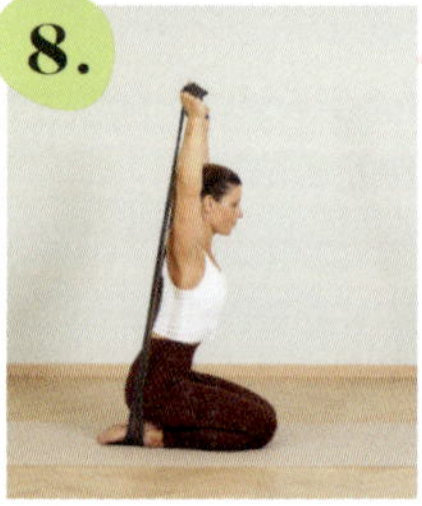

Trizepsarbeit im Fersensitz (Seite 62)
10–12 Wdh.

9.
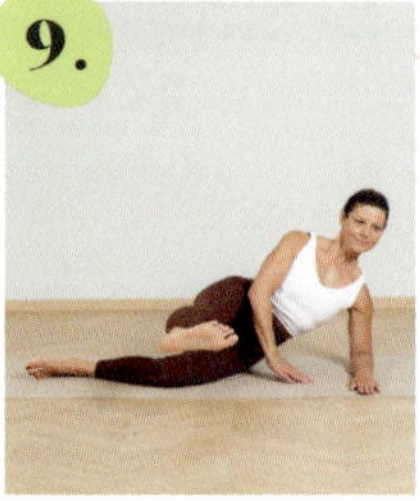

Seitliches Beinheben und Kicken nach vorne (1. Seite) (Seite 90)
8 Wdh.

10.
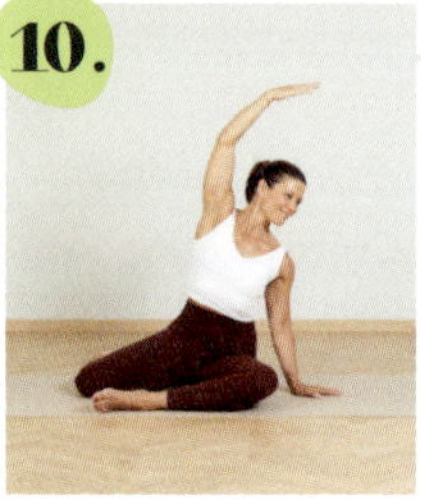

Position der Meerjungfrau (1. Seite) (Seite 146)
8–10 Wdh.

11.

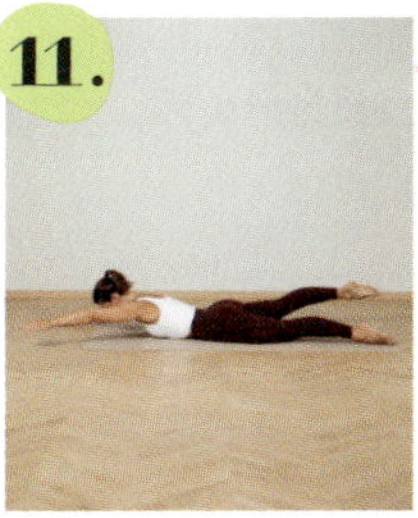

Schwimmbewegung in der Bauchlage (Seite 72)
6 Wdh. pro Seite

12.

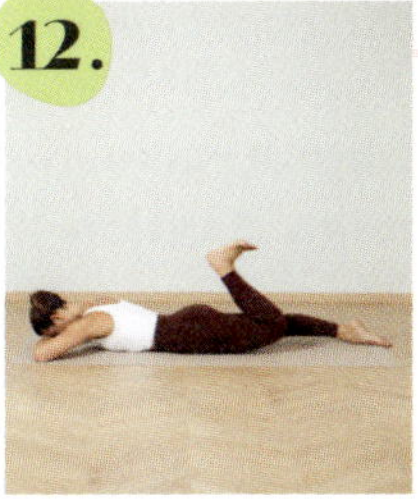

Beinbeugen in der Bauchlage (Seite 82)
6–8 Wdh. pro Seite

13.

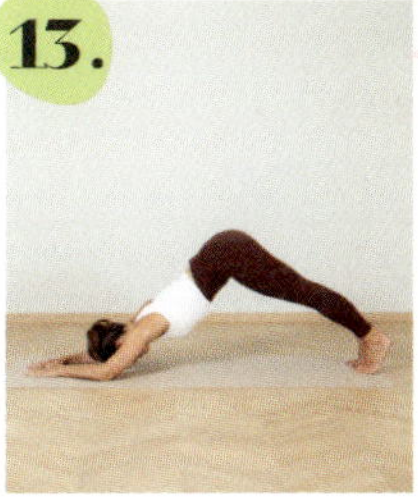

Unterarmstütz zur umgekehrten V-Position (Seite 116)
8–10 Wdh.

14.

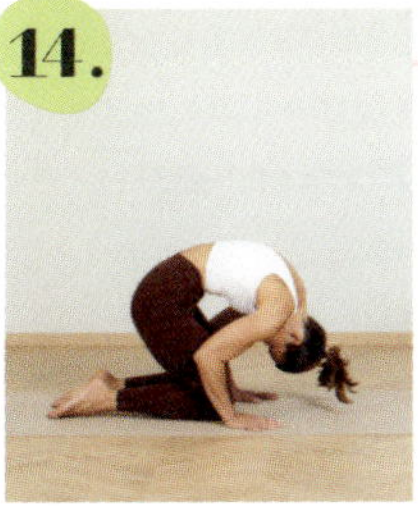

Kindposition mit runder Wirbelsäule (Seite 140)
4–6 Wdh.

15.

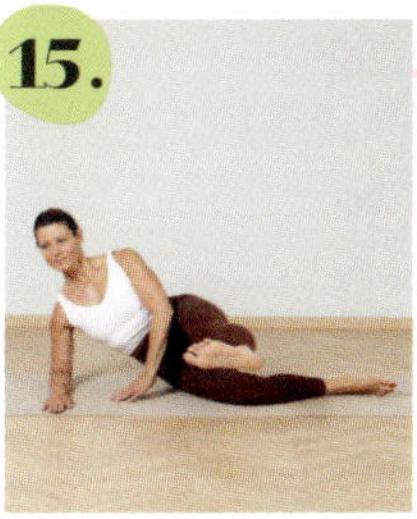

Seitliches Beinheben und Kicken nach vorne (2. Seite) (Seite 90)
8 Wdh.

16.

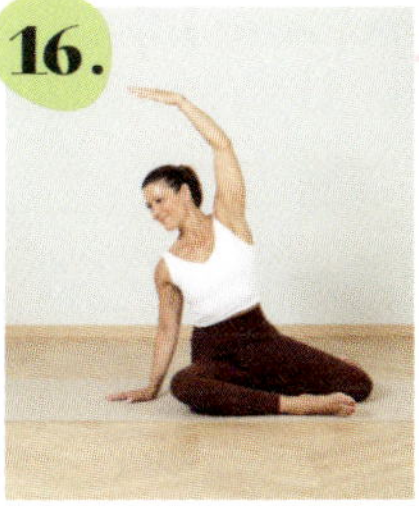

Position der Meerjungfrau (2. Seite) (Seite 146)
8–10 Wdh.

17.

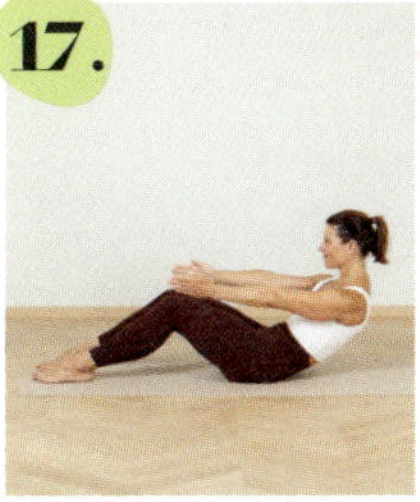

Rundrückenposition (Seite 46)
8–10 Wdh.

18.

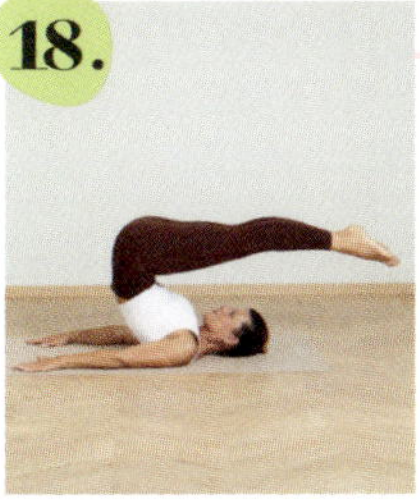

Lange Wirbelsäulenrolle (Seite 42)
6–8 Wdh.

19.

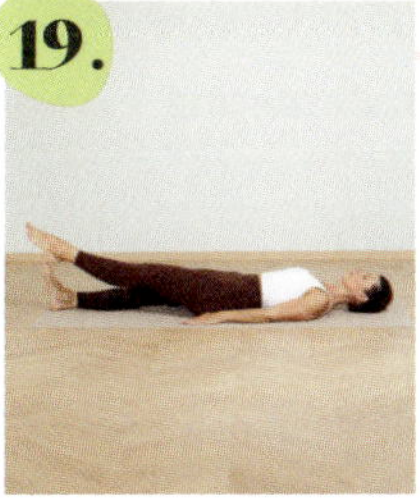

Kreise mit gestrecktem Bein in der Rückenlage (Seite 124)
6 Wdh. pro Richtung und Seite

Kräftigung der Bauchmuskulatur

1.
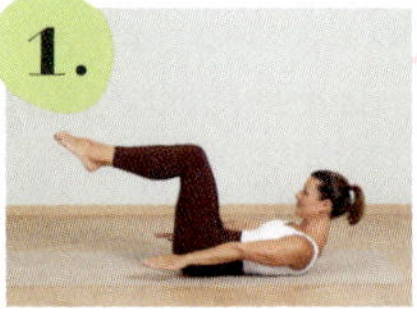

Hundert (Seite 30)
10 Wdh.

2.
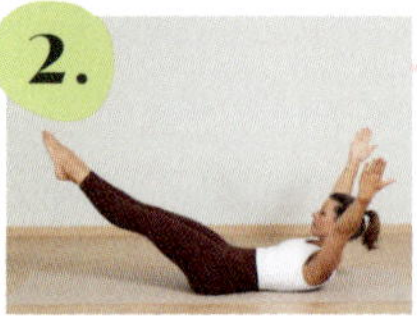

Doppelte Beinstreckung (Seite 34)
8–10 Wdh.

3.
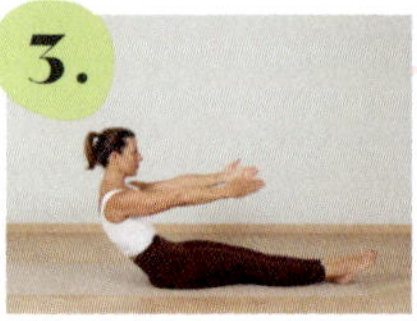

Abrollen und Aufrollen (Seite 44)
8–10 Wdh.

4.
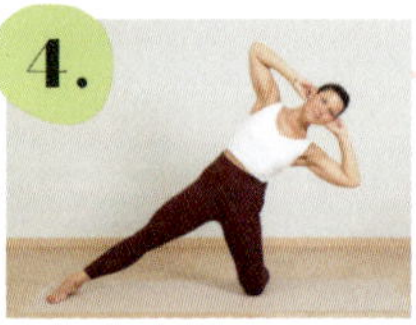

Seitliche Rumpfbeuge (1. Seite) (Seite 52)
8 Wdh.

5.
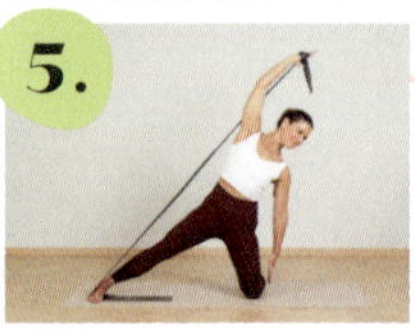

Seitliches Bandziehen im Kniestand (1. Seite) (Seite 60)
6–8 Wdh.

6.
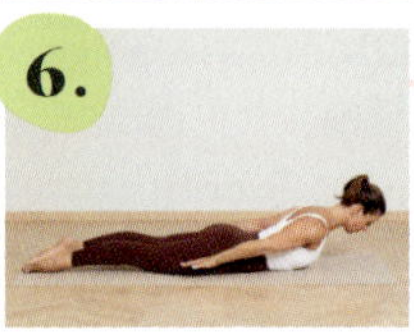

Rückenstreckung (Seite 66)
8–10 Wdh.

7.
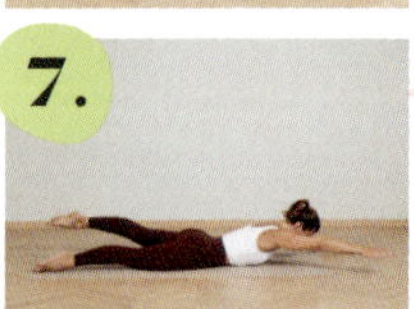

Schwimmbewegung in der Bauchlage (Seite 72)
6 Wdh. pro Seite

8.
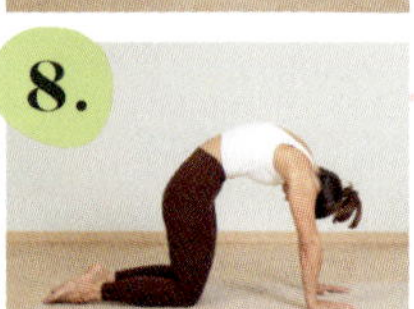

Wirbelsäulenmobilisation in der Vierfüßlerposition (Seite 138)
8–10 Wdh.

9.
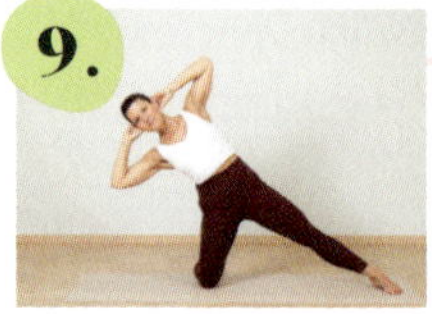

Seitliche Rumpfbeuge (2. Seite) (Seite 52)
8 Wdh.

10.
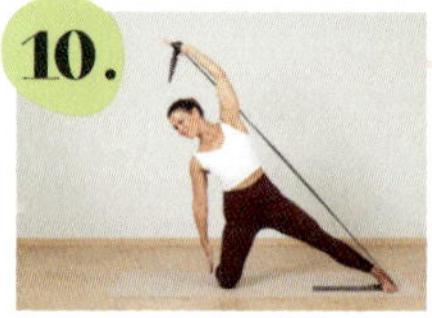

Seitliches Bandziehen im Kniestand (2. Seite) (Seite 60)
6–8 Wdh.

11.
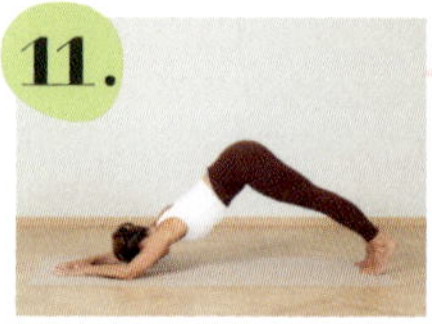

Unterarmstütz zur umgekehrten V-Position (Seite 116)
8–10 Wdh.

12.
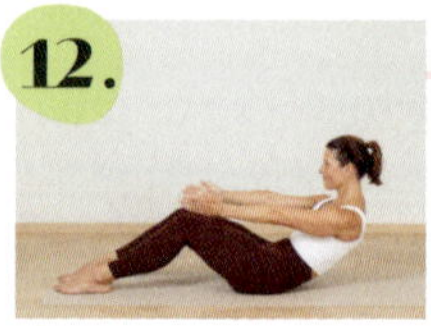

Rundrückenposition (Seite 46)
8–10 Wdh.

13.
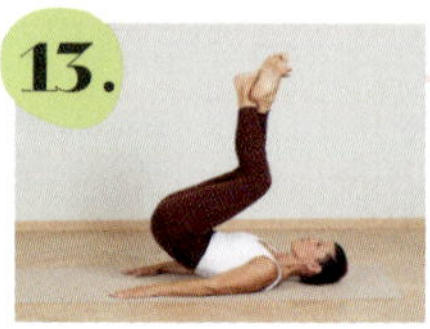

Kurze Wirbelsäulenrolle mit angewinkelten Beinen (Seite 38)
8–10 Wdh.

14.
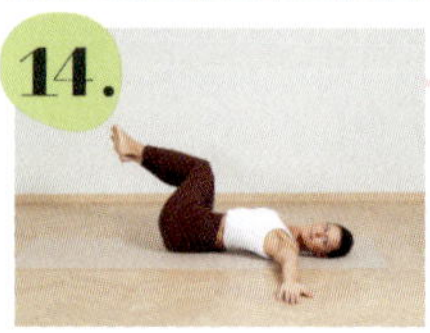

Wirbelsäulendrehung in der Rückenlage (Seite 135)
4–6 Wdh. pro Seite

15.
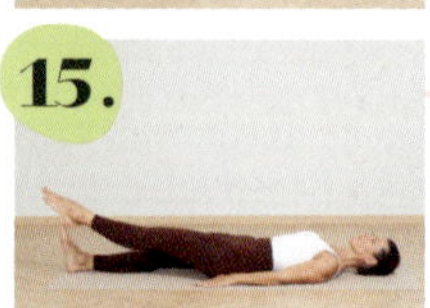

Kreise mit gestrecktem Bein in der Rückenlage (Seite 124)
6 Wdh. pro Richtung und Seite

Gesäß und Beine stärken

1.

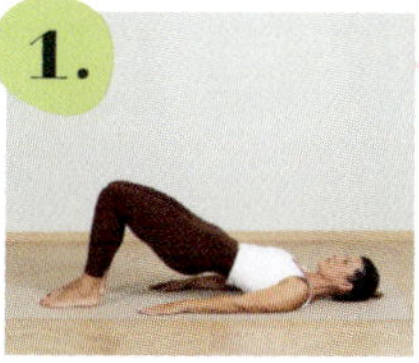

Beckenrolle (Seite 122)
10–12 Wdh.

2.

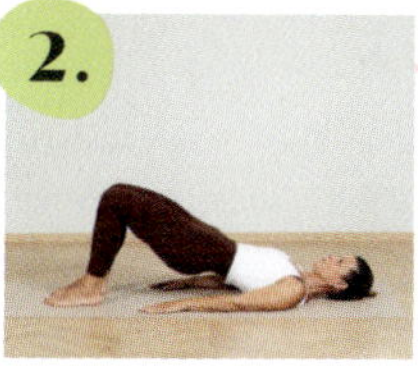

Schulterbrücke (Seite 85)
12 Wdh.

3.

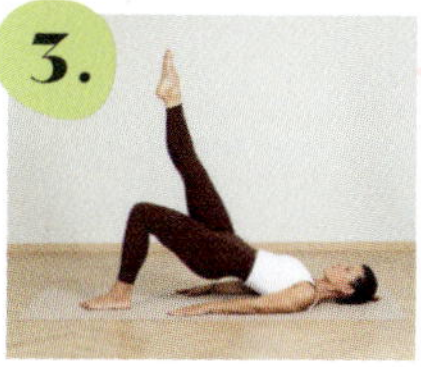

Schulterbrücke mit einem Bein angehoben (Seite 88)
5 Wdh. pro Seite

4.

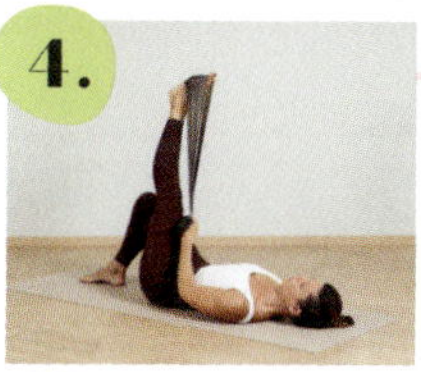

Dehnung des Beins in der Rückenlage (Seite 127)
4–6 Wdh. pro Seite

5.

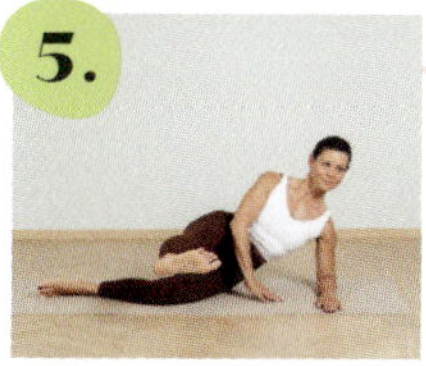

Seitliches Beinheben und Kicken nach vorne (1. Seite) (Seite 90)
8 Wdh.

6.

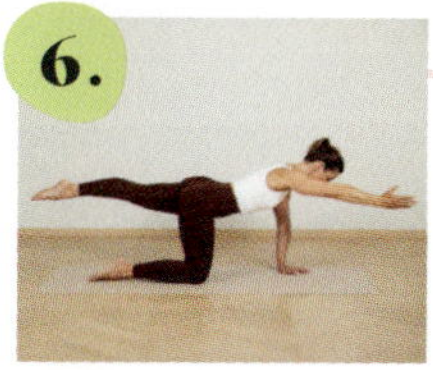

Vierfüßlerstand mit diagonalem Bein- und Armheben (Seite 95)
6 Wdh. pro Seite

7.

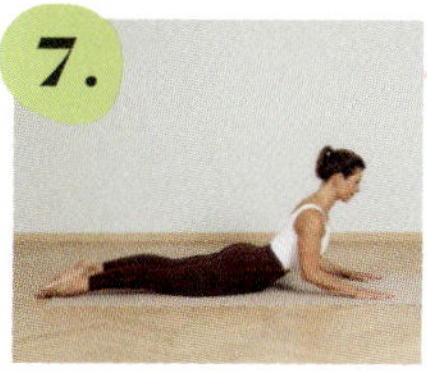

Sanfte Rückenstreckung in der Bauchlage (Seite 120)
6 Wdh.

8.

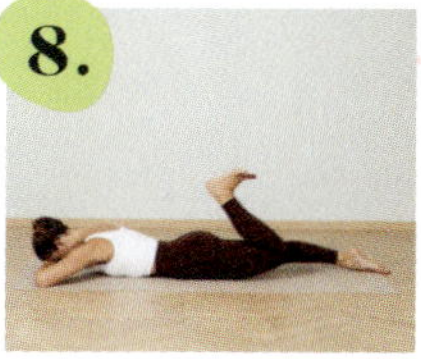

Beinbeugen in der Bauchlage (Seite 82)
6–8 Wdh. pro Seite

9.

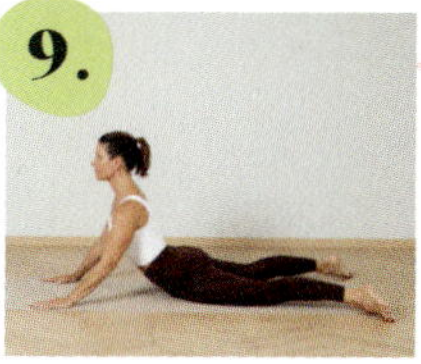

Schwan (Seite 68)
8–10 Wdh.

10.

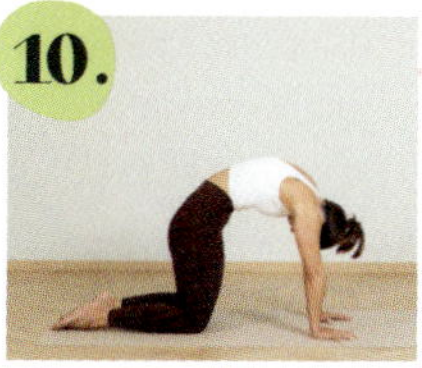

Wirbelsäulenmobilisation in der Vierfüßlerposition (Seite 138)
8–10 Wdh.

11.

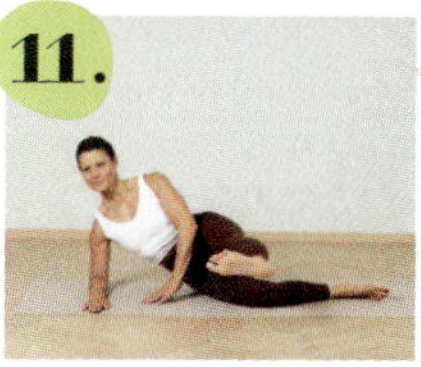

Seitliches Beinheben und Kicken nach vorne (2. Seite) (Seite 90)
8 Wdh.

12.

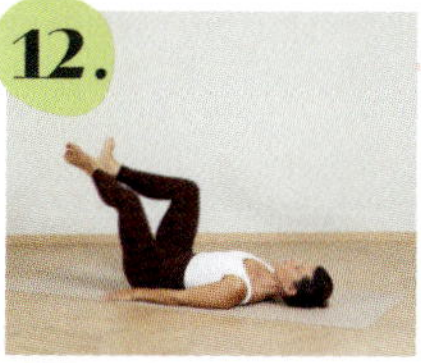

Beinöffnung in der Rückenlage (Seite 78)
10–12 Wdh.

13.

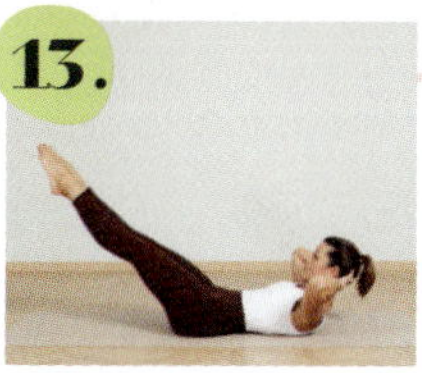

Fußarbeit in der Rückenlage (Seite 130)
8–10 Wdh.

14.

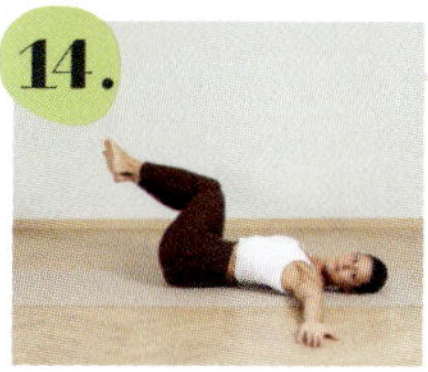

Wirbelsäulendrehung in der Rückenlage (Seite 135)
4–6 Wdh. pro Seite

Fortgeschrittene

Woche

4

Kräftigung der Bauchmuskulatur

1.
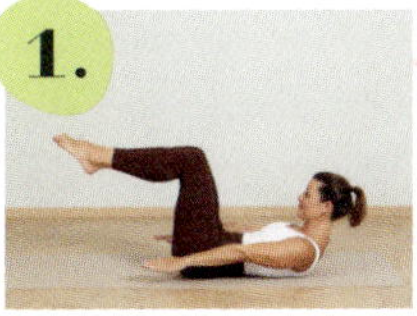
Hundert (Seite 30)
10 Wdh.

2.
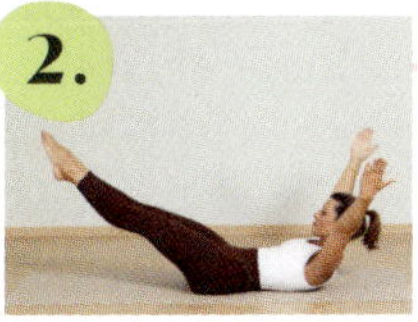
Doppelte Beinstreckung (Seite 34)
8–10 Wdh.

3.
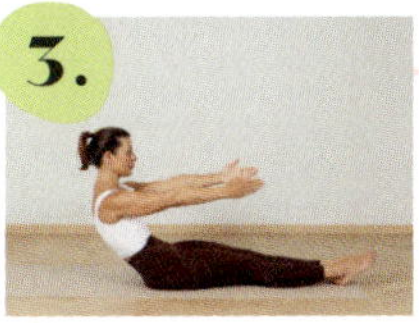
Abrollen und Aufrollen (Seite 44)
8–10 Wdh.

4.
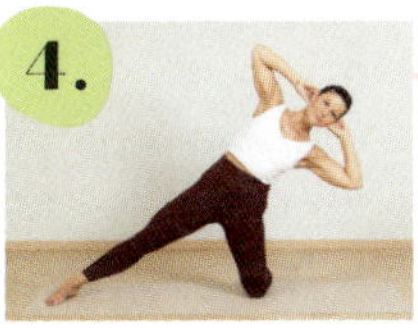
Seitliche Rumpfbeuge (1. Seite) (Seite 52)
8 Wdh.

5.
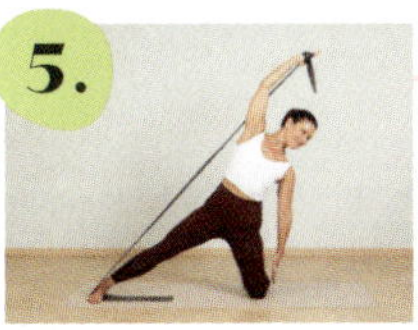
Seitliches Bandziehen im Kniestand (1. Seite) (Seite 60)
6–8 Wdh.

6.
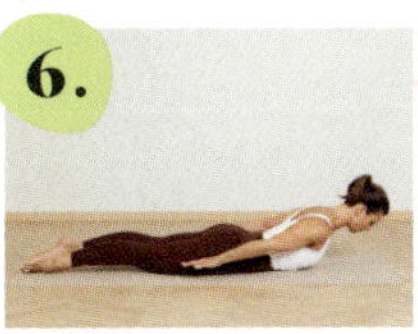
Rückenstreckung (Seite 66)
8–10 Wdh.

7.
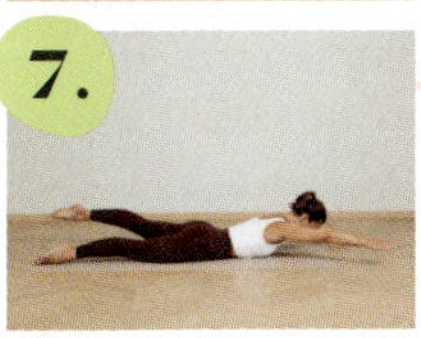
Schwimmbewegung in der Bauchlage (Seite 72)
6 Wdh. pro Seite

8.
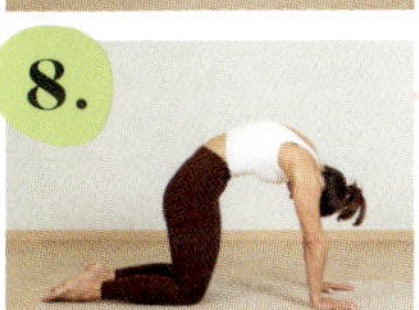
Wirbelsäulenmobilisation in der Vierfüßlerposition (Seite 138)
8–10 Wdh.

9.
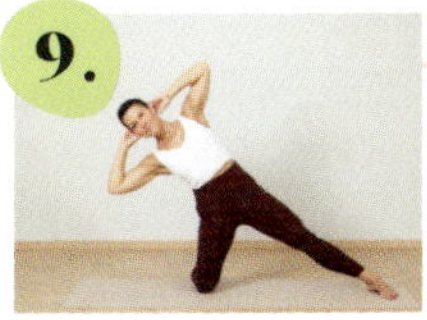
Seitliche Rumpfbeuge (2. Seite) (Seite 52)
8 Wdh.

10.
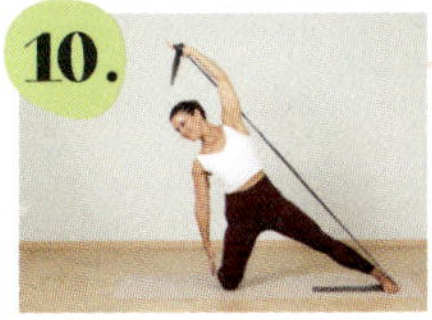
Seitliches Bandziehen im Kniestand (2. Seite) (Seite 60)
6–8 Wdh.

11.
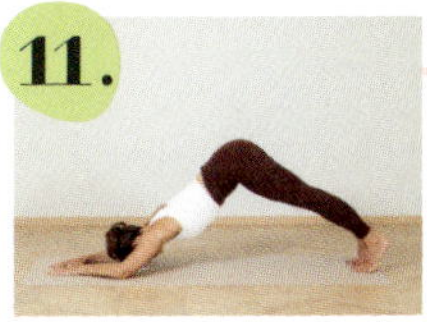
Unterarmstütz zur umgekehrten V-Position (Seite 116)
8–10 Wdh.

12.
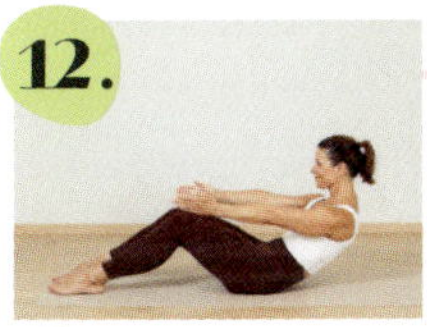
Rundrückenposition (Seite 46)
8–10 Wdh.

13.
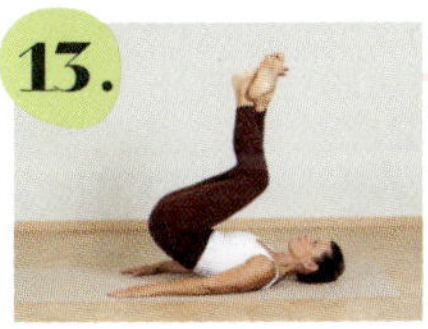
Kurze Wirbelsäulenrolle mit angewinkelten Beinen (Seite 38)
8–10 Wdh.

14.
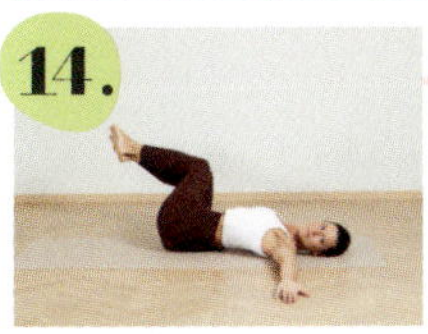
Wirbelsäulendrehung in der Rückenlage (Seite 135)
4–6 Wdh. pro Seite

15.
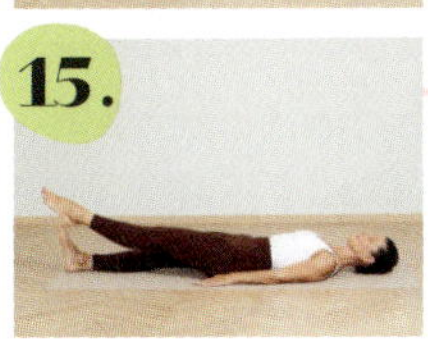
Kreise mit gestrecktem Bein in der Rückenlage (Seite 124)
6 Wdh. pro Richtung und Seite

Training für einen sicheren Stand und gutes Gleichgewicht

Führe die Übungen mit Band durch und wiederhole die Abfolge nach einer kurzen Pause.

1.

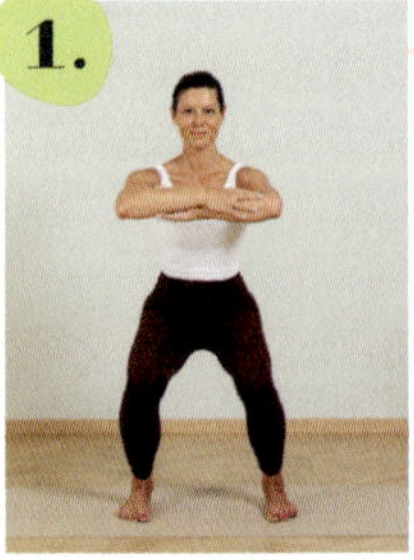

Kniebeugen im Stand (Seite 102)
10 Wdh. pro Seite

2.

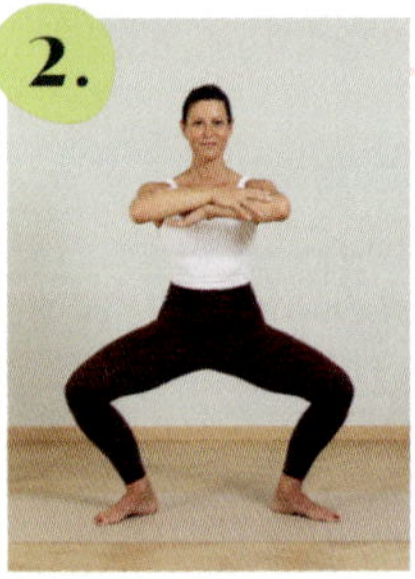

Kniebeugen im Stand mit Außenfußrotation (Seite 105)
10 Wdh.

3.

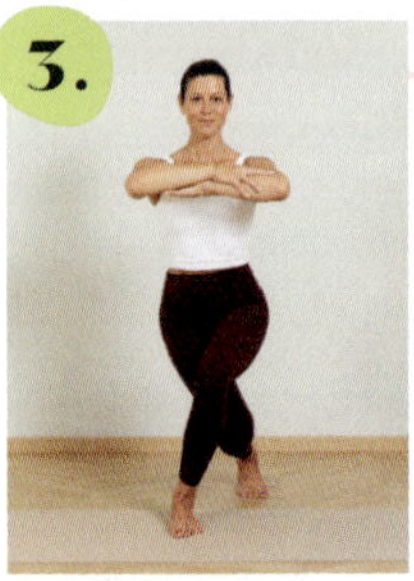

Knicks-Ausfallschritt (Seite 108)
10–12 Wdh.

4.

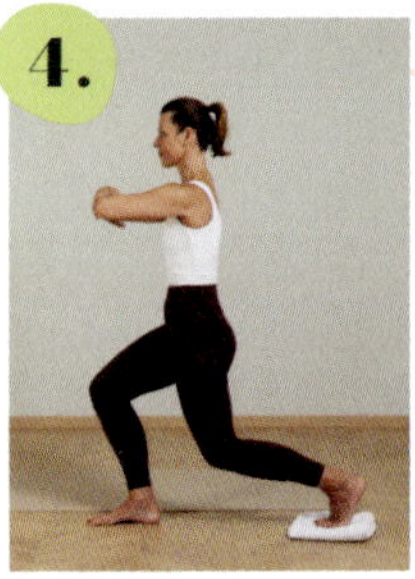

Ausfallschritt nach hinten im Stand (Seite 99)
10 Wdh. pro Seite

5.

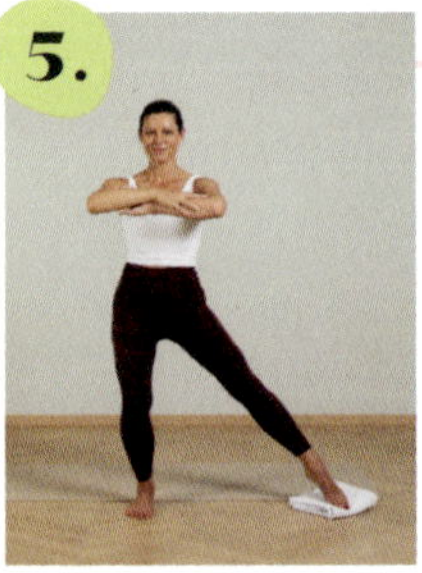

Seitliches Gleiten mit einem Bein (Seite 96)
10 Wdh. pro Seite

6.

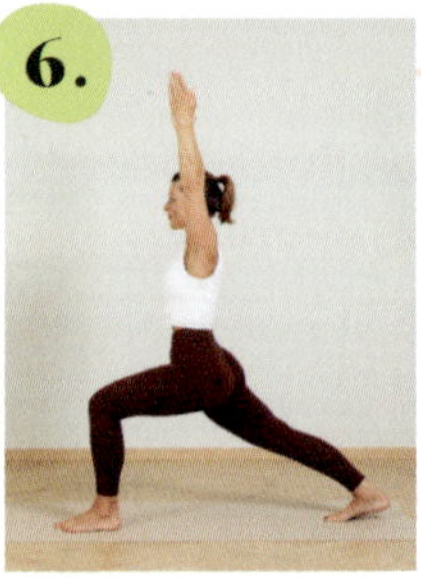

Dehnung des Hüftbeugers im Stand (Seite 148)
3–4 Wdh. pro Seite

7.

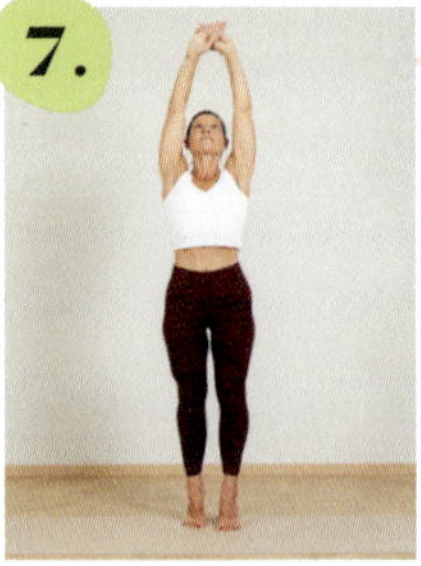

Ganzkörperdehnung in die Länge im Stand (Seite 152)
2–3 Wdh.

8.

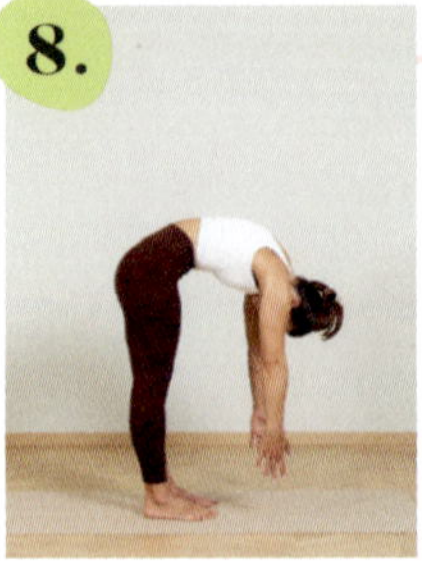

Abrollen aus dem Stand (Seite 150)
4–6 Wdh.

Übungen für einen starken Oberkörper

1. 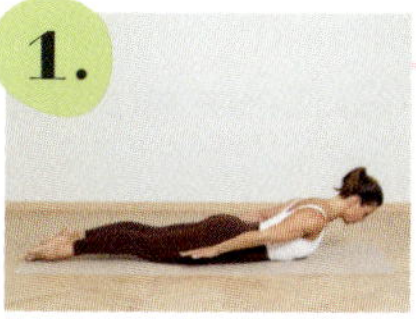

Rückenstreckung (Seite 66)
8–10 Wdh.

2. 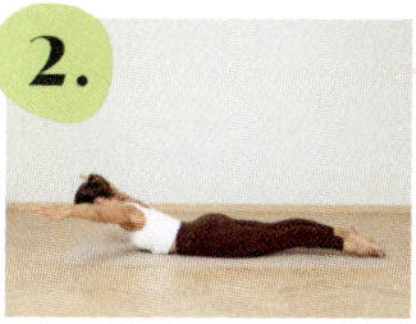

Armzug in der Bauchlage (Seite 70)
8 Wdh.

3. 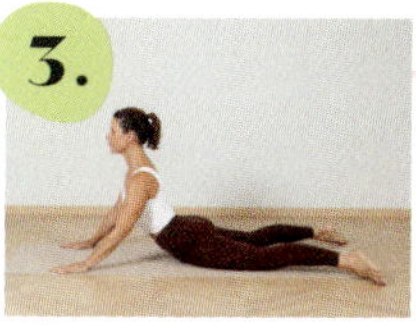

Schwan (Seite 68)
8–10 Wdh.

4. 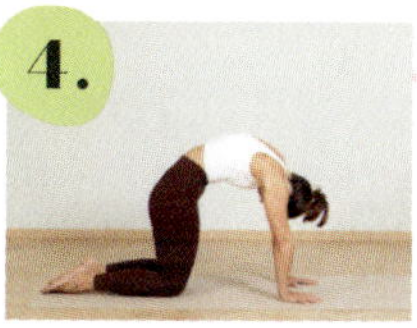

Wirbelsäulenmobilisation in der Vierfüßlerposition (Seite 138)
8–10 Wdh.

5. 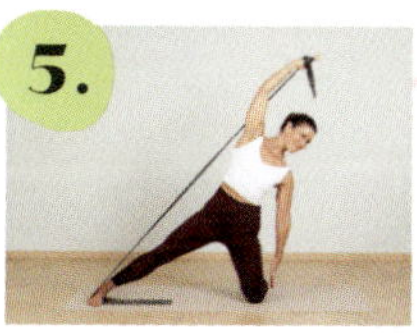

Seitliches Bandziehen im Kniestand (1. Seite) (Seite 60)
6–8 Wdh.

6. 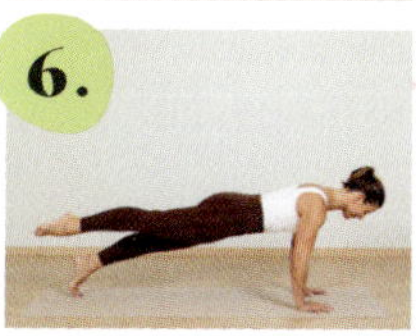

Langes Strecken in der Liegestützposition mit Beinheben (Seite 114)
3 Wdh. pro Seite

7. 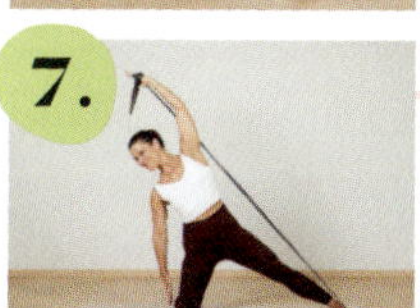

Seitliches Bandziehen im Kniestand (2. Seite) (Seite 60)
6–8 Wdh.

8. 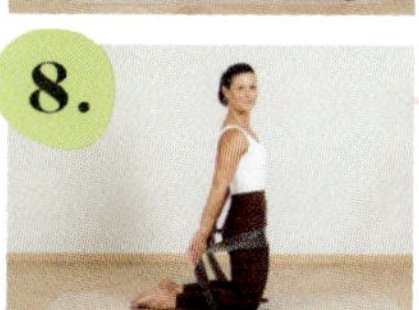

Brustöffnung im Kniestand (Seite 58)
10–12 Wdh.

9. 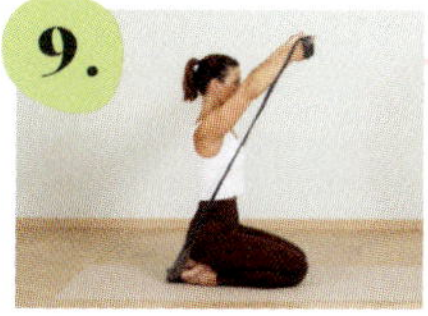

Armkreisen im Fersensitz (Seite 64)
6 Wdh. pro Richtung

10. 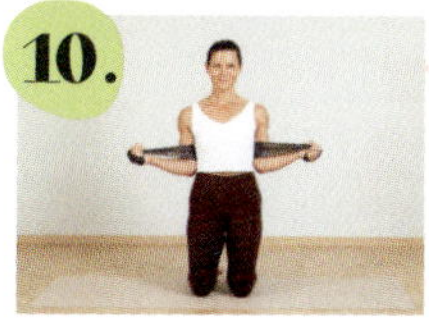

Außenrotation der Schulter im Kniestand (Seite 55)
8–10 Wdh.

11. 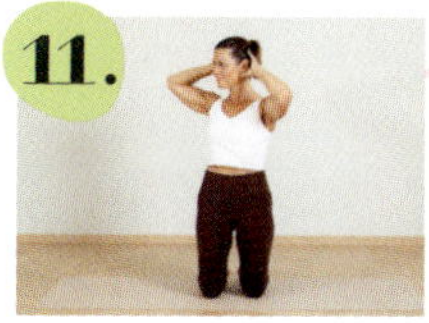

Wirbelsäulendrehung im Kniestand (Seite 132)
8–10 Wdh. pro Seite

12. 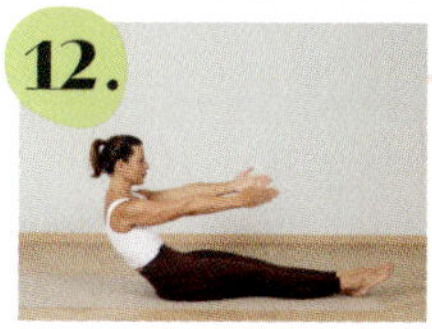

Abrollen und Aufrollen (Seite 44)
8–10 Wdh.

13. 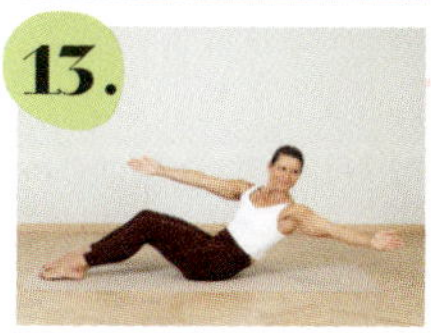

Sitzdrehung mit Rundrücken und Armführung (Seite 48)
6 Wdh. pro Seite

14. 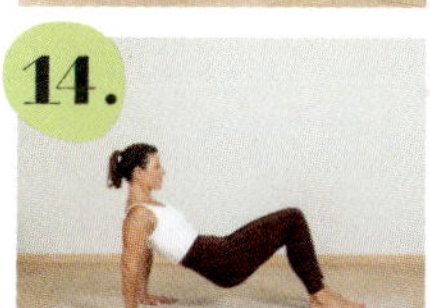

Umgekehrter Liegestütz mit Armbeugen (Seite 118)
8–10 Wdh.

15. 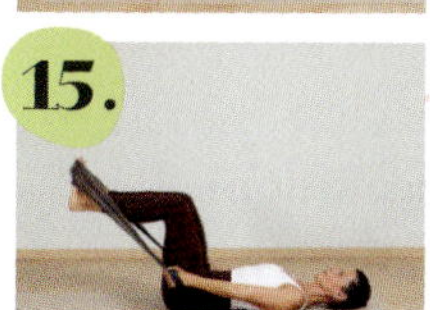

Trizepsdrücken in der Rückenlage (Seite 74)
8–12 Wdh.

Tag 4
Pause

Kräftigung des gesamten Körpers

1.

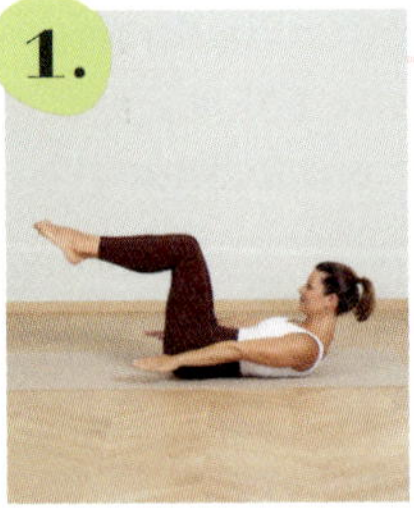

Hundert (Seite 30)
10 Wdh.

2.

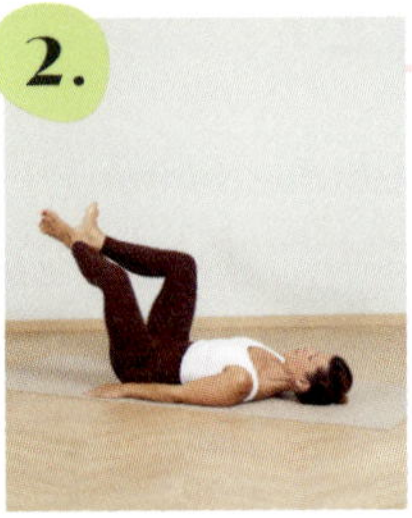

Beinöffnung in der Rückenlage (Seite 78)
10–12 Wdh.

3.

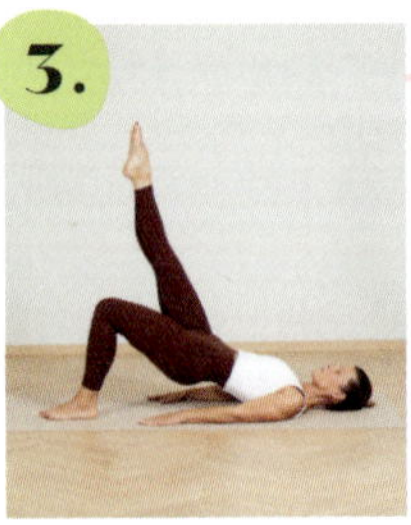

Schulterbrücke mit einem Bein angehoben (Seite 88)
5 Wdh. pro Seite

4.

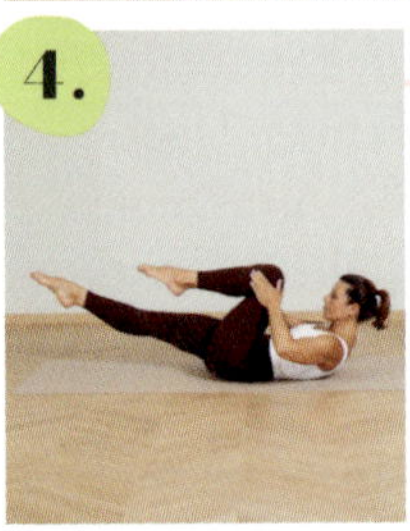

Einbeinige Streckung (Seite 32)
6 Wdh. pro Seite

5.

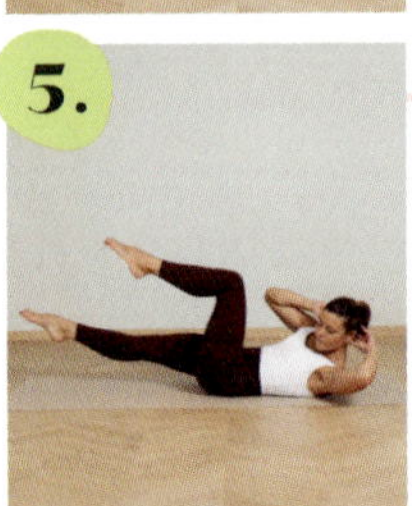

Rumpfrotation mit Beinwechsel (Seite 36)
6 Wdh. pro Seite

6.

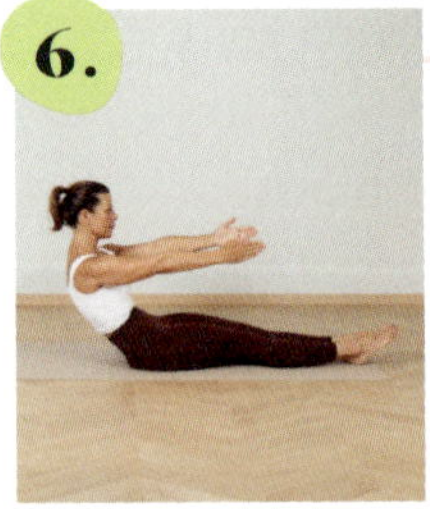

Abrollen und Aufrollen (Seite 44)
8–10 Wdh.

7.

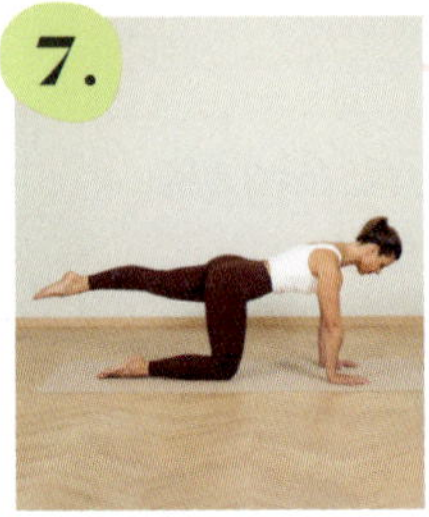

Vierfüßlerstand mit Beinheben (Seite 93)
8–10 Wdh. pro Seite

8.

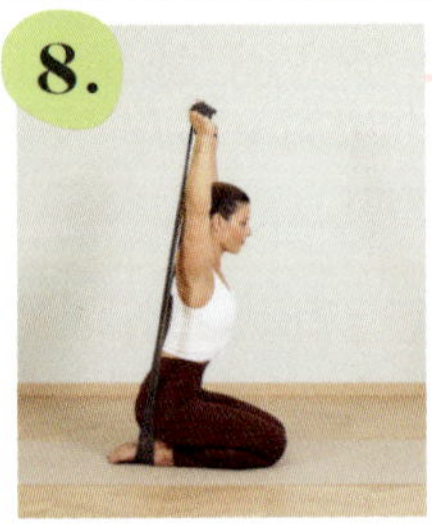

Trizepsarbeit im Fersensitz (Seite 62)
10–12 Wdh.

9.

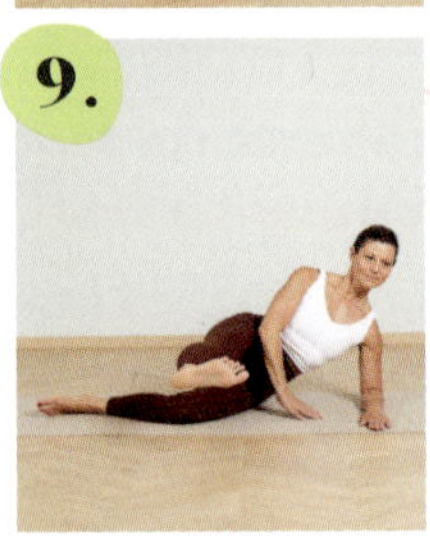

Seitliches Beinheben und Kicken nach vorne (1. Seite) (Seite 90)
8 Wdh.

10.

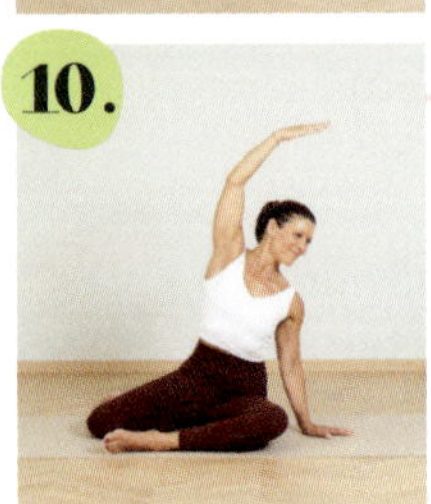

Position der Meerjungfrau (1. Seite) (Seite 146)
8–10 Wdh.

11.

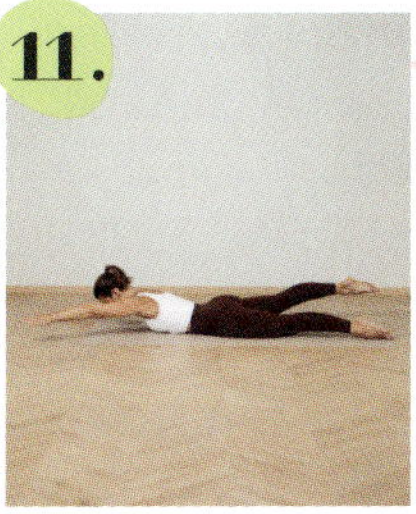

Schwimmbewegung in der Bauchlage (Seite 72)
6 Wdh. pro Seite

12.

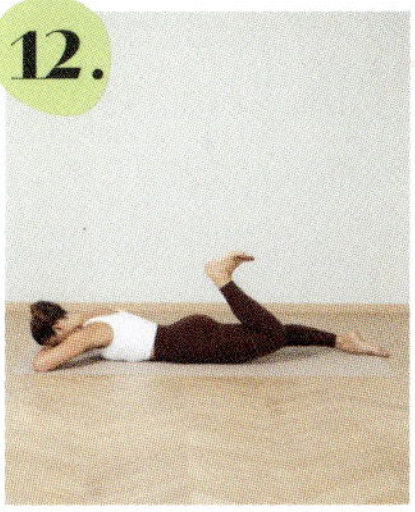

Beinbeugen in der Bauchlage (Seite 82)
6–8 Wdh. pro Seite

13.

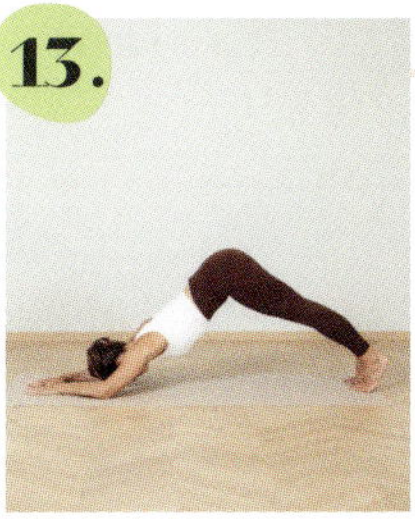

Unterarmstütz zur umgekehrten V-Position (Seite 116)
8–10 Wdh.

14.

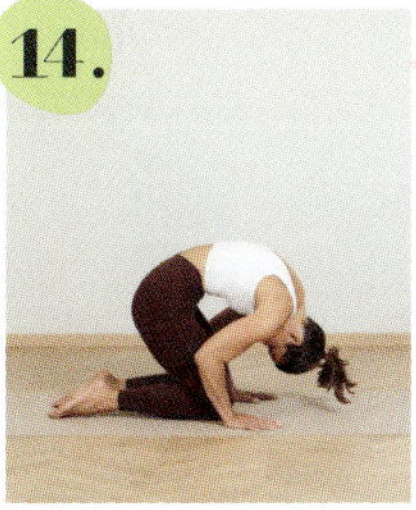

Kindposition mit runder Wirbelsäule (Seite 140)
4–6 Wdh.

15.

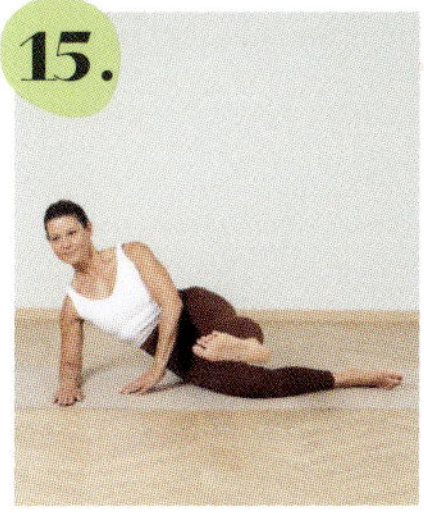

Seitliches Beinheben und Kicken nach vorne (2. Seite) (Seite 90)
8 Wdh.

16.

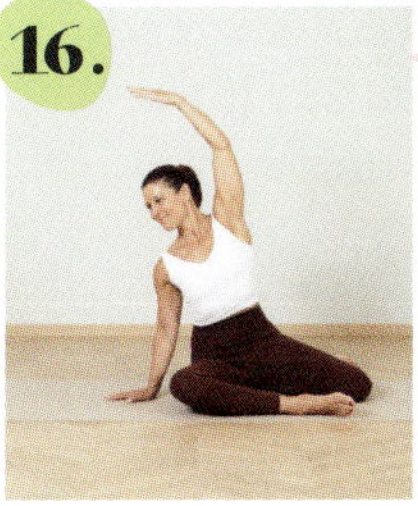

Position der Meerjungfrau (2. Seite) (Seite 146)
8–10 Wdh.

17.

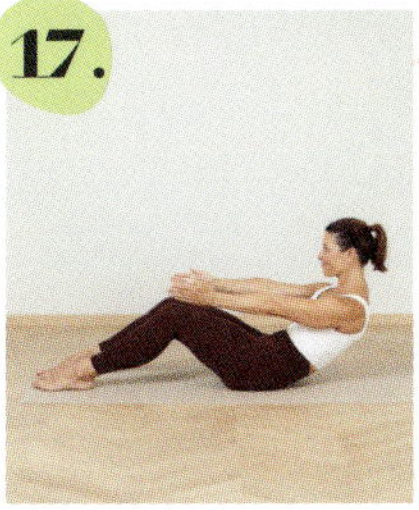

Rundrückenposition (Seite 46)
8–10 Wdh.

18.

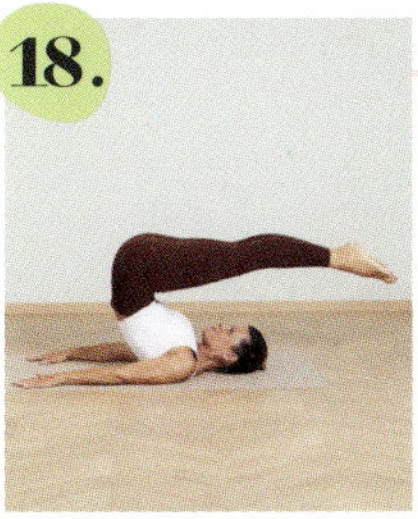

Lange Wirbelsäulenrolle (Seite 42)
6–8 Wdh.

19.

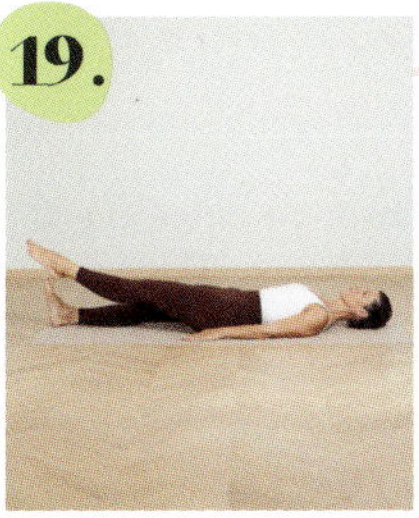

Kreise mit gestrecktem Bein in der Rückenlage (Seite 124)
6 Wdh. pro Richtung und Seite

Ganzkörper-mobilisation

1.

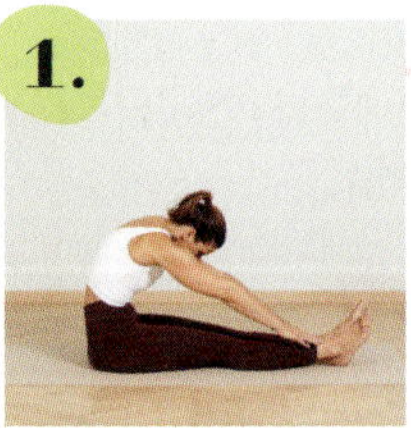

Wirbelsäulenstretch aus dem Sitz (Seite 144)
8–10 Wdh.

2.

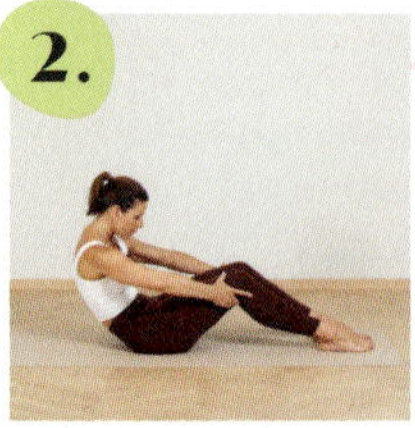

Halbe Rolle nach hinten (Seite 142)
8 Wdh.

3.

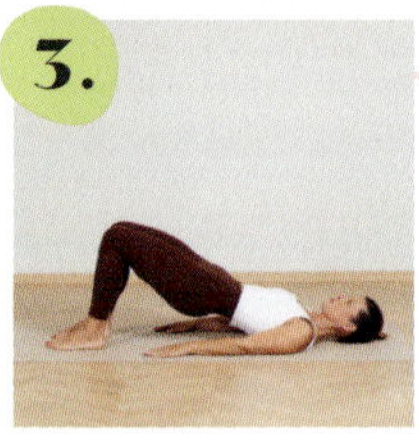

Beckenrolle (Seite 122)
10–12 Wdh.

4.

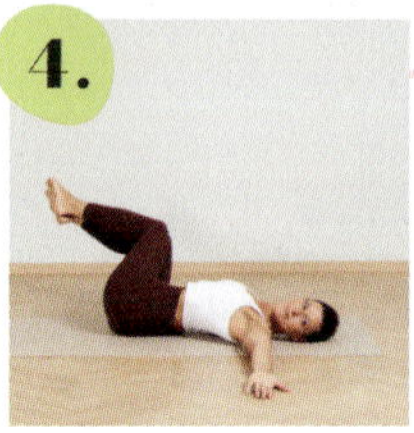

Wirbelsäulendrehung in der Rückenlage (Seite 135)
4–6 Wdh. pro Seite

5.

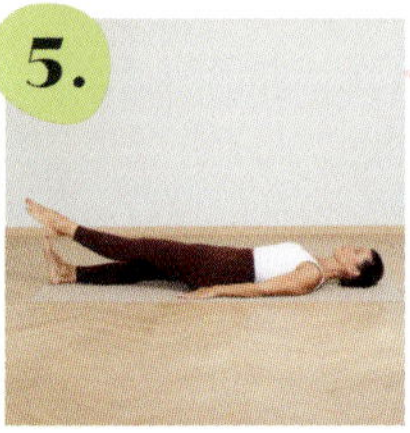

Kreise mit gestrecktem Bein in der Rückenlage (Seite 124)
6 Wdh. pro Richtung und Seite

6.

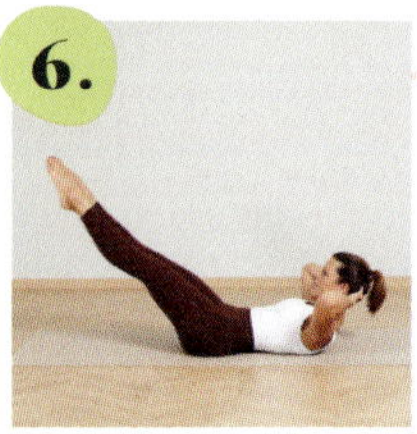

Fußarbeit in der Rückenlage (Seite 130)
8–10 Wdh.

7.

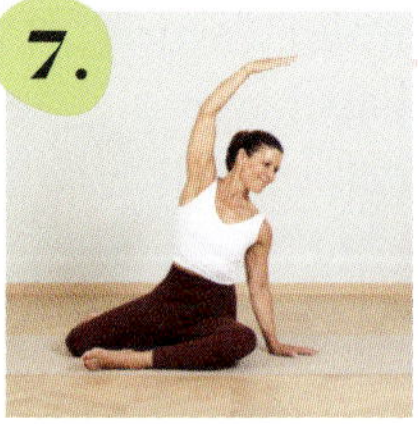

Position der Meerjungfrau (1. Seite) (Seite 146)
8–10 Wdh.

8.

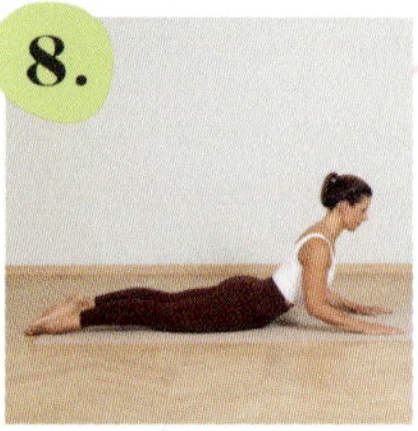

Sanfte Rückenstreckung in der Bauchlage (Seite 120)
6 Wdh.

9.

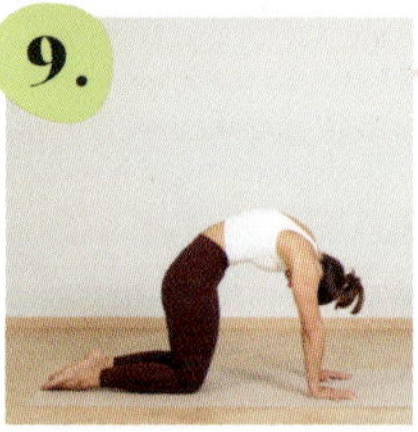

Wirbelsäulenmobilisation in der Vierfüßlerposition (Seite 138)
8–10 Wdh.

10.

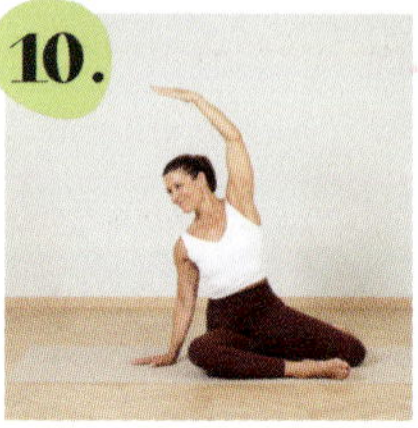

Position der Meerjungfrau (2. Seite) (Seite 146)
8–10 Wdh.

11.

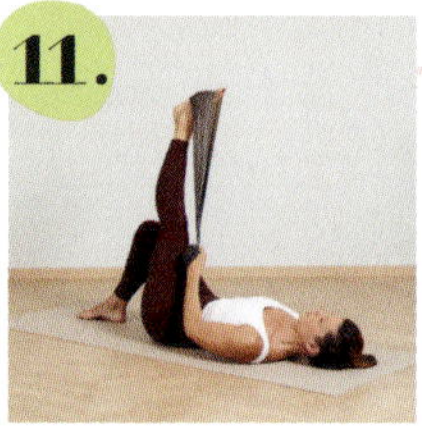

Dehnung des Beins in der Rückenlage (Seite 127)
4–6 Wdh. pro Seite

Gesäß und Beine stärken

1.
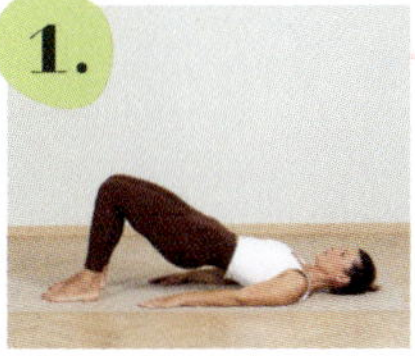
Beckenrolle (Seite 122)
10–12 Wdh.

2.
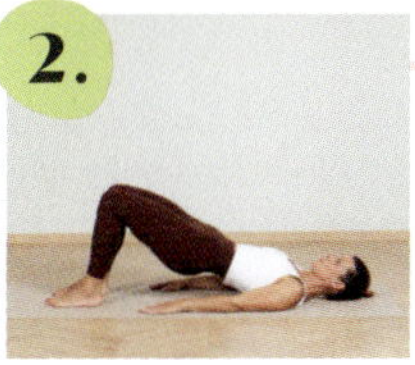
Schulterbrücke (Seite 85)
12 Wdh.

3.
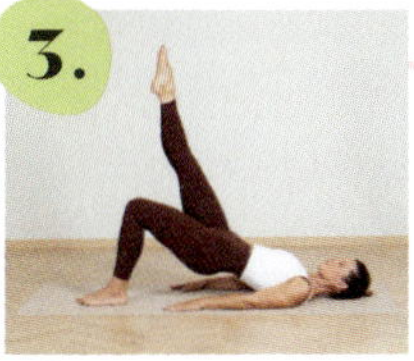
Schulterbrücke mit einem Bein angehoben (Seite 88)
5 Wdh. pro Seite

4.
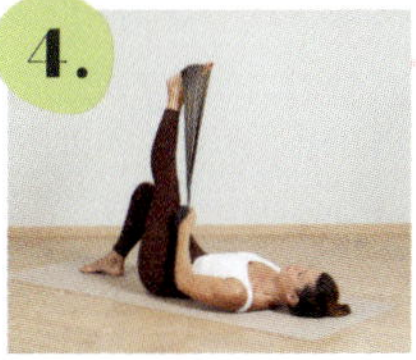
Dehnung des Beins in der Rückenlage (Seite 127)
4–6 Wdh. pro Seite

5.
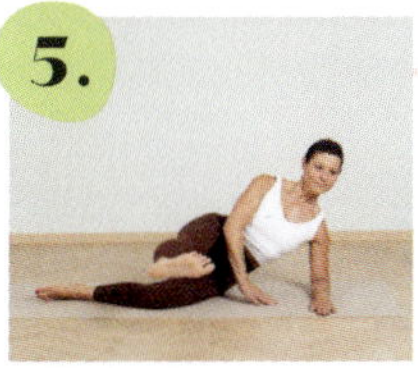
Seitliches Beinheben und Kicken nach vorne (1. Seite) (Seite 90)
8 Wdh.

6.
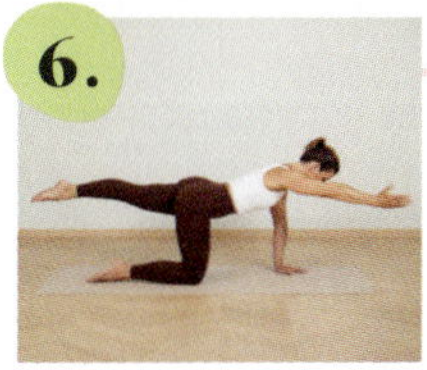
Vierfüßlerstand mit diagonalem Bein- und Armheben (Seite 95)
6 Wdh. pro Seite

7.
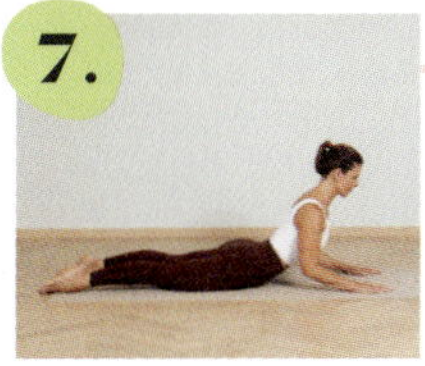
Sanfte Rückenstreckung in der Bauchlage (Seite 120)
6 Wdh.

8.
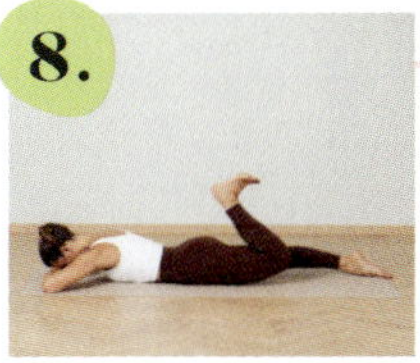
Beinbeugen in der Bauchlage (Seite 82)
6–8 Wdh. pro Seite

9.
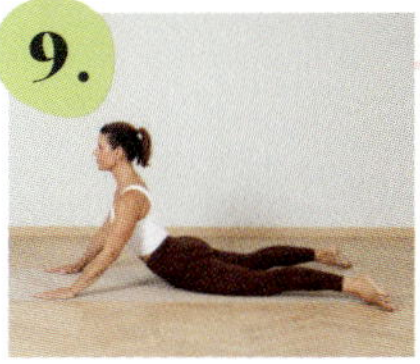
Schwan (Seite 68)
8–10 Wdh.

10.
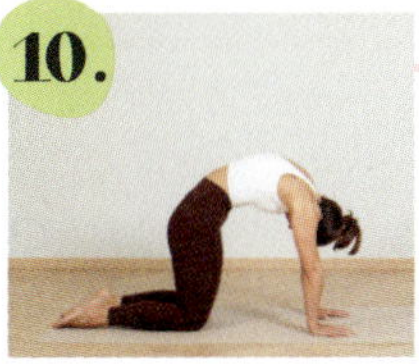
Wirbelsäulenmobilisation in der Vierfüßlerposition (Seite 138)
8–10 Wdh.

11.
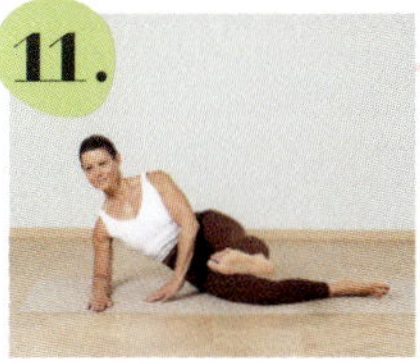
Seitliches Beinheben und Kicken nach vorne (2. Seite) (Seite 90)
8 Wdh.

12.
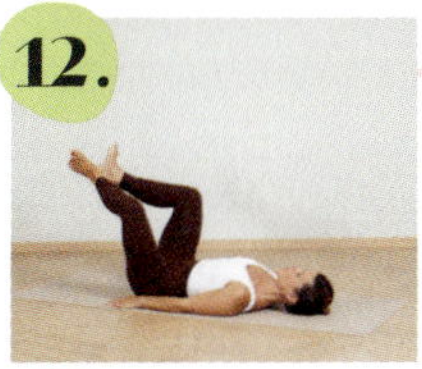
Beinöffnung in der Rückenlage (Seite 78)
10–12 Wdh.

13.
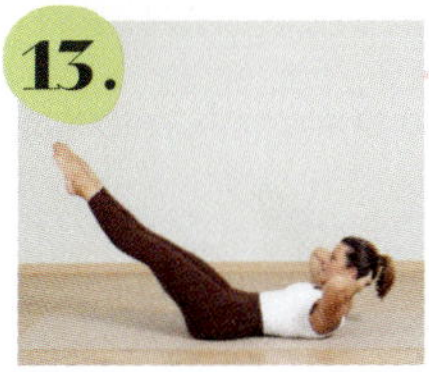
Fußarbeit in der Rückenlage (Seite 130)
8–10 Wdh.

14.
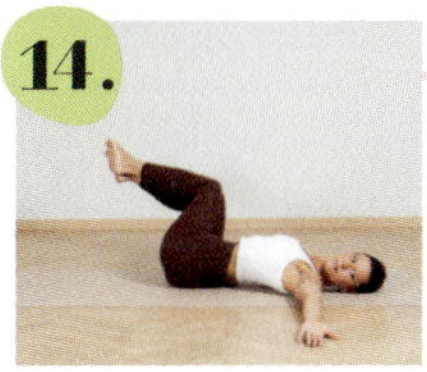
Wirbelsäulendrehung in der Rückenlage (Seite 135)
4–6 Wdh. pro Seite

Zusatz-Workouts

Wie ist es dir in deinem ersten Monat des Trainings ergangen? Ich hoffe, du bist gut zurechtgekommen und spürst bereits Verbesserungen. Ideal ist es, wenn du deinem Körper auch die Pausen gelassen hast, die ich dir vorgeschlagen habe, und ein wenig Zeit in der Natur verbracht oder dich einfach erholt hast, denn auch das gehört zu einem guten Trainingsplan dazu.

Ich habe noch einige kurze Workouts mit den Übungen, die du bereits kennst, zusammengestellt. Du kannst sie einfach kombinieren, vielleicht magst du damit dein Wochenprogramm individuell ergänzen. Oder du nutzt sie ganz gezielt, wenn du zum Beispiel an deiner Haltung, Kraft oder Beweglichkeit arbeiten möchtest, wenn du schnell mal in der Mittagspause ein Training einlegen willst oder am Feierabend etwas Gutes für dich tun möchtest, weil du tagsüber viel sitzt. Zudem habe ich am Ende zwei Workouts zum Runterkommen eingefügt, mit denen du ganz wunderbar deine Abendroutine gestalten kannst.

Workout für eine bessere Haltung

1.

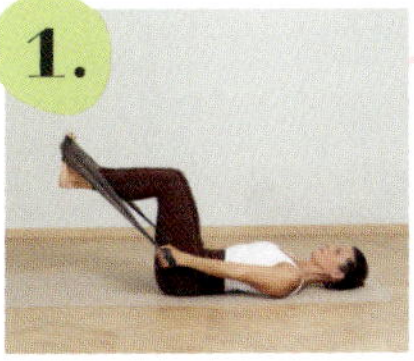

Trizepsdrücken in der Rückenlage (Seite 74)
8–12 Wdh.

2.

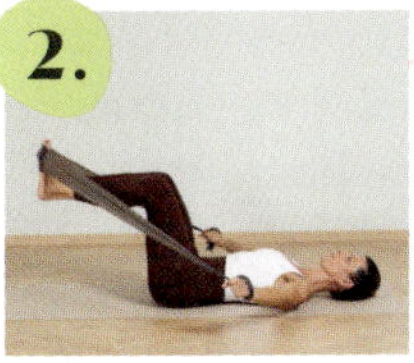

Seitliches Bandziehen in der Rückenlage (Seite 76)
10–12 Wdh.

3.

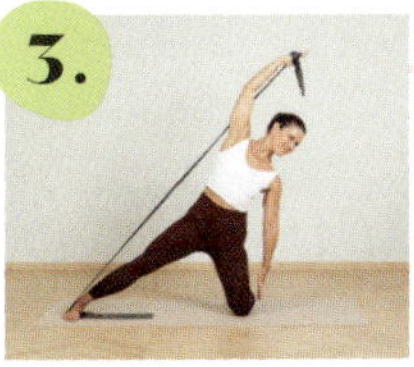

Seitliches Bandziehen im Kniestand (1. Seite) (Seite 60)
6–8 Wdh.

4.

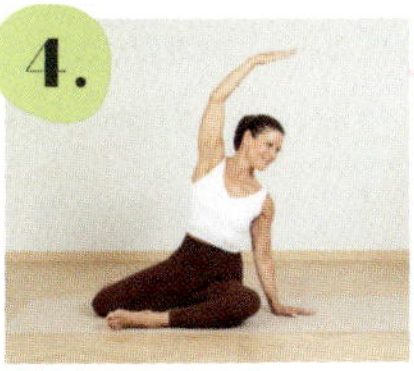

Position der Meerjungfrau (1. Seite) (Seite 146)
8–10 Wdh.

5.

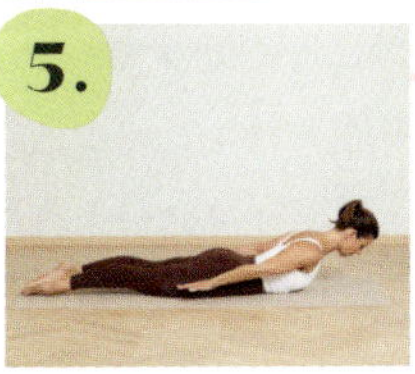

Rückenstreckung (Seite 66)
8–10 Wdh.

6.

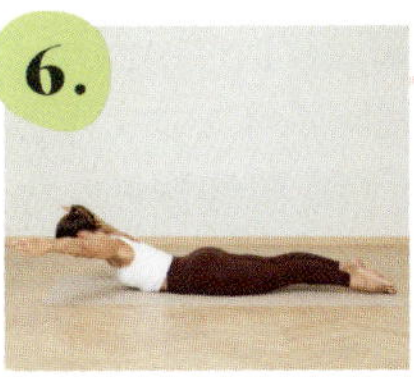

Armzug in der Bauchlage (Seite 70)
8 Wdh.

7.

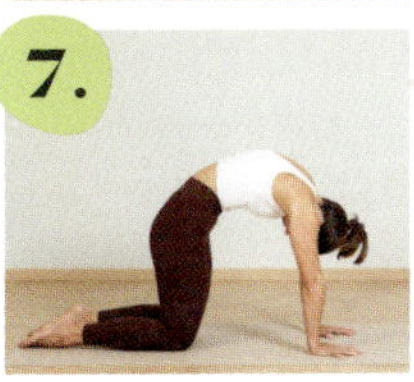

Wirbelsäulenmobilisation in der Vierfüßlerposition (Seite 138)
8–10 Wdh.

8.

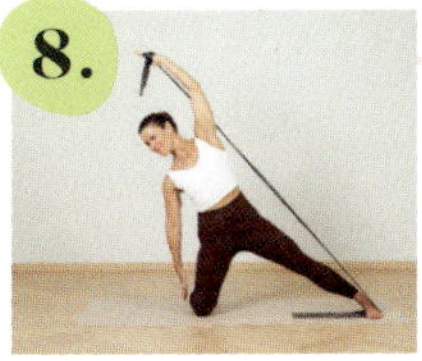

Seitliches Bandziehen im Kniestand (2. Seite) (Seite 60)
6–8 Wdh.

9.

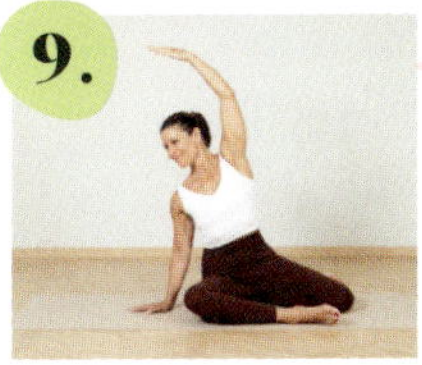

Position der Meerjungfrau (2. Seite) (Seite 146)
8–10 Wdh.

10.

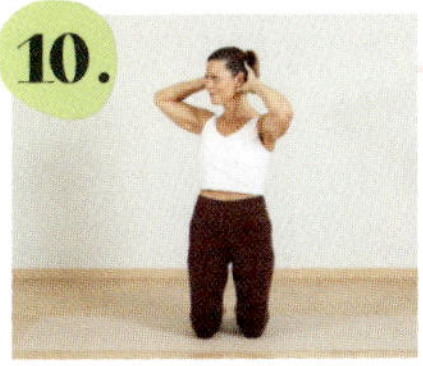

Wirbelsäulendrehung im Kniestand (Seite 132)
8–10 Wdh. pro Seite

11.

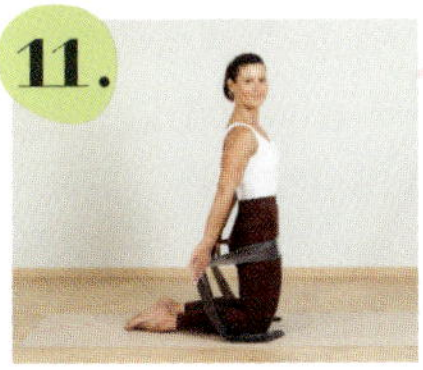

Brustöffnung im Kniestand (Seite 58)
10–12 Wdh.

12.

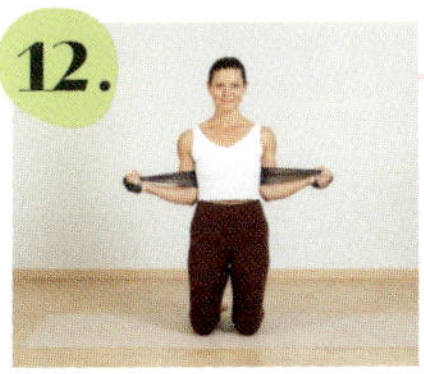

Außenrotation der Schulter im Kniestand (Seite 55)
8–10 Wdh.

13.

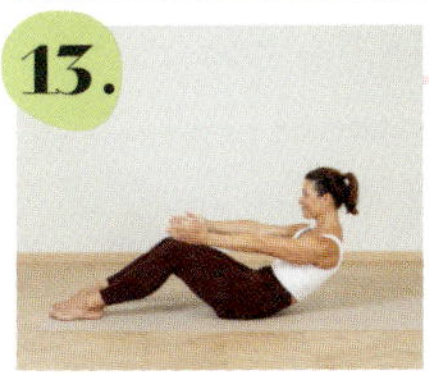

Rundrückenposition (Seite 46)
8–10 Wdh.

14.

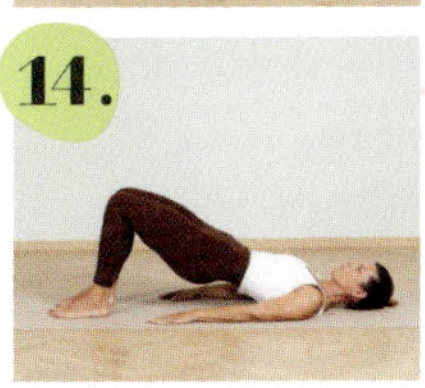

Schulterbrücke (Seite 85)
12 Wdh.

Kräftigungs-Workout

1.

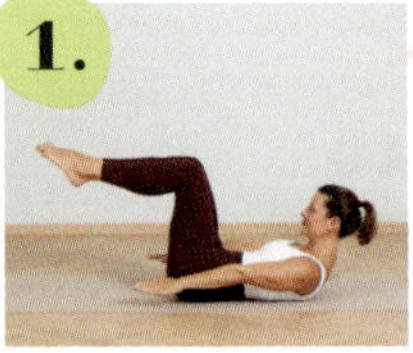

Hundert (Seite 30)
10 Wdh.

2.

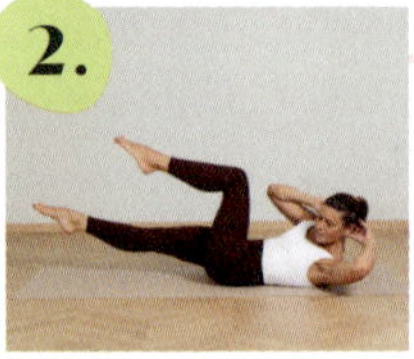

Rumpfrotation mit Beinwechsel (Seite 36)
6 Wdh. pro Seite

3.

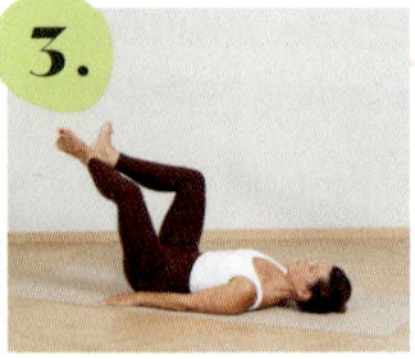

Beinöffnung in der Rückenlage (Seite 78)
10–12 Wdh.

4.

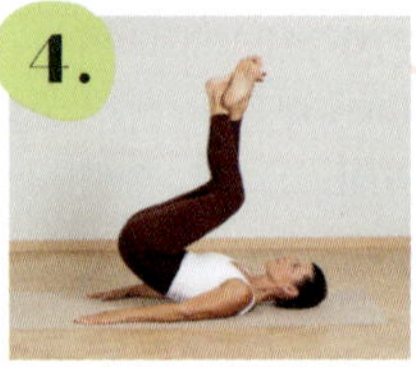

Kurze Wirbelsäulenrolle mit angewinkelten Beinen (Seite 38)
8–10 Wdh.

5.

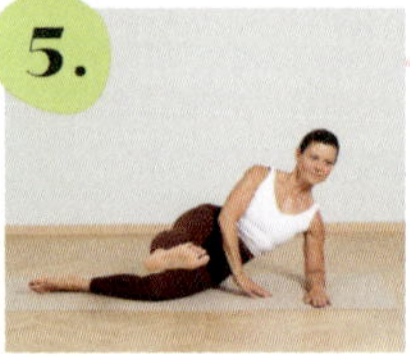

Seitliches Beinheben und Kicken nach vorne (1. Seite) (Seite 90)
8 Wdh.

6.

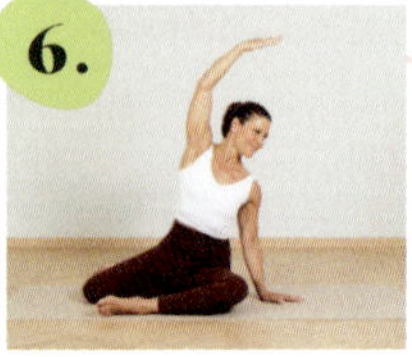

Position der Meerjungfrau (1. Seite) (Seite 146)
8–10 Wdh.

7.

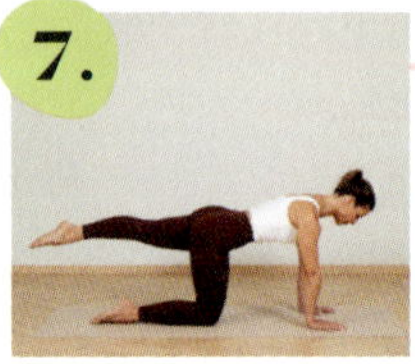

Vierfüßlerstand mit Beinheben (Seite 93)
8–10 Wdh. pro Seite

8.

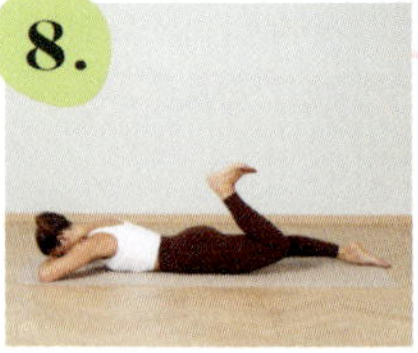

Beinbeugen in der Bauchlage (Seite 82)
6–8 Wdh. pro Seite

9.

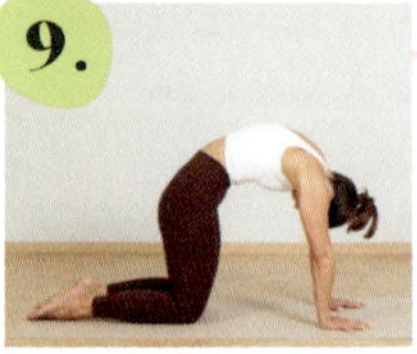

Wirbelsäulenmobilisation in der Vierfüßlerposition (Seite 138)
8–10 Wdh.

10.

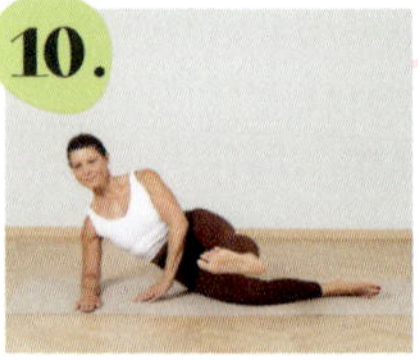

Seitliches Beinheben und Kicken nach vorne (2. Seite) (Seite 90)
8 Wdh.

11.

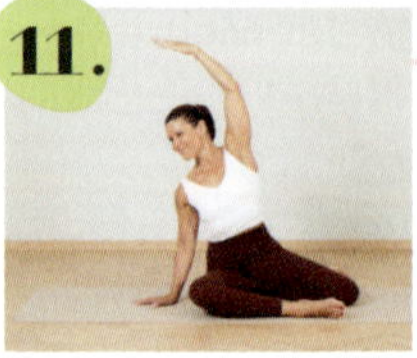

Position der Meerjungfrau (2. Seite) (Seite 146)
8–10 Wdh.

12.

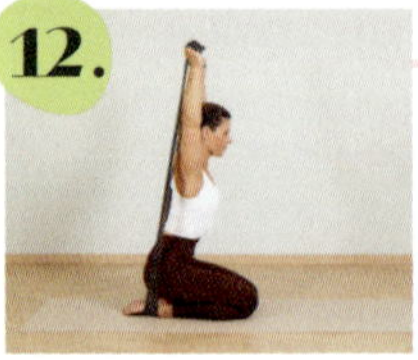

Trizepsarbeit im Fersensitz (Seite 62)
10–12 Wdh.

13.

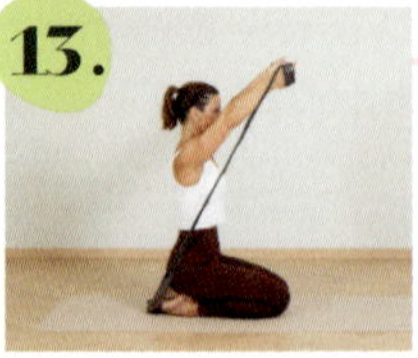

Armkreisen im Fersensitz (Seite 64)
6 Wdh. pro Richtung

14.

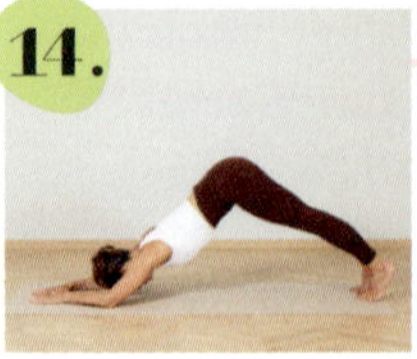

Unterarmstütz zur umgekehrten V-Position (Seite 116)
8–10 Wdh.

Workout für mehr Beweglichkeit

1.
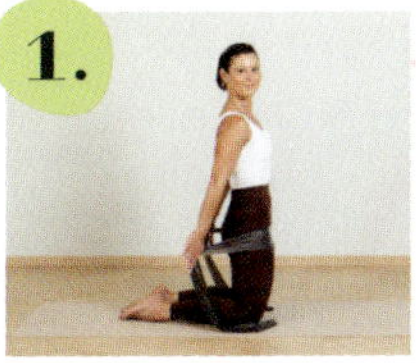

Brustöffnung im Kniestand (Seite 58)
10–12 Wdh.

2.
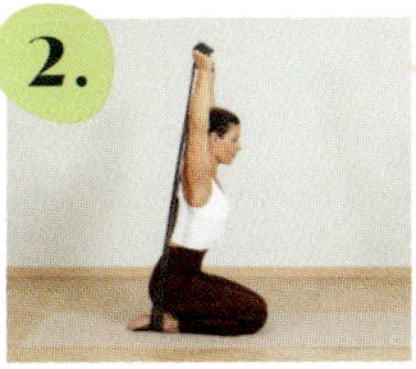

Trizepsarbeit im Fersensitz (Seite 62)
10–12 Wdh.

3.
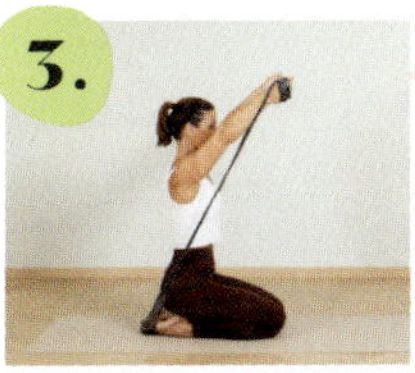

Armkreisen im Fersensitz (Seite 64)
6 Wdh. pro Richtung

4.
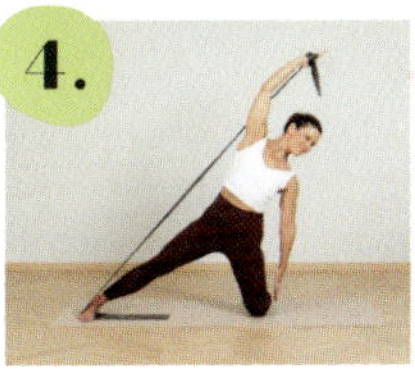

Seitliches Bandziehen im Kniestand (1. Seite) (Seite 60)
6–8 Wdh.

5.
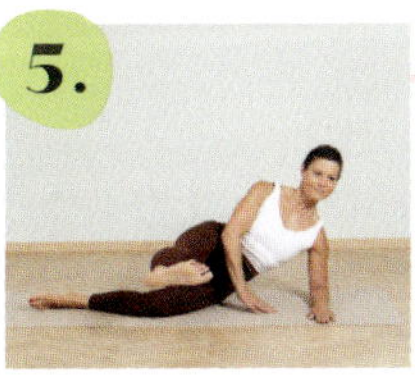

Seitliches Beinheben und Kicken nach vorne (1. Seite) (Seite 90)
8 Wdh.

6.
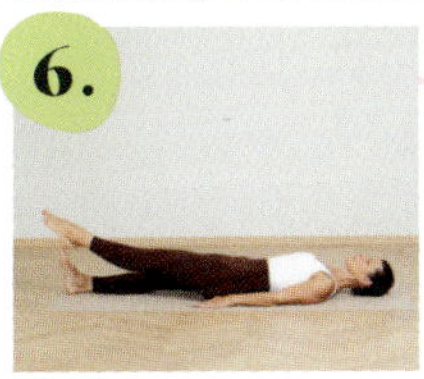

Kreise mit gestrecktem Bein in der Rückenlage (Seite 124)
6 Wdh. pro Richtung und Seite

7.
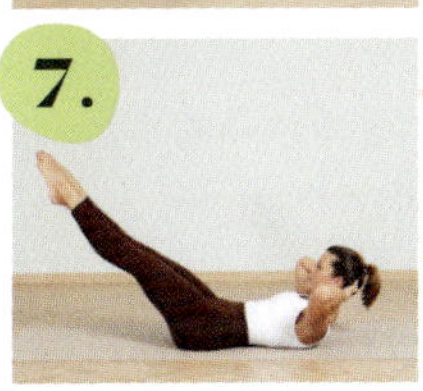

Fußarbeit in der Rückenlage (Seite 130)
8–10 Wdh.

8.
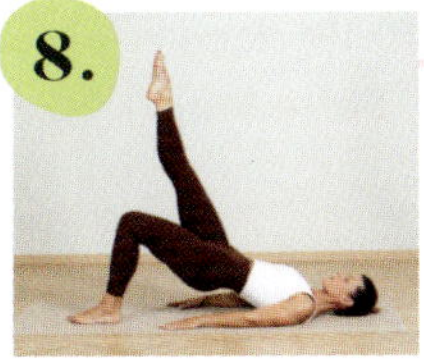

Schulterbrücke mit einem Bein angehoben (Seite 88)
5 Wdh. pro Seite

9.
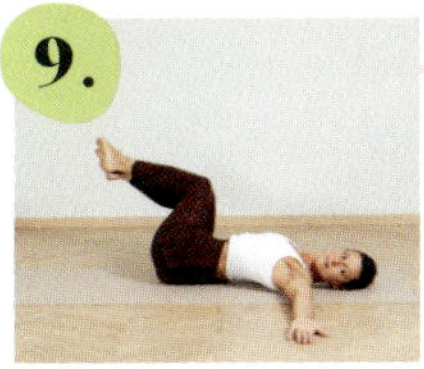

Wirbelsäulendrehung in der Rückenlage (Seite 135)
4–6 Wdh. pro Seite

10.
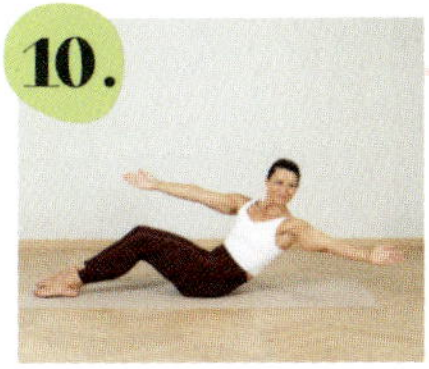

Sitzdrehung mit Rundrücken und Armführung (Seite 48)
6 Wdh. pro Seite

11.
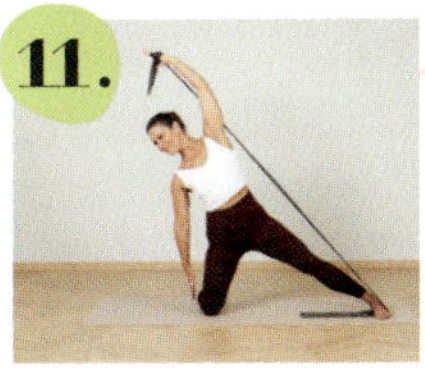

Seitliches Bandziehen im Kniestand (2. Seite) (Seite 60)
6–8 Wdh.

12.
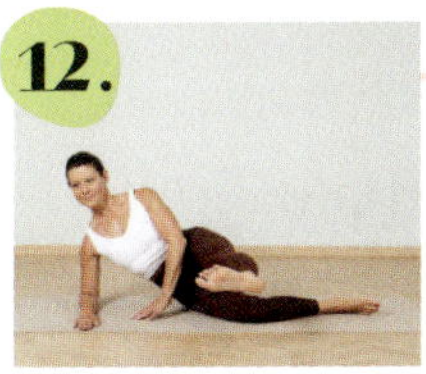

Seitliches Beinheben und Kicken nach vorne (2. Seite) (Seite 90)
8 Wdh.

13.
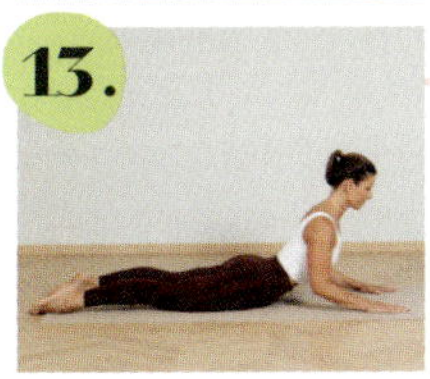

Sanfte Rückenstreckung in der Bauchlage (Seite 120)
6 Wdh.

14.
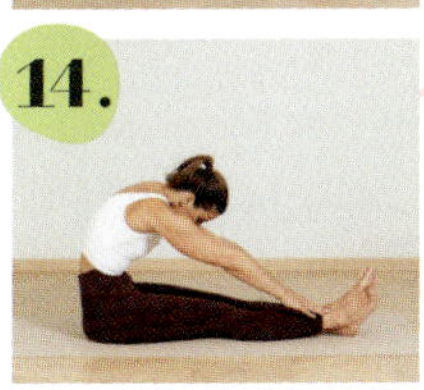

Wirbelsäulenstretch aus dem Sitz (Seite 144)
8–10 Wdh.

Power-Workout

1.
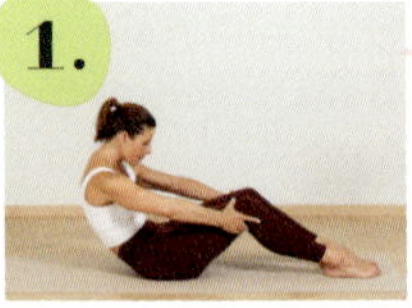

Halbe Rolle nach hinten (Seite 142)
8 Wdh.

2.
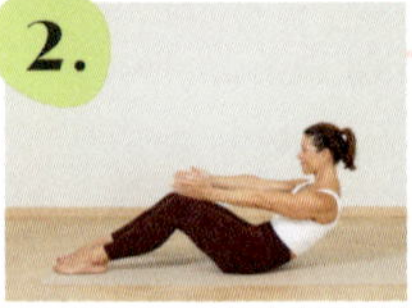

Rundrückenposition (Seite 46)
8–10 Wdh.

3.
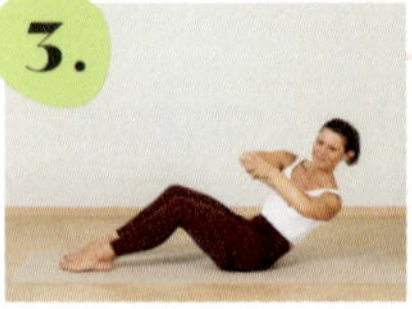

Drehung aus der aufgerichteten Sitzposition (Seite 50)
6–8 Wdh. pro Seite

4.
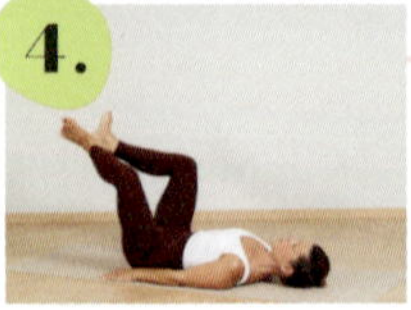

Beinöffnung in der Rückenlage (Seite 78)
10–12 Wdh.

5.
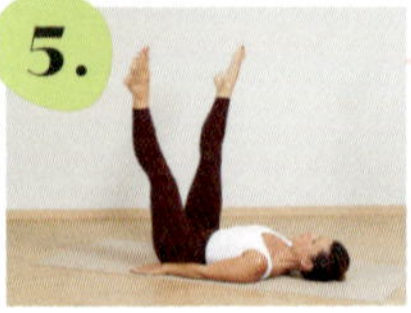

Beinkreise in der Rückenlage (Seite 80)
5 Wdh. pro Richtung

6.
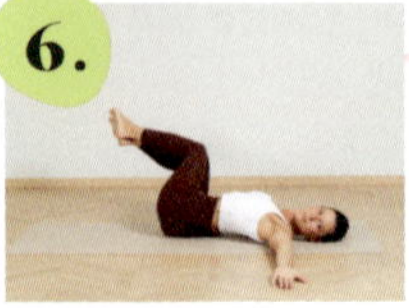

Wirbelsäulendrehung in der Rückenlage (Seite 135)
4–6 Wdh. pro Seite

7.
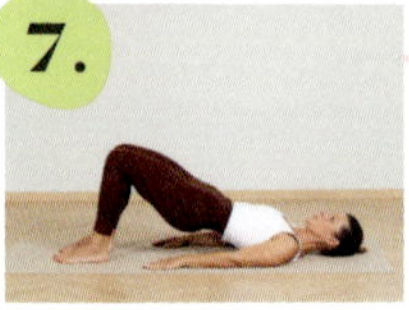

Schulterbrücke (Seite 85)
12 Wdh.

8.
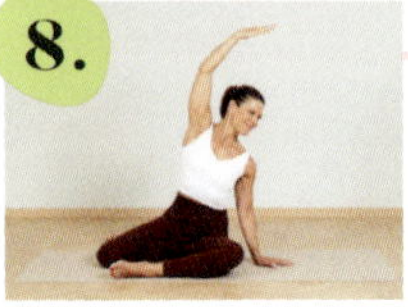

Position der Meerjungfrau (1. Seite) (Seite 146)
8–10 Wdh.

9.
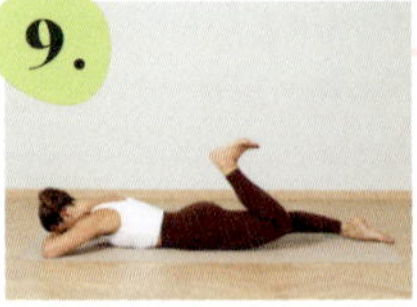

Beinbeugen in der Bauchlage (Seite 82)
6–8 Wdh. pro Seite

10.
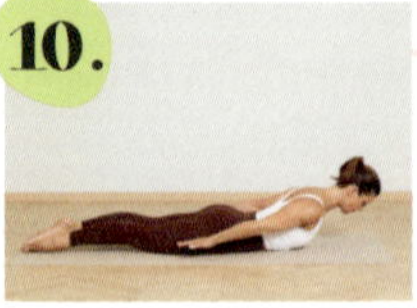

Rückenstreckung (Seite 66)
8–10 Wdh.

11.
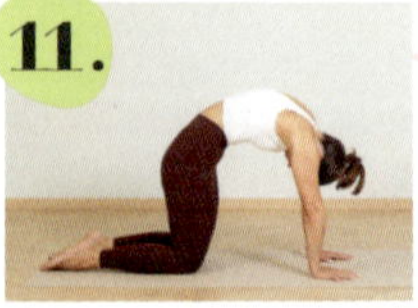

Wirbelsäulenmobilisation in der Vierfüßlerposition (Seite 138)
8–10 Wdh.

12.
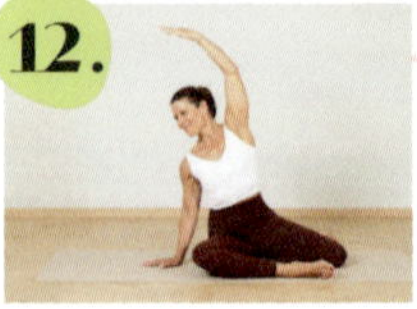

Position der Meerjungfrau (2. Seite) (Seite 146)
8–10 Wdh.

13.
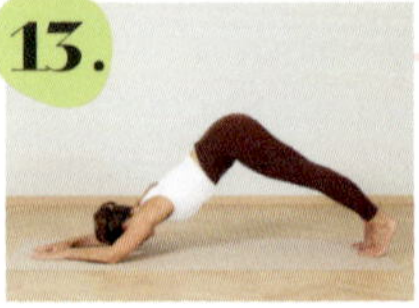

Unterarmstütz zur umgekehrten V-Position (Seite 116)
8–10 Wdh.

14.
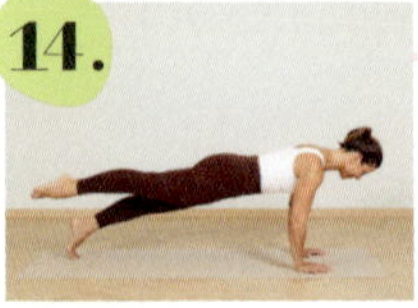

Langes Strecken in der Liegestützposition (Seite 111)
8–10 Wdh.

15.
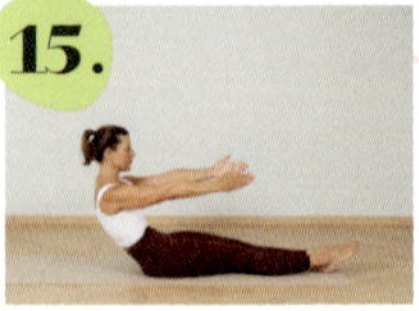

Abrollen und Aufrollen (Seite 44)
8–10 Wdh.

16.
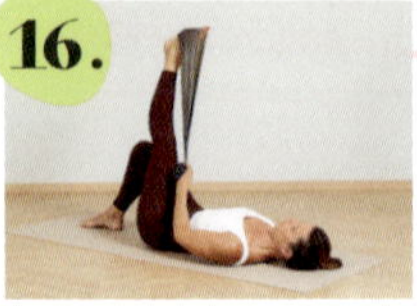

Dehnung des Beins in der Rückenlage (Seite 127)
4–6 Wdh. pro Seite

Workout für Stärke und Haltung

1.

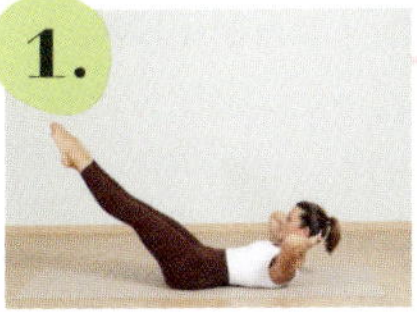

Fußarbeit in der Rückenlage (Seite 130)
8–10 Wdh.

2.

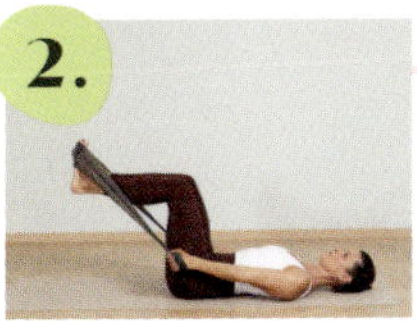

Trizepsdrücken in der Rückenlage (Seite 74)
8–12 Wdh.

3.

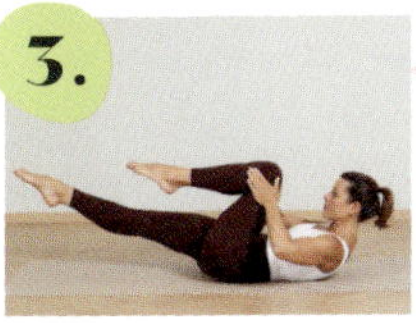

Einbeinige Streckung (Seite 32)
6 Wdh. pro Seite

4.

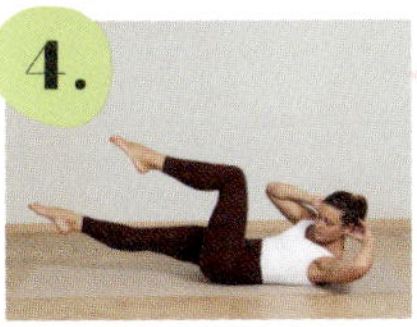

Rumpfrotation mit Beinwechsel (Seite 36)
6 Wdh. pro Seite

5.

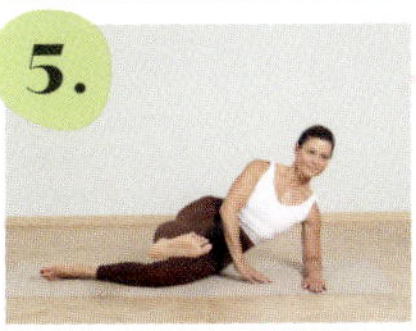

Seitliches Beinheben und Kicken nach vorne (1. Seite) (Seite 90)
8 Wdh.

6.

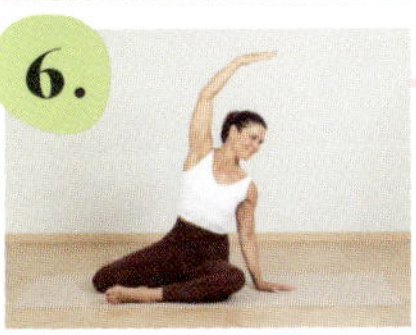

Position der Meerjungfrau (1. Seite) (Seite 146)
8–10 Wdh.

7.

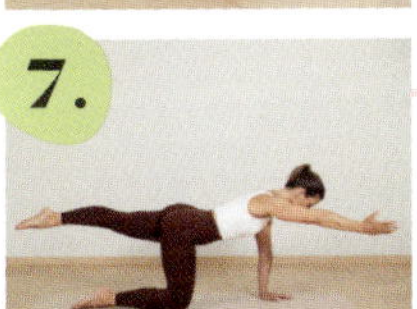

Vierfüßlerstand mit diagonalem Bein- und Armheben (Seite 95)
6 Wdh. pro Seite

8.

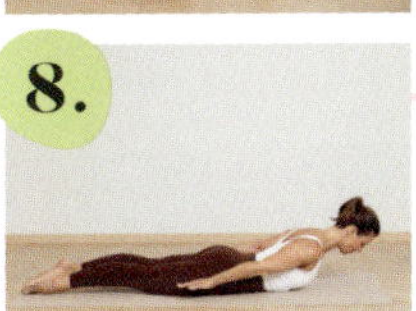

Rückenstreckung (Seite 66)
8–10 Wdh.

9.

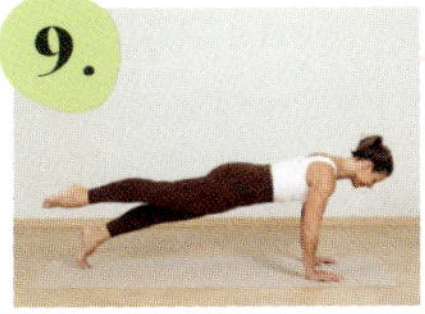

Langes Strecken in der Liegestützposition mit Beinheben (Seite 114)
3 Wdh. pro Seite

10.

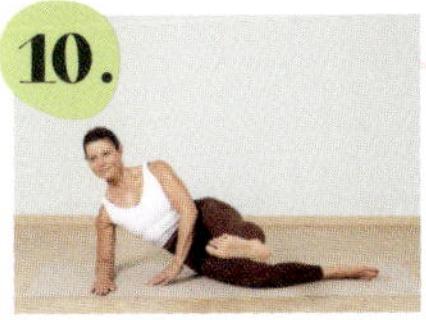

Seitliches Beinheben und Kicken nach vorne (2. Seite) (Seite 90)
8 Wdh.

11.

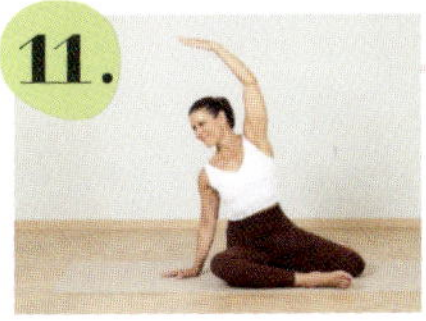

Position der Meerjungfrau (2. Seite) (Seite 146)
8–10 Wdh.

12.

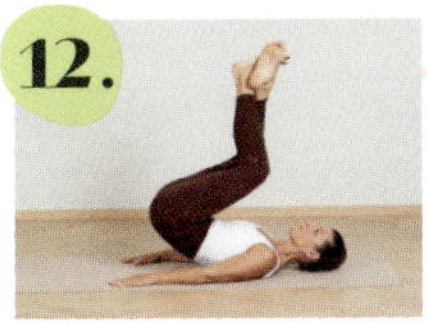

Kurze Wirbelsäulenrolle mit angewinkelten Beinen (Seite 38)
8–10 Wdh.

13.

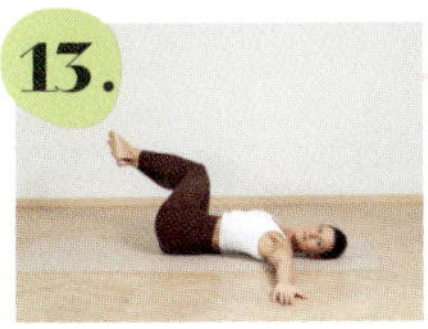

Wirbelsäulendrehung in der Rückenlage (Seite 135)
4–6 Wdh. pro Seite

14.

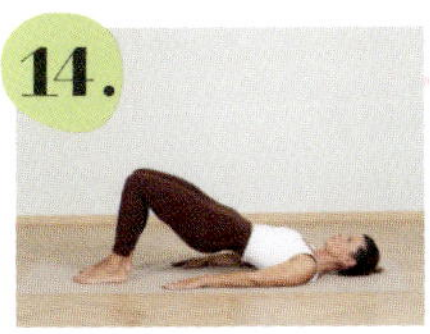

Beckenrolle (Seite 122)
10–12 Wdh.

15.

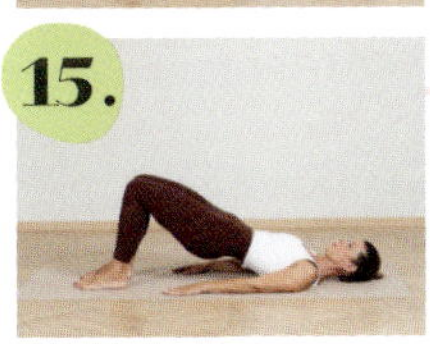

Schulterbrücke (Seite 85)
12 Wdh.

Intensives Ganzkörper-Workout

1.
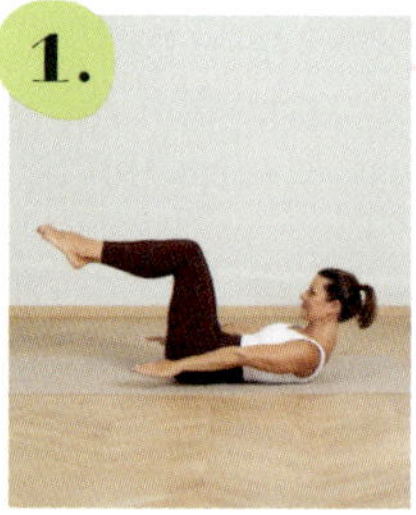

Hundert (Seite 30)
10 Wdh.

2.
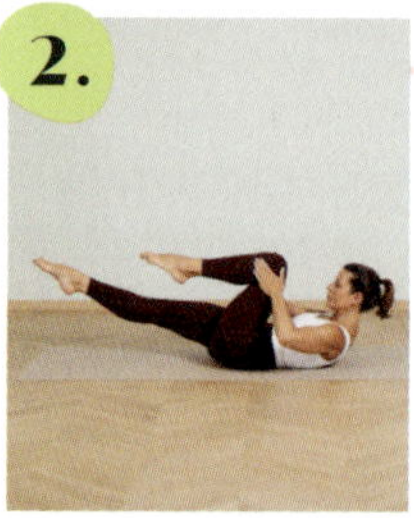

Einbeinige Streckung (Seite 32)
6 Wdh. pro Seite

3.
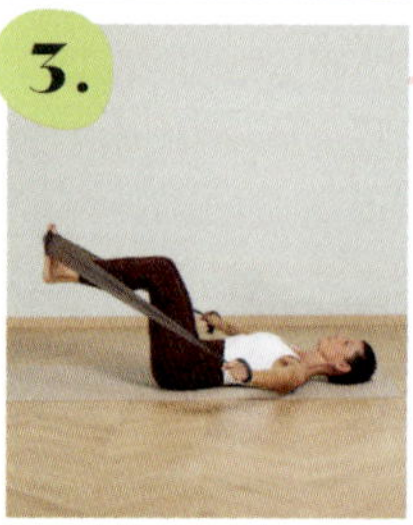

Seitliches Bandziehen in der Rückenlage (Seite 76)
10–12 Wdh.

4.
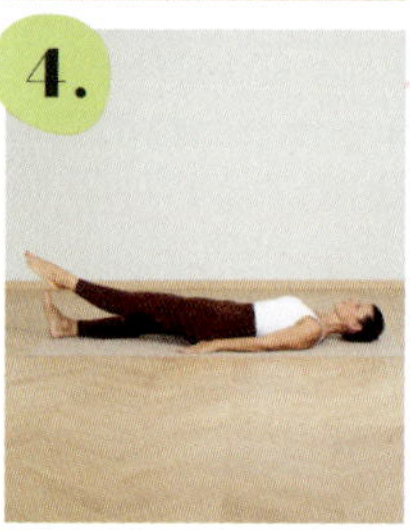

Kreise mit gestrecktem Bein in der Rückenlage (Seite 124)
6 Wdh. pro Richtung und Seite

5.
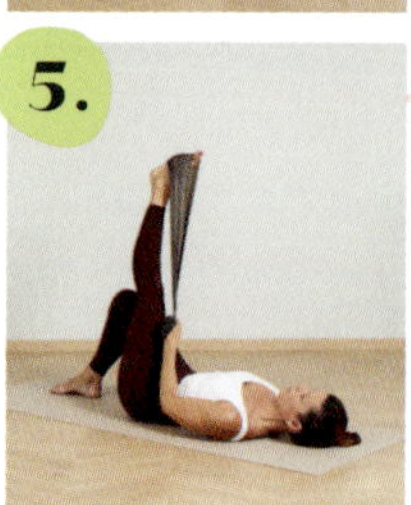

Dehnung des Beins in der Rückenlage (Seite 127)
4–6 Wdh. pro Seite

6.
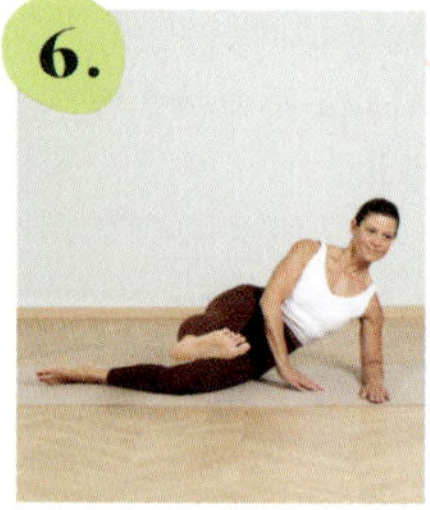

Seitliches Beinheben und Kicken nach vorne (1. Seite) (Seite 90)
8 Wdh.

7.
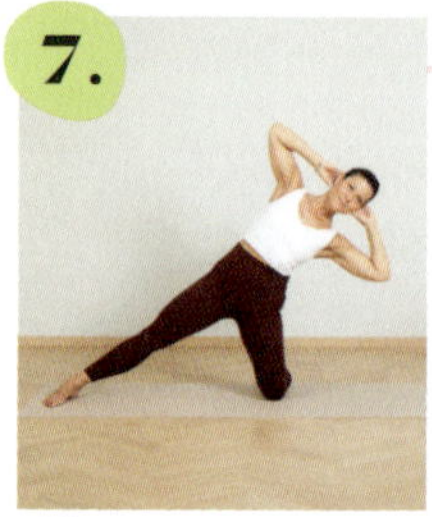

Seitliche Rumpfbeuge (1. Seite) (Seite 52)
8 Wdh.

8.
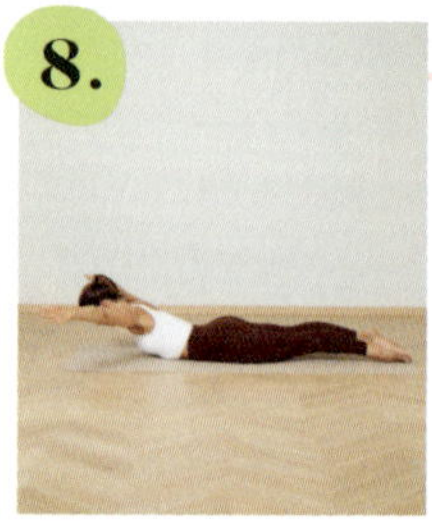

Armzug in der Bauchlage (Seite 70)
8 Wdh.

9.
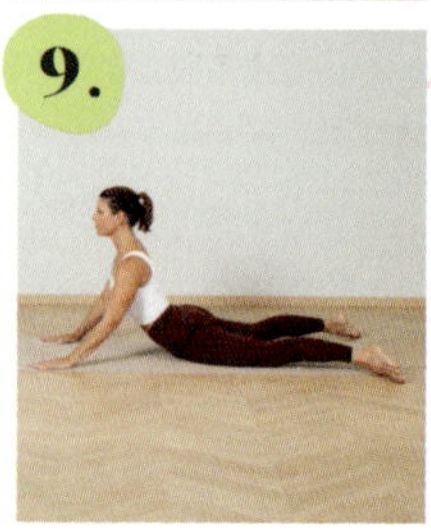

Schwan (Seite 68)
8–10 Wdh.

10.
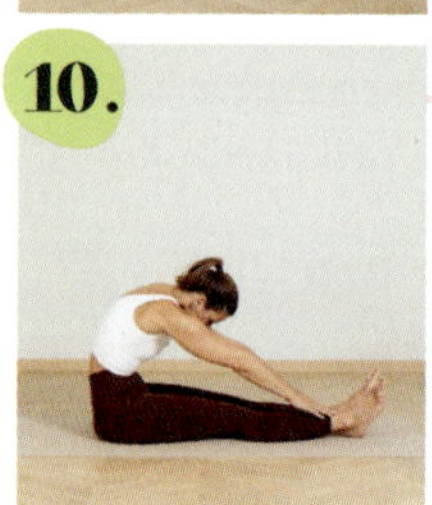

Wirbelsäulenstretch aus dem Sitz (Seite 144)
8–10 Wdh.

11.

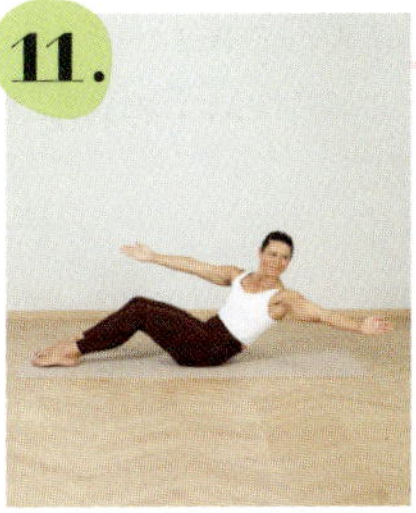

Sitzdrehung mit Rundrücken und Armführung (Seite 48)
6 Wdh. pro Seite

12.

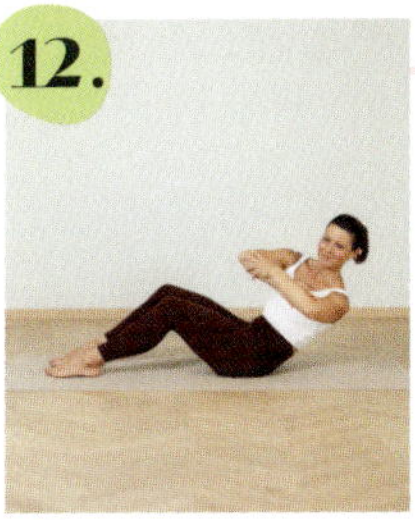

Drehung aus der aufgerichteten Sitzposition (Seite 50)
6–8 Wdh. pro Seite

13.

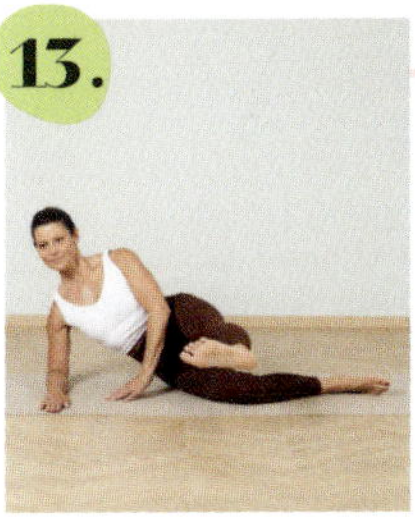

Seitliches Beinheben und Kicken nach vorne (2. Seite) (Seite 90)
8 Wdh.

14.

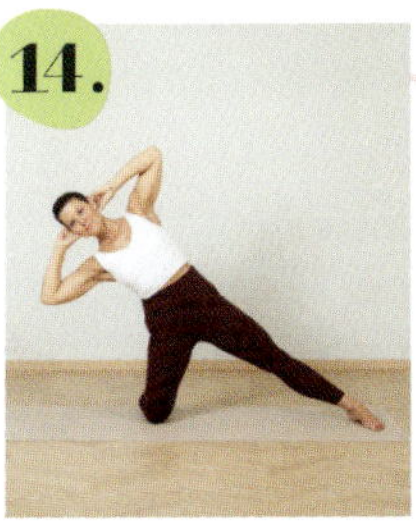

Seitliche Rumpfbeuge (2. Seite) (Seite 52)
8 Wdh.

15.

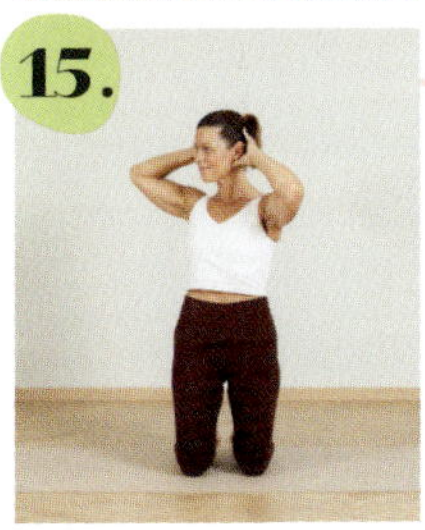

Wirbelsäulendrehung im Kniestand (Seite 132)
8–10 Wdh. pro Seite

16.

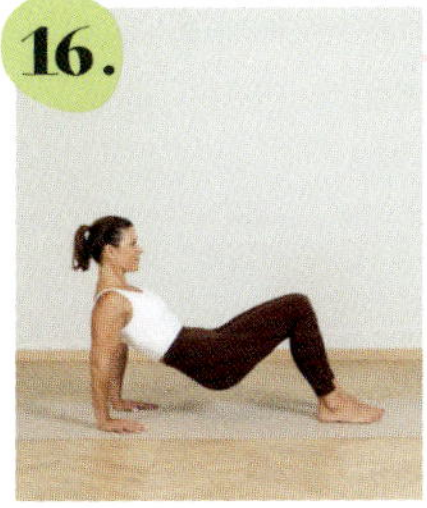

Umgekehrter Liegestütz mit Armbeugen (Seite 118)
8–10 Wdh.

17.

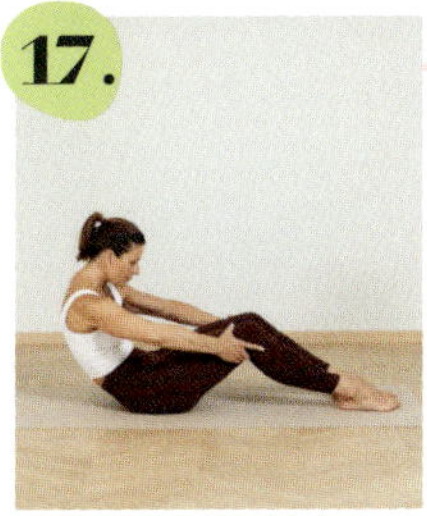

Halbe Rolle nach hinten (Seite 142)
8 Wdh.

18.

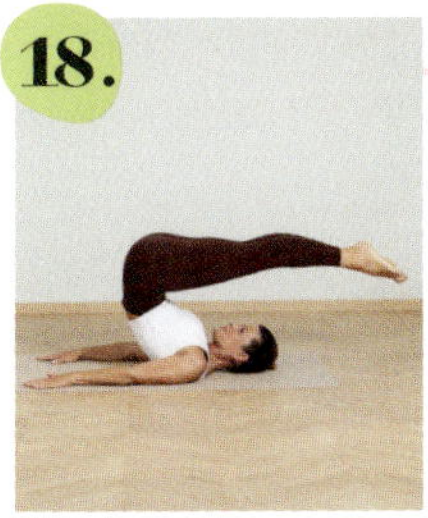

Lange Wirbelsäulenrolle (Seite 42)
6–8 Wdh.

19.

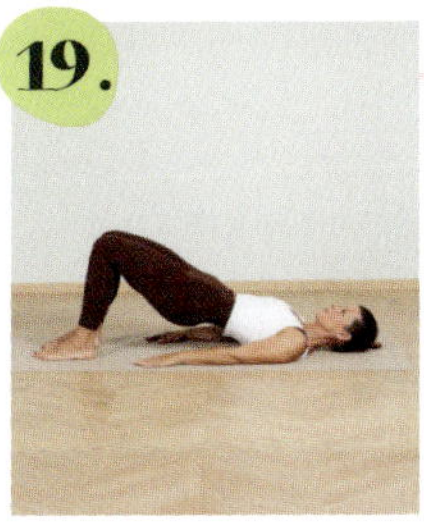

Beckenrolle (Seite 122)
10–12 Wdh.

Express-Workout für die Mittagspause

1.
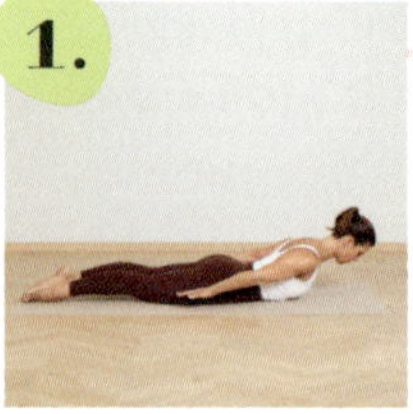

Rückenstreckung (Seite 66)
8–10 Wdh.

2.
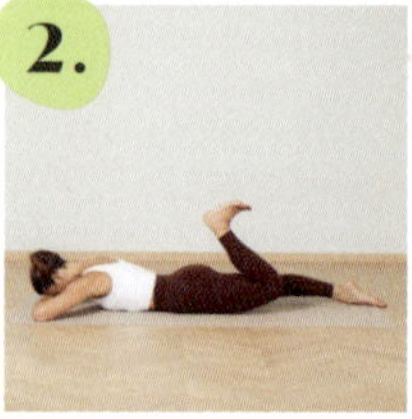

Beinbeugen in der Bauchlage (Seite 82)
6–8 Wdh. pro Seite

3.
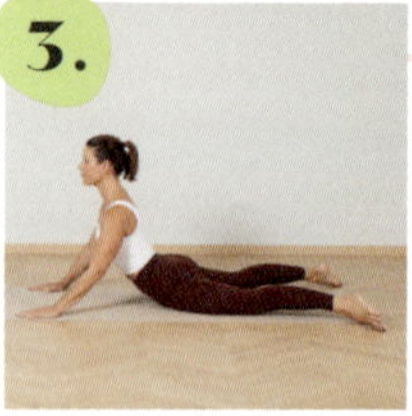

Schwan (Seite 68)
8–10 Wdh.

4.
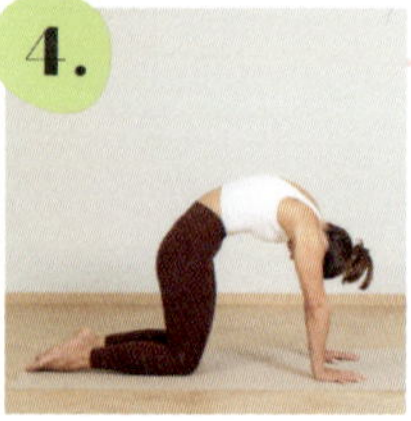

Wirbelsäulenmobilisation in der Vierfüßlerposition (Seite 138)
8–10 Wdh.

5.
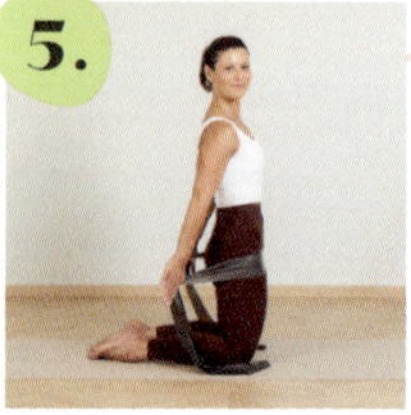

Brustöffnung im Kniestand (Seite 58)
10–12 Wdh.

6.
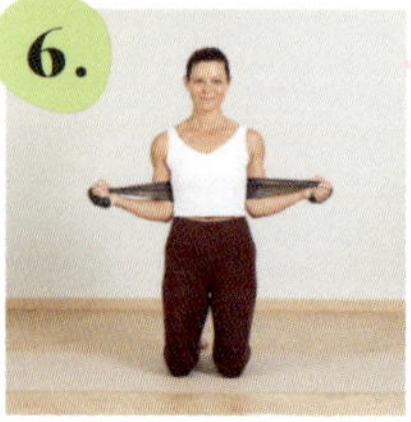

Außenrotation der Schulter im Kniestand (Seite 55)
8–10 Wdh.

7.
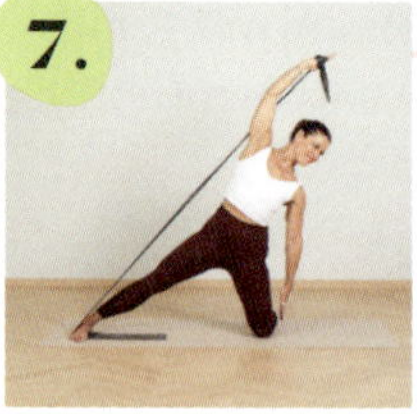

Seitliches Bandziehen im Kniestand (1. Seite) (Seite 60)
6–8 Wdh.

8.
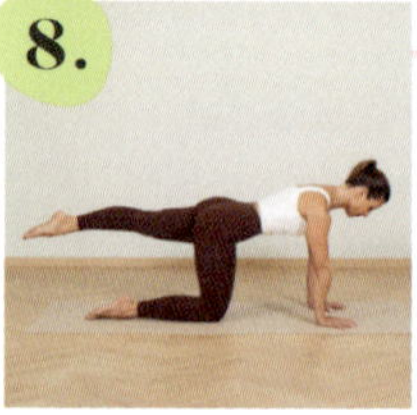

Vierfüßlerstand mit Beinheben (Seite 93)
8–10 Wdh. pro Seite

9.
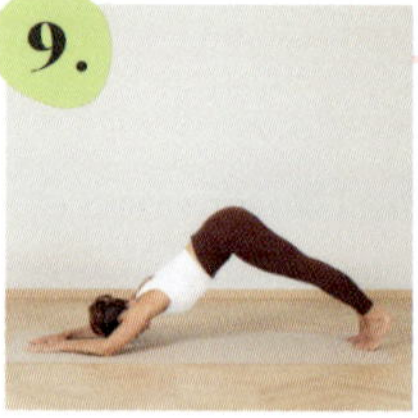

Unterarmstütz zur umgekehrten V-Position (Seite 116)
8–10 Wdh.

10.
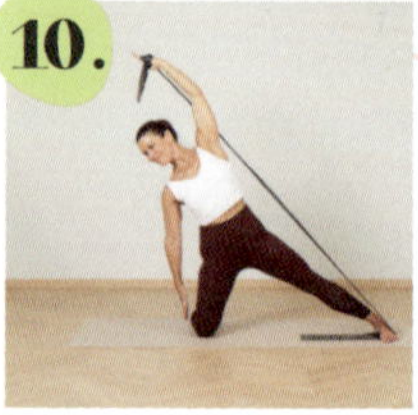

Seitliches Bandziehen im Kniestand (2. Seite) (Seite 60)
6–8 Wdh.

11.
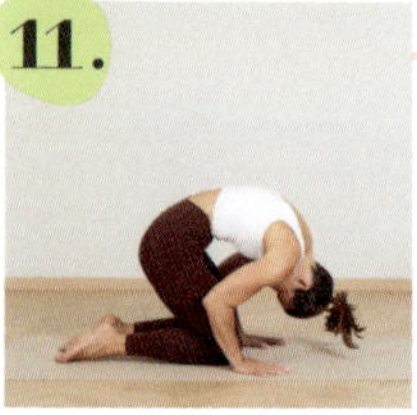

Kindposition mit runder Wirbelsäule (Seite 140)
4–6 Wdh.

12.
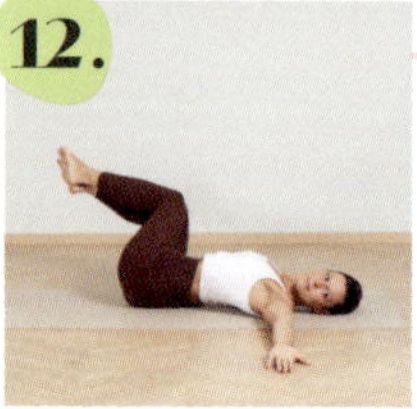

Wirbelsäulendrehung in der Rückenlage (Seite 135)
4–6 Wdh. pro Seite

Vielsitzer-Workout

1.

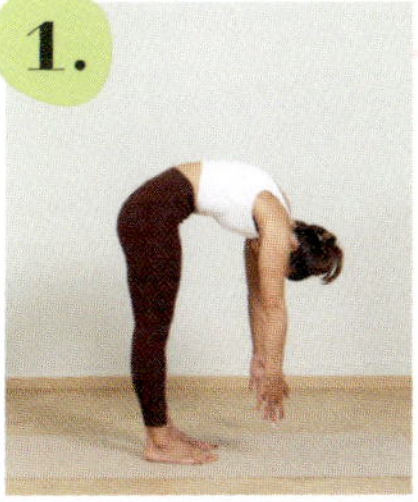

Abrollen aus dem Stand (Seite 150)
4–6 Wdh.

2.

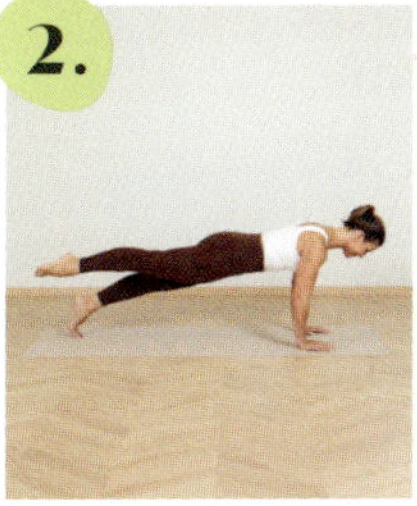

Langes Strecken in der Liegestützposition mit Beinheben (Seite 114)
3 Wdh. pro Seite

3.

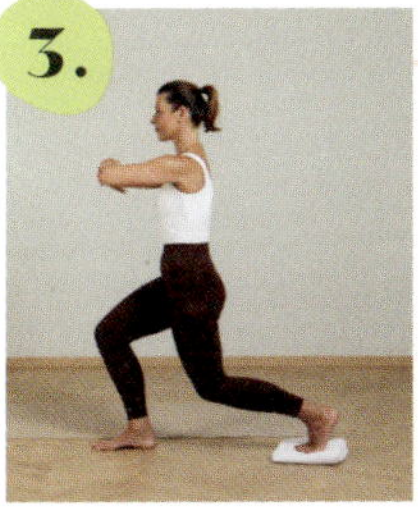

Ausfallschritt nach hinten im Stand (Seite 99)
10 Wdh. pro Seite

4.

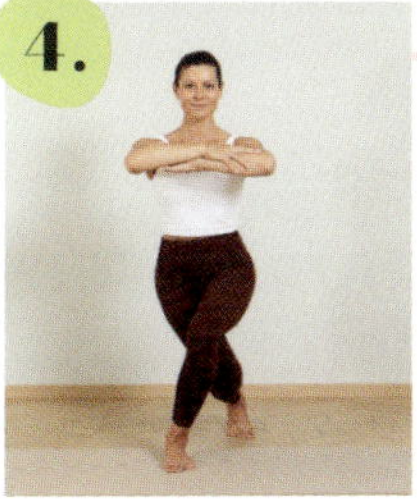

Knicks-Ausfallschritt (Seite 108)
10–12 Wdh.

5.

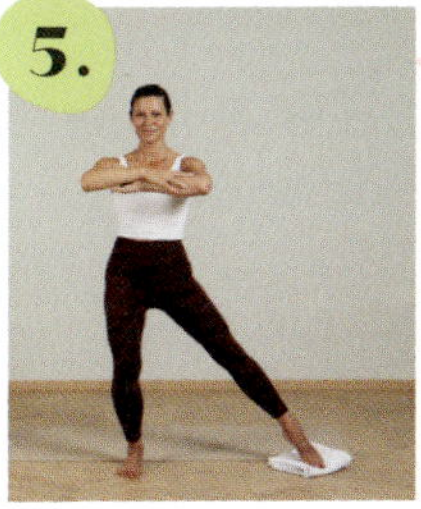

Seitliches Gleiten mit einem Bein (Seite 96)
10 Wdh. pro Seite

6.

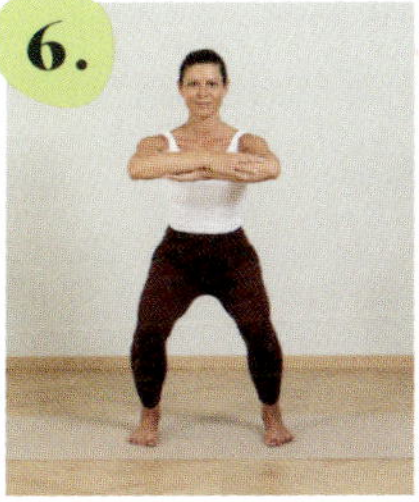

Kniebeugen im Stand (Seite 102)
10 Wdh. pro Seite

7.

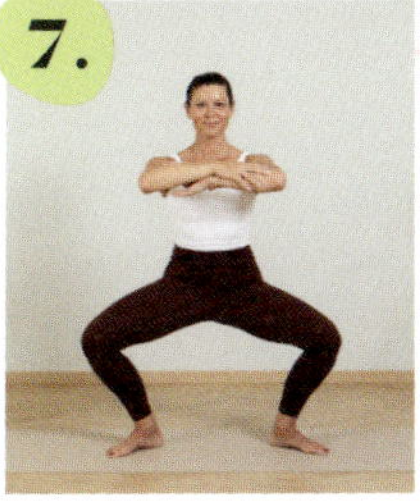

Kniebeugen im Stand mit Außenfußrotation (Seite 105)
10 Wdh.

8.

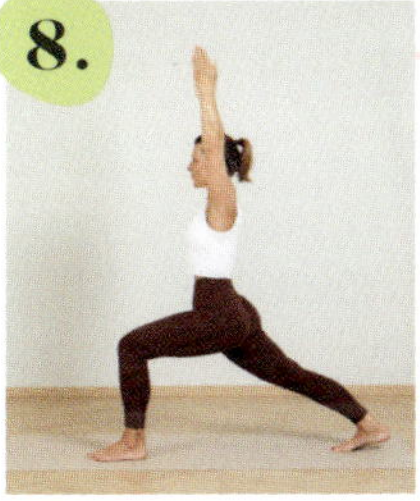

Dehnung des Hüftbeugers im Stand (Seite 148)
3–4 Wdh. pro Seite

9.

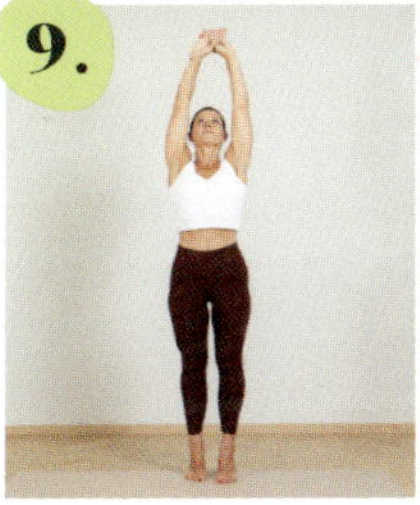

Ganzkörperdehnung in die Länge im Stand (Seite 152)
2–3 Wdh.

10.

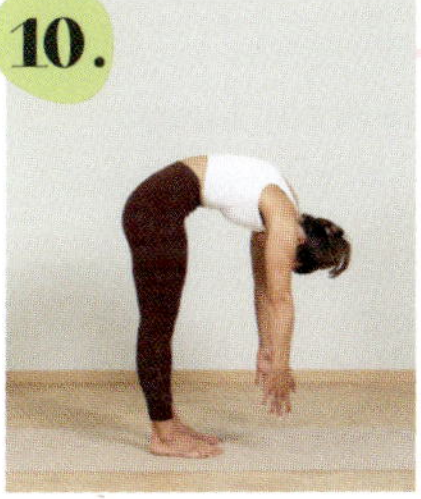

Abrollen aus dem Stand (Seite 150)
4–6 Wdh.

Workout gegen Müdigkeit

1.

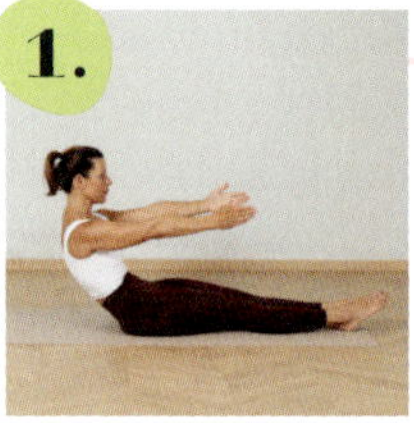

Abrollen und Aufrollen (Seite 44)
8–10 Wdh.

2.

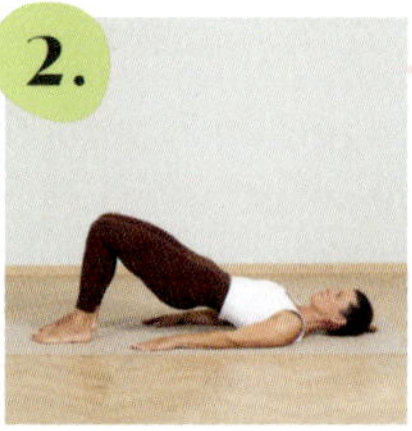

Schulterbrücke (Seite 85)
12 Wdh.

3.

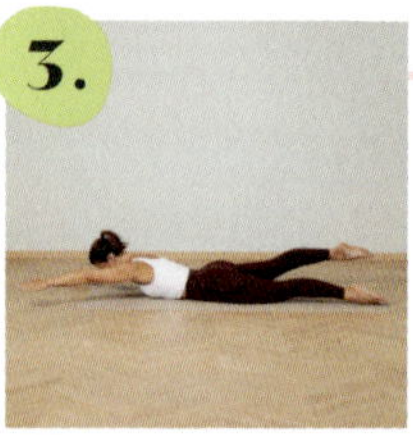

Schwimmbewegung in der Bauchlage (Seite 72)
6 Wdh. pro Seite

4.

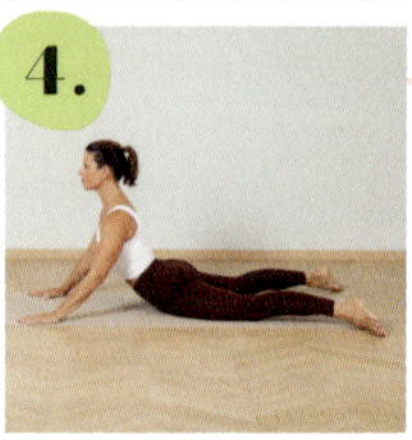

Schwan (Seite 68)
8–10 Wdh.

5.

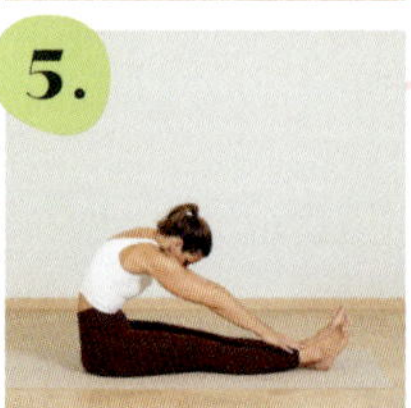

Wirbelsäulenstretch aus dem Sitz (Seite 144)
8–10 Wdh.

6.

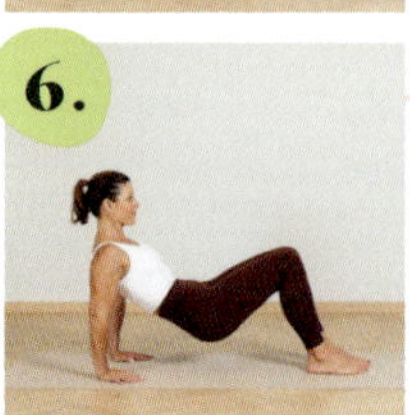

Umgekehrter Liegestütz mit Armbeugen (Seite 118)
8–10 Wdh.

7.

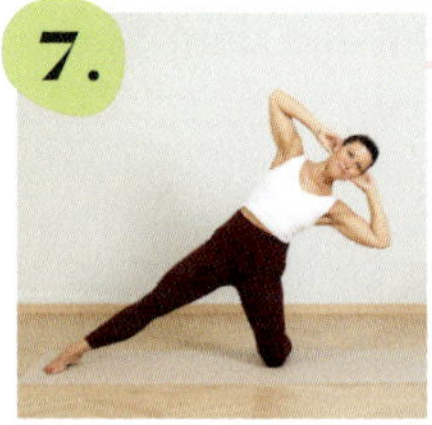

Seitliche Rumpfbeuge (1. Seite) (Seite 52)
8 Wdh.

8.

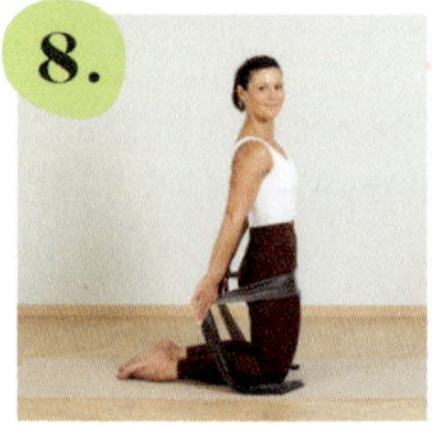

Brustöffnung im Kniestand (Seite 58)
10–12 Wdh.

9.

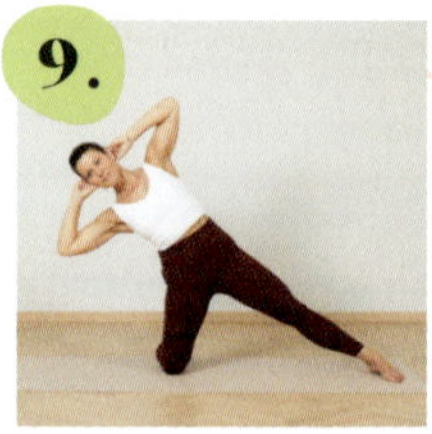

Seitliche Rumpfbeuge (2. Seite) (Seite 52)
8 Wdh.

10.

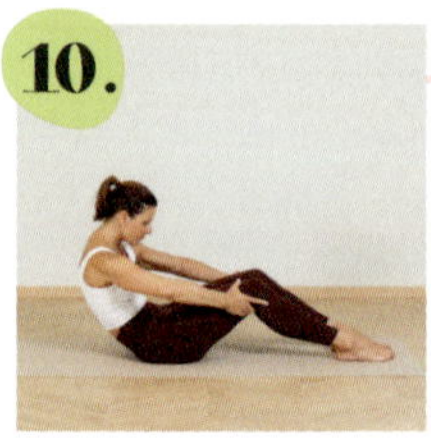

Halbe Rolle nach hinten (Seite 142)
8 Wdh.

11.

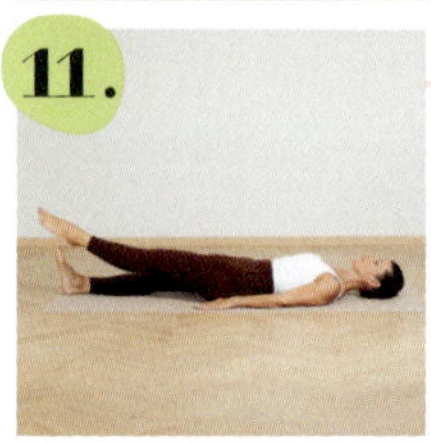

Kreise mit gestrecktem Bein in der Rückenlage (Seite 124)
6 Wdh. pro Richtung und Seite

12.

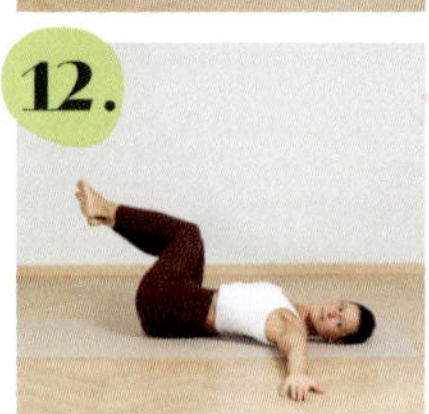

Wirbelsäulendrehung in der Rückenlage (Seite 135)
4–6 Wdh. pro Seite

Sanftes Entspannungs-Workout

1.

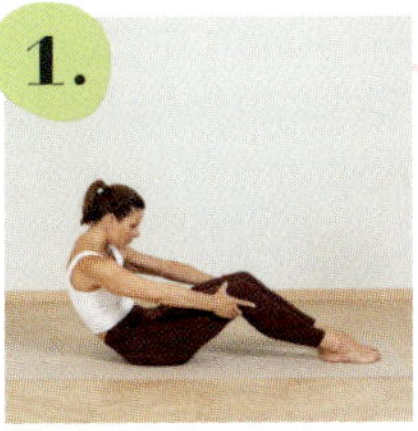

Halbe Rolle nach hinten (Seite 142)
8 Wdh.

2.

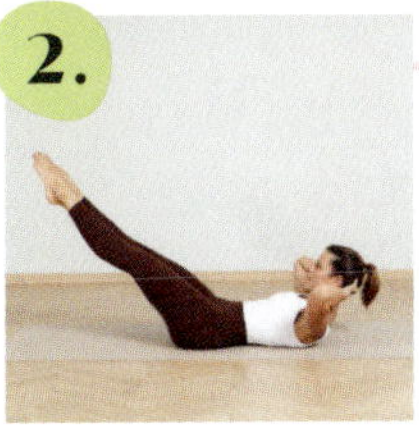

Fußarbeit in der Rückenlage (Seite 130)
8–10 Wdh.

3.

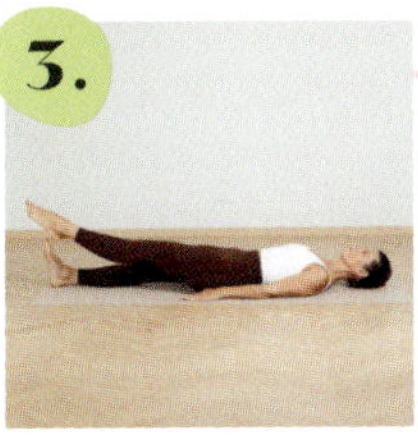

Kreise mit gestrecktem Bein in der Rückenlage (Seite 124)
6 Wdh. pro Richtung und Seite

4.

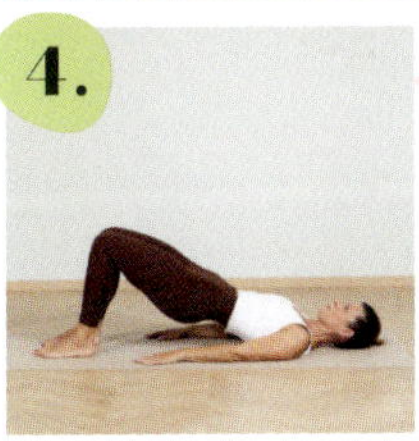

Beckenrolle (Seite 122)
10–12 Wdh.

5.

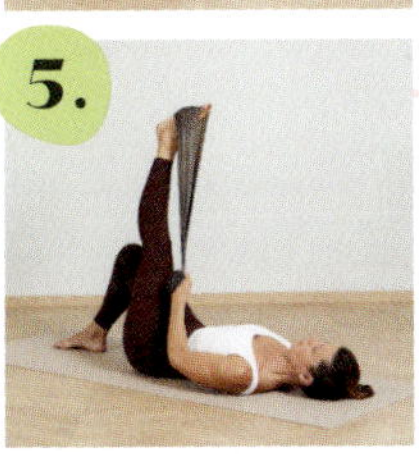

Dehnung des Beins in der Rückenlage (Seite 127)
4–6 Wdh. pro Seite

6.

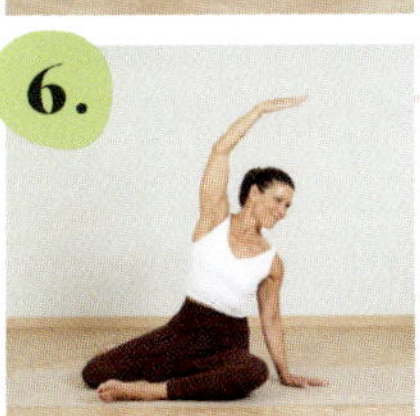

Position der Meerjungfrau (1. Seite) (Seite 146)
8–10 Wdh.

7.

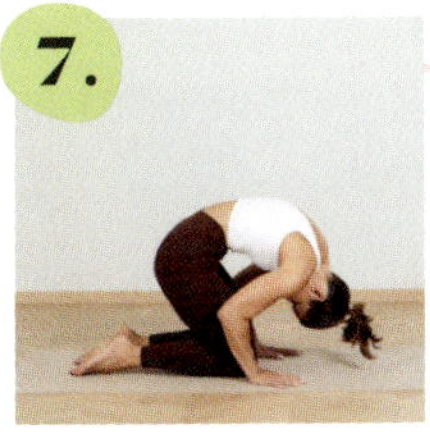

Kindposition mit runder Wirbelsäule (Seite 140)
4–6 Wdh.

8.

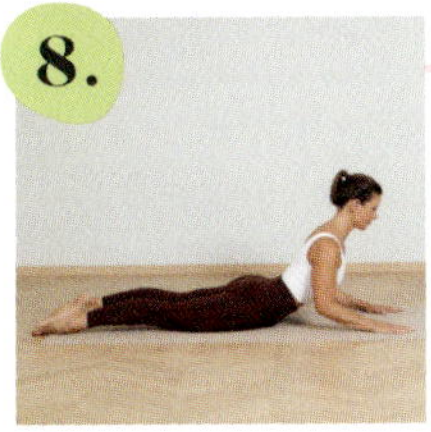

Sanfte Rückenstreckung in der Bauchlage (Seite 120)
6 Wdh.

9.

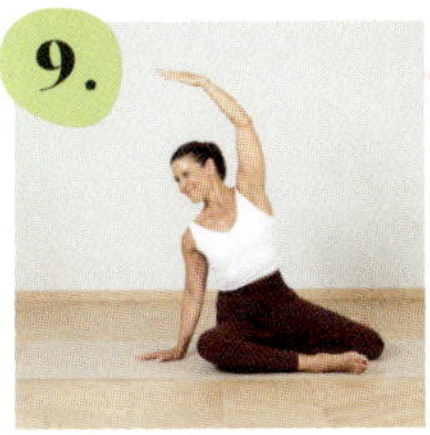

Position der Meerjungfrau (2. Seite) (Seite 146)
8–10 Wdh.

10.

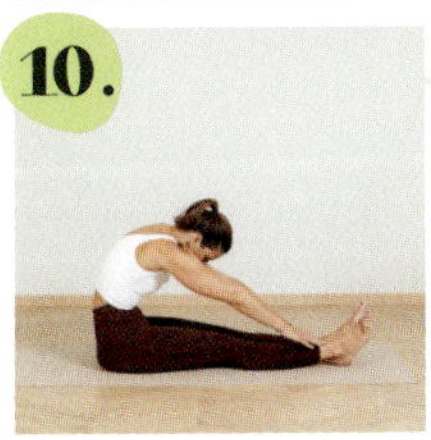

Wirbelsäulenstretch aus dem Sitz (Seite 144)
8–10 Wdh.

11.

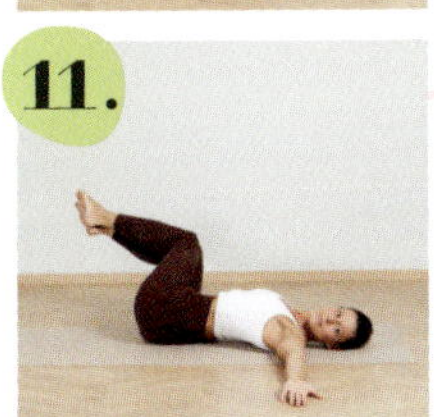

Wirbelsäulendrehung in der Rückenlage (Seite 135)
4–6 Wdh. pro Seite

Workout für die Abendroutine

1.

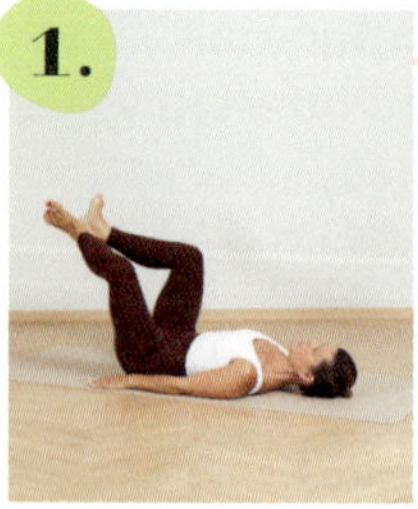

Beinöffnung in der Rückenlage (Seite 78)
10–12 Wdh.

2.

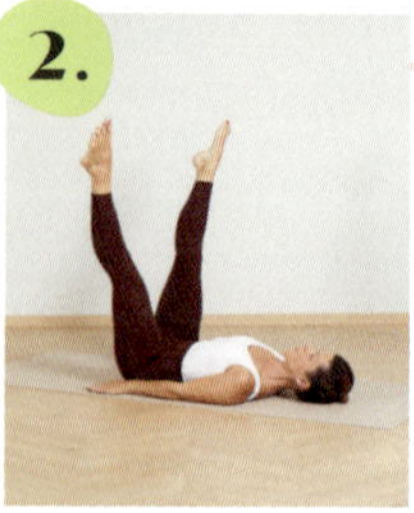

Beinkreise in der Rückenlage (Seite 80)
5 Wdh. pro Richtung

3.

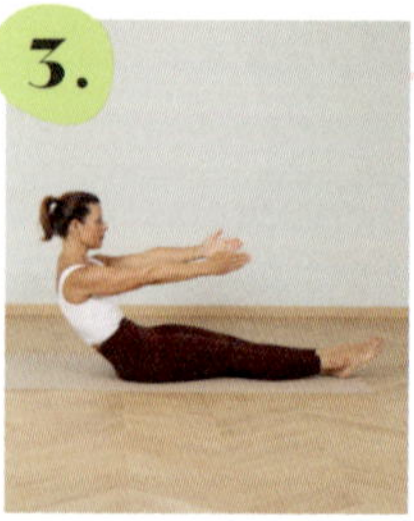

Abrollen und Aufrollen (Seite 44)
8–10 Wdh.

4.

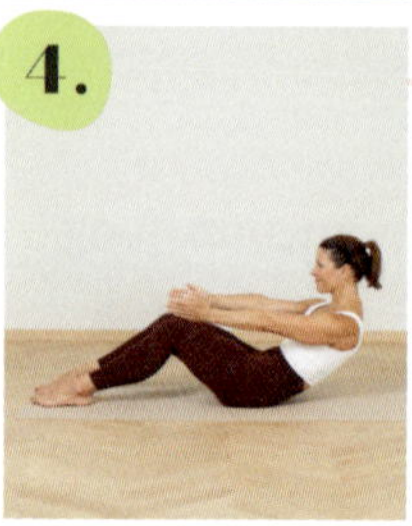

Rundrückenposition (Seite 46)
8–10 Wdh.

5.

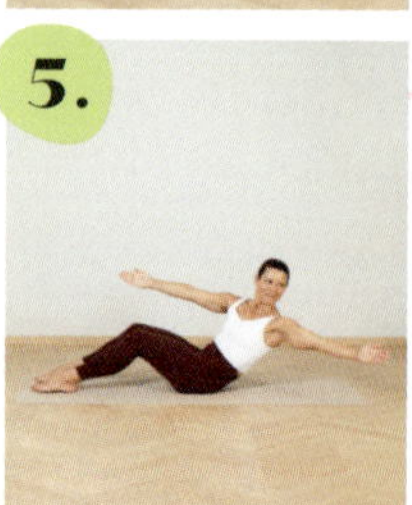

Sitzdrehung mit Rundrücken und Armführung (Seite 48)
6 Wdh. pro Seite

6.

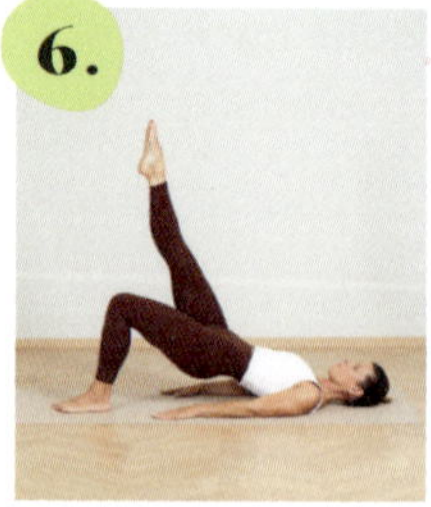

Schulterbrücke mit einem Bein angehoben (Seite 88)
5 Wdh. pro Seite

7.

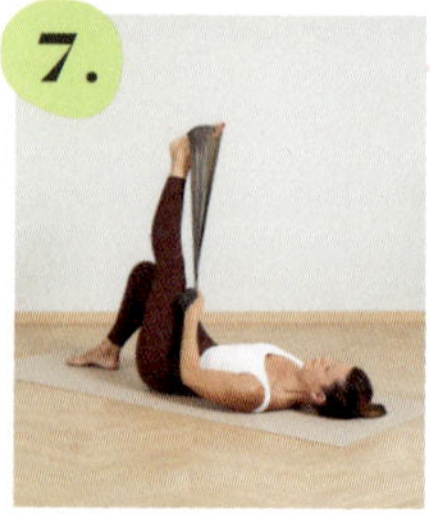

Dehnung des Beins in der Rückenlage (Seite 127)
4–6 Wdh. pro Seite

8.

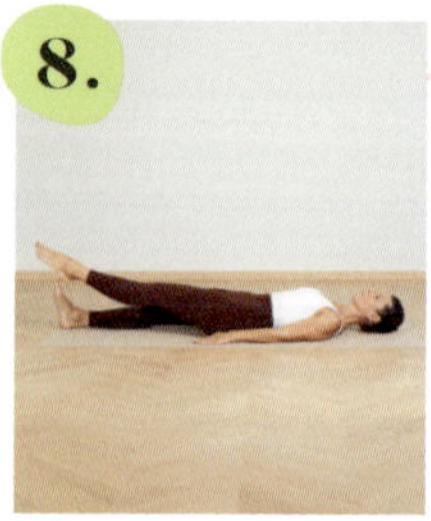

Kreise mit gestrecktem Bein in der Rückenlage (Seite 124)
6 Wdh. pro Richtung und Seite

9.

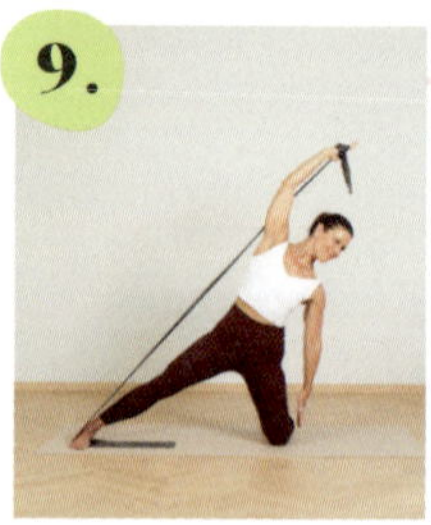

Seitliches Bandziehen im Kniestand (1. Seite) (Seite 60)
6–8 Wdh.

10.

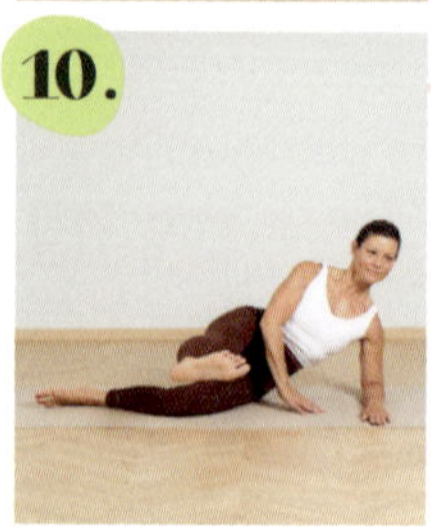

Seitliches Beinheben und Kicken nach vorne (1. Seite) (Seite 90)
8 Wdh.

11.

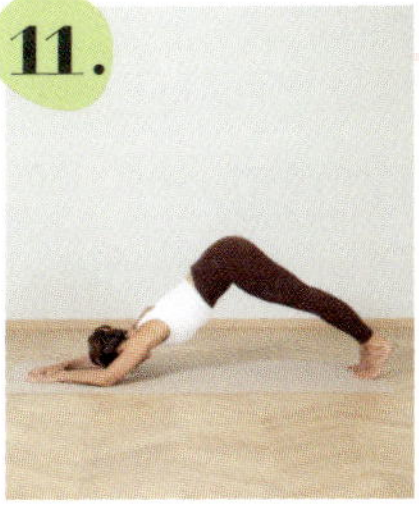

Unterarmstütz zur umgekehrten V-Position (Seite 116)
8–10 Wdh.

12.

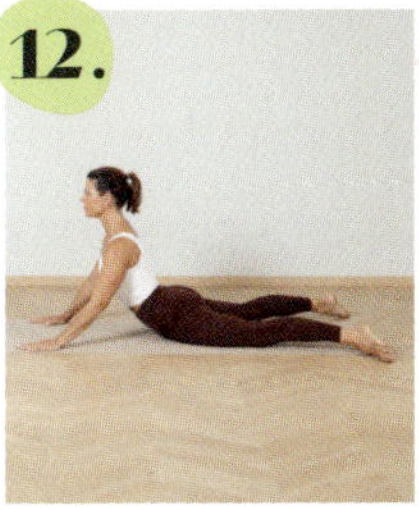

Schwan (Seite 68)
8–10 Wdh.

13.

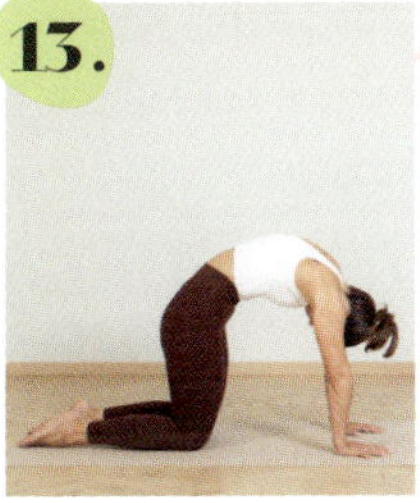

Wirbelsäulenmobilisation in der Vierfüßlerposition (Seite 138)
8–10 Wdh.

14.

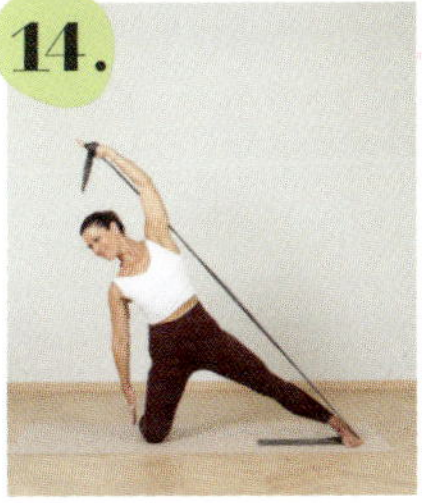

Seitliches Bandziehen im Kniestand (2. Seite) (Seite 60)
6–8 Wdh.

15.

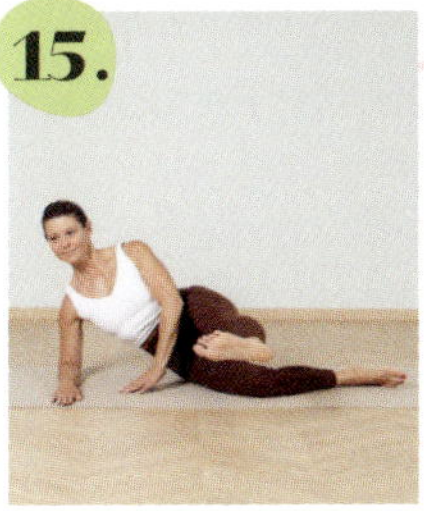

Seitliches Beinheben und Kicken nach vorne (2. Seite) (Seite 90)
8 Wdh.

16.

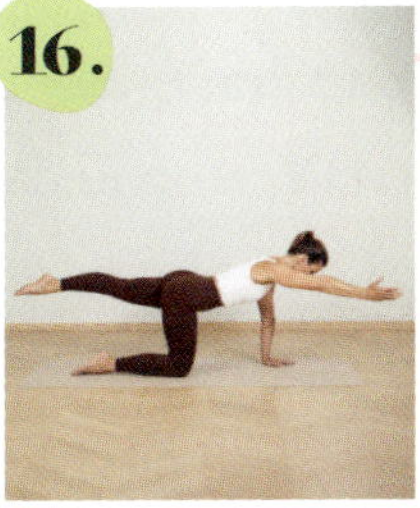

Vierfüßlerstand mit diagonalem Bein- und Armheben (Seite 95)
6 Wdh. pro Seite

17.

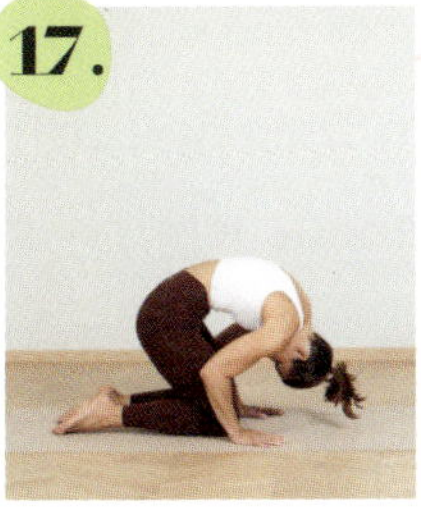

Kindposition mit runder Wirbelsäule (Seite 140)
4–6 Wdh.

18.

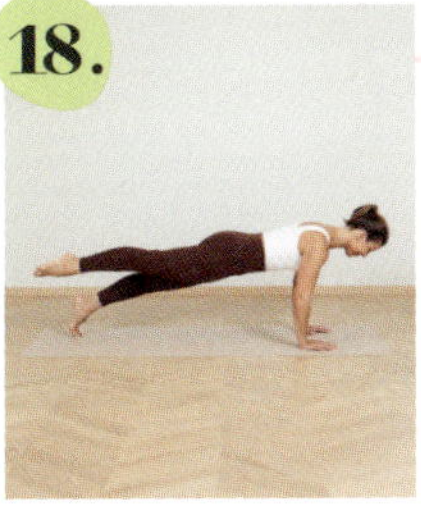

Langes Strecken in der Liegestützposition mit Beinheben (Seite 114)
3 Wdh. pro Seite

Schlusswort

Wie du bestimmt schon gemerkt hast, kannst du dein Training mittlerweile sehr gut alleine planen, du brauchst nun keine weitere Unterstützung mehr von mir. Am wichtigsten ist, dass du immer auf deinen eigenen Körper hörst, wenn du die Übungen frei kombinierst. Versuche dabei, die Prinzipien, die wir gemeinsam erarbeitet haben, nicht zu vergessen. Auch wenn man denkt, dass man manche Übungen vielleicht schon perfekt beherrscht, zählt jede Wiederholung. Du wirst von Mal zu Mal merken, wie du ein besseres Körpergefühl bekommst.

Ich habe mich in diesem Trainingsbuch im Wesentlichen an die Originalübungen von J. H. Pilates gehalten, da ich davon überzeugt bin, dass diese Übungen das Fundament der Pilates-Lehre bilden. Wenn man die klassischen Übungen sicher beherrscht und die Trainingsprinzipien verinnerlicht hat, kann man unendlich darauf aufbauen. Und das ist auch das wirklich Besondere an Pilates. Du kannst den Schwierigkeitsgrad aller Übungen an deine Bedürfnisse anpassen.

Natürlich habe ich über die Basisübungen hinaus einige andere Übungen dazugenommen, die ich selbst gerne mag und die ich dir nicht vorenthalten wollte. Mein Ziel war es, dir einen guten und übersichtlichen Einblick in die Pilates-Welt zu verschaffen. Ich wollte dir zeigen, dass du auch mit einem Minimum an zusätzlichen Materialien ein anspruchsvolles Training zusammenstellen kannst.

Ich hoffe, ich konnte dich ein wenig dazu inspirieren, Bewegung in deinen Alltag zu integrieren und vielleicht kannst du auch schon erste positive Veränderungen spüren. Es würde mich von Herzen freuen, wenn ich dich auf deiner Pilates-Reise ein Stück weit begleiten und motivieren konnte – damit du noch mehr Freude an deinem Training und an deinem Körpergefühl gewinnst.

Ich wünsche dir alles Liebe, deine Marcela

Verwendete Literatur

Verena Geweniger, Alexander Bohlander (2012): *Das Pilates-Lerhbuch, Matten- und Geräteübungen für Prävention und Rehabilitation.* Springer Berlin

Alan Herdman (2014): *Pilates, Das große Praxisbuch.* Hans-Nietsch-Verlag

Rael Isacowitz (2017): *Pilates, Ein Leitfaden für das Matten- und Gerätetraining.* Thieme Verlag

Rael Isacowitz, Karen Clippinger (2022): *Pilates Anatomie, Der vollständig illustrierte Ratgeber für Stabilität und Balance.* Copress

Lynne Robinson, Lisa Bradshaw, Nathan Gardner (2019): *The Pilates Bible, The most comprehensive and accessible guide to Pilates ever.* Kyle Books

Paul Massey (2010): *Pilates-Anatomie, Das ganzheitliche Körpertraining – im Detail illustriert und erklärt.* riva Verlag

Jane Paterson (2011): *Pilates für Profis, Anwendungen für Haltungsprobleme, Erkrankungen und Verletzungen.* Hans Huber Verlag

Joseph Hubertus Pilates, William Miller (2009): *Return to Life through Contrology* (Reprint), Neues Leben durch Contrology, Deutsche Erstausgabe und Facsimile der amerikanischen Ausgabe von 1945. Verlag Peter Ewers

Stott Pilates (2024): *Essential Reformer – A Fully Illustrated Manual.* Merrithew International Inc.

Vicky Timón (2012): *Enzyklopädie Pilates, Anatomie – Balance – Beweglichkeit.* Heel Verlag

Übungsregister

Workoutübersicht

Dank

An dieser Stelle möchte ich mich bei meinem Verlag bedanken, der mir diese unglaubliche Möglichkeit gegeben hat, ein Buch über mein Herzensthema zu schreiben. Insbesondere bei meiner Ansprechpartnerin Michelle, die mich schon, bevor das eigentliche Schreiben losging, dazu ermutigt und mich während des ganzen Prozesses begleitet hat. Und natürlich bei meiner Lektorin Simone für ihre Geduld, ihre Unterstützung und all die wertvollen Hinweise.

Ein großes Dankeschön gilt auch allen, die meinem Instagram-Account folgen. Es fühlt sich immer noch surreal an, wenn ich mir vorstelle, wie viele Menschen ich mit meinen Videos inspirieren und motivieren darf. Wow! Ohne die weltweite Pilates-Gemeinschaft wäre das alles gar nicht möglich. Ich schätze auch die Zusammenarbeit an gemeinsamen Videos und den inspirierenden Austausch mit Kolleginnen und Kollegen aus aller Welt sehr.

Ich danke meiner Familie und meinen Freunden für die Geduld, die sie mit mir hatten, und vor allem für ihre Unterstützung. Glaubt mir, ich war nicht leicht zu ertragen, wenn ich mal nicht weiterwusste.

Dankbar bin ich für alle, die ich unterrichten darf. Wir arbeiten hart zusammen, haben aber auch unglaublich viel Spaß (gut, dass J. H. Pilates das nicht mehr erfährt, angeblich durfte man in seinem Unterricht nicht mal gähnen, geschweige denn lachen. Wir wären wohl alle rausgeflogen ... :). Trotzdem bin ich begeistert, dass so viel von seinem Wissen weitergegeben wurde – also auch ein großes Dankeschön an alle, die seine Lehre mit Hingabe lebendig gehalten haben und immer noch halten.

Und zuletzt danke an euch, liebe Leserinnen und Leser, dass ihr euch für mein Buch entschieden habt und mich auf meinem Weg begleitet. Ich hoffe, ich kann euch damit etwas zurückgeben.

Über die Autorin

Wie bei vielen anderen Menschen spielte Sport schon lange eine wichtige Rolle in meinem Leben. Ich ging regelmäßig joggen, fuhr viel Fahrrad und besuchte Fitnessstudios. Bewegung gehörte einfach dazu – sie tat mir gut, war gesund und natürlich spielte auch das Thema Figur eine Rolle. Dadurch, dass ich immer in Bewegung war, hielt ich Rückenschmerzen oder ein Ziehen in der Hüfte eigentlich für ganz normal, denn diese waren bei mir eigentlich immer da. Und trotz all der Bewegung fühlte ich mich oft richtig rastlos – sei es bei der Arbeit oder bei körperlicher Aktivität. Alles war ständig in Bewegung, nur in mir selbst fand ich nicht so recht Ruhe. Ich war auf der Suche nach einer Beschäftigung, nach einem Ausgleich und einer Bereicherung meines Lebens – und wie so oft war es absoluter Zufall, dass ich etwas fand, das genau zu mir passte und das mich bis heute begleitet.

Ich unterhielt mich mit einer guten Freundin darüber, dass wir doch gemeinsam einen Kurs besuchen könnten. Ohne großes Vorwissen – wir kannten das Ganze nur vom Hörensagen – fiel unsere Wahl auf Pilates. Damit begann mein Weg zur Pilates-Trainerin. Anfangs dachte ich: »Okay, ist ganz nett, aber nicht wirklich meins.« Trotzdem machten wir weiter. Ich war dank meines intensiven Trainings überzeugt, die Übungen korrekt auszuführen, und dass mich eigentlich nichts mehr überraschen könnte. Je länger ich mich an Pilates herangetastet hatte, desto interessierter war ich daran, die Idee dahinter zu verstehen. Es war mir wichtig, nachvollziehen zu können, wie die Pilates-Lehre funktioniert und welche Zusammenhänge es gibt. Ich wollte nicht nur zum Training gehen, wenn es angeboten wird, sondern wollte in der Lage sein, mein Training allein flexibel zu gestalten. Also beschloss ich, eine fundierte Pilates-Ausbildung zu machen, und begab mich auf die Suche nach einem geeigneten Institut. Schon in den ersten Unterrichtseinheiten wurde mir klar: Ich hatte bisher überhaupt keine Ahnung. Ich dachte, mein Körper sei stark und gut trainiert. Vielleicht sah er auch so aus – aber eine stabile Körpermitte hatte ich definitiv nicht. Meine Tiefenmuskulatur war eher schwach.

Erst jetzt bekam ich ein richtiges Bewusstsein für meinen Körper und verstand, warum ich immer wieder Rückenschmerzen hatte und warum meine rechte Körperseite deutlich stärker war als die linke. Ich dachte, mein Brustkorb sei einfach so, wie er eben ist – geöffnet, unbeweglich. Dass man daran etwas ändern kann, war eine neue Erkenntnis. Ich glaubte, ich würde in meinen Armen nie ausreichend Kraft haben, vom Beckenboden ganz zu schweigen. Mir war nicht einmal bewusst, dass man diesen überhaupt gezielt trainieren kann. Bis dahin hatte ich mir nie Gedanken darüber gemacht, dass ich möglicherweise ein Hohlkreuz habe oder dass meine Hüfte im Schiefstand ist – was natürlich auch erklärt, warum eine meiner Schultern höher war als die andere. Und all das änderte sich durch Pilates.

Das sind nur einige der körperlichen und sichtbaren Veränderungen, die ich seit Beginn meiner Pilates-Reise an mir beobachte und weiterhin aktiv verändere. Das Training motivierte mich immer weiter, an meiner Gesundheit und meinem Körper zu arbeiten. Seitdem ich regelmäßig Pilates praktiziere, ist mein Körper spürbar kraftvoller, flexibler und voller Energie. Zudem haben sich meine Haltung und mein Gleichgewichtssinn verbessert. Das Gleiche betrifft meine Koordination, und genau das wirkt sich positiv auf meinen Alltag aus.

Doch was mich noch mehr fasziniert als die körperliche Komponente, ist die Veränderung auf geistiger Ebene. Ich habe gelernt, mich zu konzentrieren, ohne schon nach 30 Sekunden aufzuspringen, um »noch schnell« etwas anderes zu erledigen oder gedanklich schon ganz woanders zu sein. Ich habe verstanden, wie entscheidend die richtige Atmung ist – sei es in Stress- oder Angstsituationen oder sogar beim Eisbaden.

Pilates hat mir beigebracht, gerne mit mir selbst alleine zu sein. Die Stille auszuhalten und sie zu genießen. Innere Ruhe zu finden, ohne das Gefühl zu haben, etwas zu verpassen oder ständig weglaufen zu müssen.

Warum ich dir das alles erzähle? Weil all diese Veränderungen, die ich durchgemacht habe und die ich weiterhin durchlaufe unmittelbar mit Pilates und den dahinterstehenden Prinzipien zu tun haben. Pilates wirkt sich nicht nur auf den Körper, sondern auf das gesamte Leben aus.

Mein Ziel als Trainerin ist es, Menschen so weit es machbar ist zu einem Leben mit möglichst wenigen körperlichen Einschränkungen und zu einem neuen Körpergefühl zu verhelfen. Ich möchte all meine positiven Erfahrungen mit dem Pilates-Training weitergeben.

Durch meine Erfahrungen mit Menschen mit geistigen und körperlichen Beeinträchtigungen ist mir bewusst geworden, wie unterschiedlich unsere körperlichen Voraussetzungen sind. Deshalb geht es mir keineswegs um eine ideale oder bis zur Perfektion trainierte Körperhaltung, sondern darum, möglichst viele Bewegungen beschwerdefrei zu ermöglichen – angepasst an die individuellen Möglichkeiten jedes Einzelnen. Und genau darum habe ich dieses Buch geschrieben: Damit jeder, egal welche Vorkenntnisse oder körperlichen Voraussetzungen er oder sie hat, sein Leben mit Pilates verbessern kann.

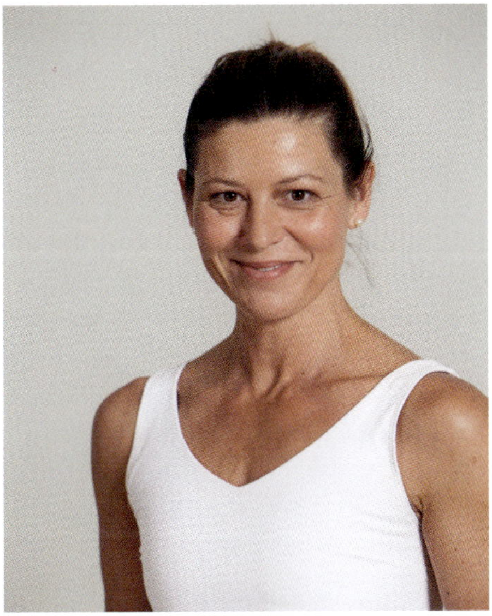

Du findest mich bei Instagram unter dem Namen @marcelagerl.

Deine Marcela

Bibliografische Information der Deutschen Nationalbibliothek
Die Deutsche Nationalbibliothek verzeichnet diese Publikation in der Deutschen Nationalbibliografie. Detaillierte bibliografische Daten sind im Internet über https://dnb.de abrufbar.

Für Fragen und Anregungen
info@m-vg.de

Wichtige Hinweise
Dieses Buch ist für Lernzwecke gedacht. Es stellt keinen Ersatz für eine individuelle medizinische Beratung dar und sollte auch nicht als solcher benutzt werden. Wenn du medizinischen Rat einholen willst, konsultiere bitte einen qualifizierten Arzt. Der Verlag und die Autorin haften für keine nachteiligen Auswirkungen, die in einem direkten oder indirekten Zusammenhang mit den Informationen stehen, die in diesem Buch enthalten sind.

Ausschließlich zum Zweck der besseren Lesbarkeit wurde auf eine genderspezifische Schreibweise sowie eine Mehrfachbezeichnung verzichtet. Alle personenbezogenen Bezeichnungen sind somit geschlechtsneutral zu verstehen.

Originalausgabe
1. Auflage 2026

Türkenstraße 89
80799 München
Tel.: 089 651285-0

Vielen Dank an REFORMER FOR HER für die Nutzung des Studios.

Redaktion: Simone Fischer
Umschlaggestaltung: Sabrina Pronold
Umschlagabbildung: Nils Schwarz
Abbildungen im Innenteil: alle Bilder von Nils Schwarz, außer: S. 155 Shutterstock/Floral Deco
Layout und Satz: Bernadett Limmer (schere.style.papier), München
Druck: Florjancic Tisk d.o.o., Slowenien
Printed in the EU

ISBN Print 978-3-7423-2947-9
ISBN E-Book (EPUB, Mobi) 978-3-7453-2587-4